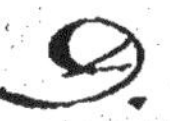

BIBLIOTHÈQUE GÉNÉRALE DE MÉDECINE

DES
DÉGÉNÉRESCENCES SECONDAIRES
DU SYSTÈME NERVEUX

Dégénérescence Wallérienne et Dégénérescence rétrograde

PAR

Le Dʳ Gustave DURANTE

ANCIEN INTERNE, LAURÉAT DES HÔPITAUX DE PARIS
(LAENNEC, ST-LOUIS, MATERNITÉ DE BEAUJON, LARIBOISIÈRE, HÔTEL-DIEU)
MEMBRE TITULAIRE DE LA SOCIÉTÉ ANATOMIQUE
CHEF DE LABORATOIRE A LA MATERNITÉ DE LA CHARITÉ

(7 planches dans le texte)

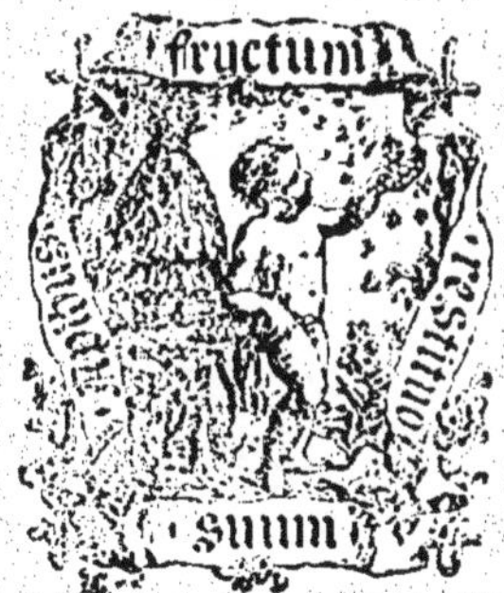

PARIS
SOCIÉTÉ D'ÉDITIONS SCIENTIFIQUES

PLACE DE L'ÉCOLE DE MÉDECINE
4, Rue Antoine-Dubois, 4

—

1895

BIBLIOTHÈQUE GÉNÉRALE DE MÉDECINE

DES
DÉGÉNÉRESCENCES SECONDAIRES
DU SYSTÈME NERVEUX

Dégénérescence Wallérienne et Dégénérescence rétrograde

PAR

Le Dᵣ Gustave DURANTE

ANCIEN INTERNE, LAURÉAT DES HÔPITAUX DE PARIS
(LAENNEC, ST-LOUIS, MATERNITÉ DE BEAUJON, LARIBOISIÈRE, HÔTEL-DIEU)
MEMBRE TITULAIRE DE LA SOCIÉTÉ ANATOMIQUE
CHEF DE LABORATOIRE A LA MATERNITÉ DE LA CHARITÉ

(7 planches dans le texte)

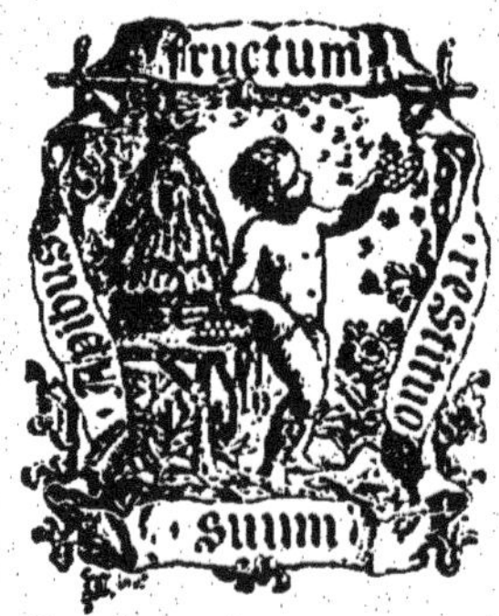

PARIS

SOCIÉTÉ D'ÉDITIONS SCIENTIFIQUES

PLACE DE L'ÉCOLE DE MÉDECINE

4, Rue Antoine-Dubois, 4

1898

BIBLIOTHÈQUE GÉNÉRALE DE MÉDECINE

DES
DÉGÉNÉRESCENCES SECONDAIRES
DU SYSTÈME NERVEUX
Dégénérescence Wallérienne et Dégénérescence rétrograde

PAR

Le Dr Gustave DURANTE

ANCIEN INTERNE, LAURÉAT DES HÔPITAUX DE PARIS
(LAENNEC, ST-LOUIS, MATERNITÉ DE BEAUJON, LARIBOISIÈRE, HÔTEL-DIEU)
MEMBRE TITULAIRE DE LA SOCIÉTÉ ANATOMIQUE
CHEF DE LABORATOIRE A LA MATERNITÉ DE LA CHARITÉ

(7 planches dans le texte)

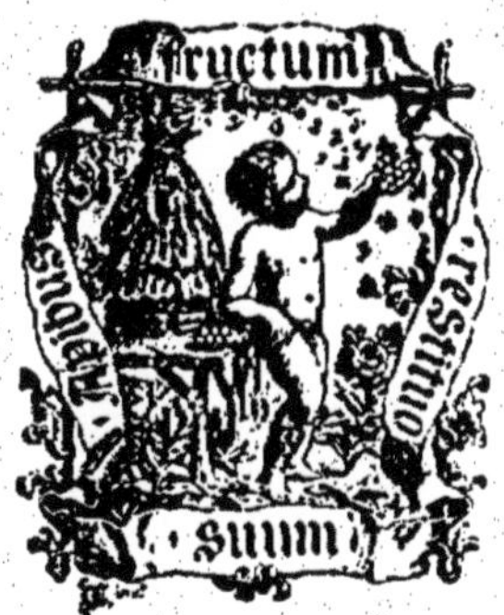

PARIS
SOCIÉTÉ D'ÉDITIONS SCIENTIFIQUES
PLACE DE L'ÉCOLE DE MÉDECINE
4, Rue Antoine-Dubois, 4
1895

DU MÊME AUTEUR

1890. — **Tumeur mixte (épithélio-sarcome) des fosses nasales. Envahissement des lobes frontaux, abcès latent du cerveau. Mort subite.** *Archives de Laryngologie et de Rhinologie,* Juin 1890.

1891. — **Kyste hydatique du foie. Dégénérescence graisseuse totale du foie. Congestion et cirrhose sus-hépatique jeune dans les portions les plus éloignées du kyste.** *Bulletin de la Société anatomique,* Novembre-Décembre 1891. (En collaboration avec M. Binot, interne provisoire des hôpitaux).

1892. — **Anévrysme de la crosse de l'aorte et de la sous-clavière droite, celle-ci naissant en arrière de la sous-clavière gauche et passant derrière l'œsophage.** *Bulletin de la Société anatomique,* Juillet 1892.

Tumeur cérébrale comprimant la moitié droite de l'isthme de l'encéphale et ayant déterminé une amaurose double ainsi qu'une paralysie bilatérale et symétrique des quatre membres, sans troubles sensitifs. *Bulletin de la Société anatomique,* Juillet 1892.

Un cas d'empoisonnement par le sublimé corrosif, avec examen histologique. *Bulletin de la Société anatomique,* Juillet 1892.

Contribution à l'étude des affections nerveuses familiales et héréditaires : Myoseismie. *Revue de médecine,* Octobre 1892. (En collaboration avec le D' Klippel).

Pneumonie franche aiguë à diplocoques Talamon-Fraenkel chez une femme nouvellement accouchée et chez son enfant. *Bulletin de la Société anatomique,* Décembre 1892.

1893. — **Néphrite aiguë, abcès du testicule et pleurésie purulente secondaires à une péritonite ancienne.** *Bulletin de la Société anatomique,* Février 1893.

Epithélioma de la verge généralisé au système respiratoire. *Bulletin de la Société anatomique,* Mars 1893.

Un cas de cirrhose mixte. Cirrhose limitée aux espaces portes ; lésions artérielles prédominantes. *Bulletin de la Société anatomique,* Avril-Mai 1893.

Cancer alvéolaire des voies biliaires, secondaire à un cancer microscopique du pancréas. Faux ballottement rénal. *Bulletin de la Société anatomique,* Mai 1893.

Un cas d'endocardite végétante à pneumocoques. *Gazette médicale de Paris,* 8 Juillet 1893, N° 17.

Un cas d'ictère grave apyrétique et non infectieux. *Bulletin de la Société anatomique,* Novembre-Décembre 1893.

1894. — Des complications viscérales de la paralysie générale progressive. *Gazette des hôpitaux,* N°ˢ 14 et 27, Février et Mars 1894.

Des troubles trophiques et des troubles circulatoires dans la paralysie générale. *Gazette hebdomadaire,* Mars 1894.

Volumineux cancer latent de l'antre du pylore. Mort par péritonite par perforation. *Bulletin de la Société anatomique,* Février-Mars, 1894.

Tumeurs abdominales multiples. Fibro-myomes utérins en voie de transformation sarcomateuse. Sarcome sous-péritonéal occupant toute l'excavation pelvienne. *Bulletin de la Société anatomique,* février-mars 1894. (En collaboration avec M. A. Orrillard, interne des hôpitaux).

Déchirure et décapsulation du rein droit. Déchirure considérable du foie. Fractures de côtes multiples. *Bulletin de la Société anatomique,* Juillet 1894.

Ulcérations tuberculeuses des cartilages costaux. Emphysème sous-cutané localisé et généralisé de la paroi abdominale. *Bulletin de la Société anatomique,* Juillet 1894.

Thyroïdite à pneumocoques Talamon-Fraenkel. *Bulletin de la Société anatomique,* Juillet 1894.

Calcification des valvules sigmoïdes. *Bulletin de la Société anatomique,* Juillet 1894.

Sur un cas d'ostéogénèse anormale caractérisée par une résorption trop intense de travées osseuses tant d'origine cartilagineuse que périostale. *Bulletin de la Société obstétricale et gynécologique de Paris,* Juin 1894 et *Nouvelles Archives d'obstétrique et de gynécologie,* Juillet 1894. (En collaboration avec M. le Dr Porak).

Des dégénérescences rétrogrades. Dégénérescence des cordons postérieurs secondaire à un foyer cérébral. *Bulletin de la Société anatomique,* 14 Décembre 1894.

Cancer du thymus. *Bulletin de la Société anatomique,* 21 décembre 1894.

De la dégénérescence rétrograde. Degénérescence des cordons postérieurs secondaire à un foyer cérébral, *Société de biologie,* 22 décembre 1894.

1895. — Accidents cérébraux de la grippe. *Académie de médecine,* 5 mars 1895 (en collaboration avec M. le professeur Cornil).

Cancer colloïde de l'estomac chez une jeune femme de 23 ans. *Bulletin de la Société anatomique,* Avril 1895.

Développement exagéré des diverticules de l'S iliaque Enkystement des scybales. *Bulletin de la Société anatomique,* Avril 1895.

De la dégénérescence rétrograde. *Bulletin médical,* 12 Mai 1895.

Des dégénérescences rétrogrades dans les nerfs périphériques et les centres nerveux. *Revue de médecine,* 1895 (en collaboration avec le Dr Kippel).

Encéphalopathie grippale. Observation avec autopsie. *Académie de médecine,* 7 Mai 1895 (en collaboration avec M. le prof. Cornil).

INTRODUCTION

De toutes nos connaissances actuelles, relatives à la neuro-
pathologie, la conception des dégénérescences secondaires et des
lois qui les régissent est indiscutablement une des plus importantes
et des plus fécondes, par les découvertes innombrables auxquelles
elle a donné naissance, en nous permettant d'établir, sur des bases
certaines, l'origine, le trajet et la terminaison des différents faisceaux qui constituent le système nerveux tant central que périphérique.

« Après section d'un tube nerveux, avait dit Waller, le bout
périphérique, séparé de son centre trophique, dégénère; le bout
central, demeuré en rapport avec ce centre, ne subit pas d'altération. »

Ces deux propositions, vérifiées par l'expérimentation dans
tous les domaines du système nerveux, furent bientôt regardées
comme une des lois les plus rigoureusement démontrées de la
physiologie pathologique, et, confirmées chaque jour par la clinique, on ne tarda pas à leur attribuer une constance absolue qui
ne souffrait pas d'exceptions.

C'est, en effet, en se basant sur la loi de Waller, que les
physiologistes, les anatomistes ont pu suivre des fibres depuis
leur noyau d'origine jusqu'à leurs ramifications terminales, et, si
l'embryologie et la physiologie pure ont apporté leur pierre à
l'édifice, c'est l'anatomie pathologique qui nous a permis de
débrouiller peu à peu l'écheveau inextricable des centres nerveux,

c'est à l'étude des dégénérescences secondaires que nous devons la plus grande partie des notions actuellement acquises et chaque jour complétées, sur la structure intime de l'axe cérébro-spinal et sur la topographie exacte des innombrables faisceaux qui entrent dans sa constitution.

Toutefois, grâce aux progrès de la technique histologique, il a surgi, dans le cours de ces dernières années, un certain nombre d'observations en opposition si formelle avec la loi de Waller, que l'on se voit obligé d'y apporter aujourd'hui de sérieuses restrictions.

La première proposition se réalise d'une façon assez constante : le bout périphérique, après la section du nerf, le tube nerveux en entier, à la suite de la destruction de sa cellule d'origine, entrent en dégénérescence. Cependant M. Babinsky, dans son article « Névrite » du Traité de Médecine, relève plusieurs faits qui paraissent en désaccord avec ce qui précède. C'est ainsi que, dans les observations de Drechfeld, Oppenheim, Darkschewitsch, malgré une altération intense des cellules des cornes antérieures, les racines antérieures et les nerfs étaient sains ; dans celles de Kronthal, des cellules et des racines antérieures très malades accompagnaient des nerfs périphériques indemnes ; enfin, dans celles d'Oppenheim, de Monakow, de Zunker, d'Oeller, existait un état pathologique intense de ces cellules et des nerfs, tandis que les racines, interposées entre ces deux portions dégénérées du neurone moteur, étaient demeurées absolument normales.

Si l'on oppose à ces observations celles où la dégénérescence Wallérienne des racines antérieures et des nerfs moteurs a été signalée à la suite de lésions minimes des cellules des cornes antérieures, on voit que les conditions dans lesquelles cette dégénérescence se développe et la nature des modifications cellulaires qui la déterminent sont encore loin d'être élucidées, puisque, dans certains cas, pour des raisons qui nous échappent, il peut se produire une altération intense du centre trophique d'un nerf sans que celui-ci dégénère, tandis que dans d'autres circonstances, on constate une dégénérescence Wallérienne de tout ou *partie* seulement de ce nerf, alors que les cellules d'origne présentent des lésions parfois à peine appréciables par nos moyens actuels d'investigation.

La seconde proposition concernant l'*intégrité du bout central*, était admise d'une façon non moins absolue. Ranvier avait montré, il est vrai, que le segment inter-annulaire adjacent au point traumatisé perdait sa myéline, mais cette altération concernait une portion si minime de tronc nerveux, que l'on pouvait considérer comme rigoureusement exacte cette partie de la loi de Waller.

Ici encore des faits contradictoires n'ont pas tardé à apparaître et plus nombreux, plus importants encore que pour la première proposition. Ce sont eux surtout qui nous occuperont dans ce travail.

Notre attention a été attirée dès 1893 sur ce sujet par deux observations se rapportant à une dégénérescence des cordons postérieurs consécutive à une lésion cérébrale. La disposition de cette lésion ne permettait pas d'admettre la possibilité d'une dégénérescence médullaire ascendante, et cependant l'existence d'une dégénérescence descendante de ces faisceaux sensitifs paraissait absolument paradoxale.

Nos recherches nous ont bientôt montré que ce phénomène avait été déjà obtenu expérimentalement par von Monakow, Sandmeyer, Marchi et Algeri, et que la dégénérescence cellulipète, rétrograde, quoique méconnue, niée même par la plupart des auteurs, est une lésion peut-être bien plus fréquente qu'on ne serait tenté de le penser en lisant les traités didactiques qui la passent absolument sous silence.

Forel, Vanlair, Darkchewitsch, Krause, Redlich, Moschaew avaient, en effet, constaté la possibilité d'une dégénérescence ascendante dans les nerfs périphériques, et, depuis longtemps, on connaît les altérations des nerfs et de la moelle chez les amputés. Nous avions pu déjà relever diverses autopsies, éparses dans la littérature, concernant des faits expérimentaux et cliniques de dégénérescence descendante des faisceaux sensitifs, lorsque, comme ce mémoire était en préparation, Sottas, Raymond, Gombault et Philippe, publiant des observations de dégénérescence ascendante du faisceau pyramidal, sont venus appuyer par de nouvelles preuves les déductions auxquelles nous avions été conduit.

Tous ces résultats expérimentaux, toutes ces constatations cliniques, quoique interprétées de façons variables, concordent d'une manière remarquable. Ils montrent que la loi de Waller ne saurait plus être considérée comme aussi absolue qu'on l'a supposé jusqu'ici et prouvent d'une manière indiscutable l'existence, dans le segment central des tubes nerveux sectionnés, d'une altération cellulipète encore mal déterminée, mais dont nous nous sommes efforcé de faire ressortir, dans un travail d'ensemble qui n'avait pas encore été entrepris, la *nature*, le *mode d'évolution* et les *caractères histologiques* en étudiant comparativement toutes les observations que nous avons pu recueillir sur ce sujet.

Nous ne prétendons nullement infirmer les belles expériences de Waller, ni mettre en doute les innombrables découvertes qui en ont découlé; ce sont des faits irrécusables qui demeurent acquis à la science. Mais, à côté de ces faits, d'autres ont surgi tout aussi probants et, s'il n'y a rien à retrancher aux doctrines Wallériennes actuellement admises, nous croyons qu'il est nécessaire d'ajouter aux dégénérescences secondaires un nouveau chapitre dont nous nous proposons de donner ici les principaux éléments.

Nous rappellerons d'abord brièvement, pour nous en servir comme terme de comparaison, les lésions du bout périphérique connues sous le nom de *dégénérescence Wallérienne*.

En étudiant ensuite, tant dans les nerfs que dans les centres, les modifications qui se produisent dans le bout central, demeuré en rapport avec son centre trophique, nous nous efforcerons d'établir, sous le nom de *dégénérescence rétrograde* [1], l'existence d'une altération cellulipète des tubes nerveux se propageant du point sectionné vers le noyau d'origine, pouvant même, dans certains cas, dépasser ce dernier, pour envahir le neurone suivant; nous rechercherons, en comparant les faits que nous avons rassemblés, les caractères propres à cette dégénérescence rétrograde, permettant de la distinguer de la dégénérescence Wallérienne, et nous espérons démontrer, en terminant, l'importance de ce chapitre nouveau d'anatomie pathologique pour l'interprétation d'un certain nombre d'affections, aussi bien centrales que périphériques, dont la pathogénie a, jusqu'ici, prêté à de nombreuses discussions tant que l'on n'en a recherché la solution qu'en s'appuyant uniquement sur la loi de Waller.

Le plus souvent, en effet, on se trouve arrêté, en neuropathologie, par la constatation de lésions dont le point de départ ne peut être élucidé en se basant sur les idées généralement admises concernant les dégénérescences secondaires. Le diagnostic anatomique comme le diagnostic clinique ne font que constater une localisation spéciale des altérations sans qu'il soit possible d'en déterminer la cause. Tel est, en particulier, le cas pour la sclérose latérale amyotrophique, lorsqu'aucune lésion cérébrale, lorsque la disposition même de la dégénérescence du faisceau pyramidal ne permettent pas d'admettre une dégénérescence descendante de ce faisceau ; il en est de même pour un certain nombre de myélites combinées systématisées, etc., etc. La systématisation de ces lésions élimine l'hypothèse de troubles vasculaires ou d'af-

(1) Nous comprendrons sous le nom de *dégénérescence rétrograde* avec Sottas, Gombault et Philippe, les altérations qui, à la suite de l'interruption d'un tronc ou d'un faisceau nerveux, se développent dans le segment demeuré en rapport avec son centre trophique (bout central), par opposition à la *dégénérescence Wallérienne* qui, ainsi qu'on le sait, intéresse uniquement le segment séparé de son centre trophique (bout périphérique).

fections des cellules des cordons, et cependant tout ce que nous savons aujourd'hui rend bien improbable l'existence de scléroses systématisées primitives des faisceaux blancs.

La connaissance de la *dégénérescence rétrograde* apporte une nouvelle notion précieuse pour élucider le point de départ et le développement d'un certain nombre de ces affections regardées jusqu'ici comme primitives. Elle élargit le champ des recherches et nous permet d'entrevoir la solution possible de toute une série de questions encore très discutées, en nous montrant que la cause déterminante d'une dégénérescence peut siéger non seulement du côté du noyau d'origine, mais encore, soit vers la périphérie des tubes nerveux, soit au niveau des noyaux gris dans lesquels ceux-ci se ramifient, soit enfin plus loin encore puisque, ainsi que nous nous efforcerons de le démontrer, ces dégénérescences peuvent se *propager* d'un neurone au neurone suivant ou précédent, même à travers un centre trophique interposé.

Nous avons, dans ce but, recueilli et résumé un certain nombre d'observations publiées sous les titres les plus divers mais paraissant se rapporter à notre sujet. Si celles-ci ne sont pas toujours aussi démonstratives que l'on pourrait le désirer, il faut l'attribuer à ce qu'une observation ne saurait être vraiment probante, ne saurait mettre en lumière tous les détails désirables, que lorsqu'elle a été recueillie dans un but particulier, et ceci principalement lorsqu'il s'agit d'un point aussi spécial que celui qui nous occupe. Dans la plupart des faits que nous avons relevés, les auteurs ne songeant nullement à l'existence possible d'une dégénérescence rétrograde et aux caractères spéciaux qu'elle est susceptible de présenter, ont souvent passé malheureusement sous silence des détails qui, pour nous, présenteraient le plus grand intérêt. Nous nous sommes efforcé de suppléer à ces lacunes en faisant suivre un grand nombre de ces observations de commentaires dans lesquels nous nous appliquerons à faire ressortir les raisons qui nous engagent à les regarder comme des exemples de dégénérescences rétrogrades.

Mais avant d'entamer notre sujet, qu'il nous soit permis de faire un retour sur les années écoulées et d'offrir l'hommage de notre respectueuse gratitude à ceux qui nous ont patiemment enseigné les choses de la médecine et les devoirs du médecin.

A la faculté de médecine de Genève, nous avons eu, avec MM. Schiff, Laskowski, J.-L. et A. Reverdin, L. Revilliod, des maîtres attentifs aux progrès de leurs élèves et nous ne saurions trop reconnaître, en particulier, l'intérêt constant que M. le professeur A. D'Espine nous a toujours témoigné, même depuis notre départ de cette ville.

Arrivé à Paris, nous avons été l'externe puis l'interne de notre regretté maître le professeur Ball, qui, jusqu'à la fin, nous a donné constamment les témoignages d'une bienveillance inépuisable. C'est encore à l'hôpital Laënnec que nous avons eu le plaisir de travailler sous la direction de M. Josias.

M. Ch. Monod, dont nous avons été également l'externe, veut bien conserver de nous un souvenir dont nous ne saurions être trop reconnaissant.

Nous avons complété nos études chirurgicales en passant une année dans le service de M. Nicaise, en qualité d'interne provisoire. Nous regrettons que son état de santé ne nous ait pas permis de profiter plus longtemps de son enseignement, mais, en son absence, nous avons pu suivre les leçons de MM. Gérard Marchand et Routier, avec lesquels nous nous sommes initié aux difficultés de la gynécologie.

M. Du Castel, à l'hôpital Saint-Louis, M. Ribemont-Dessaigne, à la maternité de l'hôpital Beaujon, ont bien voulu nous accepter comme interne et nous faire profiter de leurs conseils éclairés ainsi que de leur longue expérience. Nous leur en sommes vivement reconnaissant.

En 1893, nous avons eu le bonheur de devenir l'interne de M. le professeur F. Raymond. Nous avons contracté une dette particulière de reconnaissance envers ce chef, dont la profonde érudition et la vive intelligence clinique, alliées à une amabilité constante et à une inépuisable bonté, ont laissé en nous des sentiments de respectueuse gratitude; aussi est-ce avec une certaine fierté que nous nous intitulons son élève.

Dans le cours de cette année nous avons encore trouvé en MM. Netter, Delpeuch et Dreyfus-Brissac des chefs consciencieux et capables, avec lesquels nous avons pu étudier la pathologie infantile en dirigeant la crèche de l'hôpital Lariboisière. Nous les remercions des instructions utiles qu'ils nous ont prodiguées.

Nous avons terminé notre internat dans le service de M. le professeur Cornil. Nous ne savons comment lui exprimer les sentiments de profonde reconnaissance que nous éprouvons à son égard. Il nous a constamment guidé de ses avis, soutenu de ses conseils, prêté son appui précieux et nous ne saurions suffisamment le remercier ici, d'avoir tant de fois et toujours avec la même inépuisable complaisance, disposé de son temps précieux à notre profit.

Nous tenons à adresser encore tout particulièrement à M. Gilles de la Tourette l'hommage de notre sincère gratitude pour l'intérêt qu'il a bien voulu toujours nous témoigner et l'appui, qu'à diverses reprises, nous avons constamment trouvé en lui.

Nous prions M. le Dr Porak de vouloir bien accepter ici l'hommage de notre vive reconnaissance pour l'honneur qu'il nous a fait en nous acceptant, dans son service de la maternité, comme chef de laboratoire à la Charité.

Nous remercions sincèrement MM. Gombault et Roux, de l'Institut Pasteur, pour les leçons si précieuses d'anatomie pathologique et de bactériologie qu'ils ont bien voulu nous donner.

A côté de nos maîtres, nous tenons à faire une place spéciale au Dr Klippel qui, depuis le début de nos études, nous a toujours donné les preuves d'une amitié précieuse. C'est lui qui nous a engagé à porter nos recherches sur l'état du bout central des nerfs sectionnés et nous lui devons une observation qu'il a bien voulu nous communiquer. Nous sommes heureux de pouvoir l'en remercier ici.

Nous remercions enfin M. le Dr Briand qui, avec sa complaisance habituelle, a mis à notre disposition sa riche collection anatomique, et nos amis Boquel, Trénel, Antheaume et Ségall, qui nous ont aidé dans notre thèse en nous fournissant des pièces intéressantes ou en mettant à notre disposition leur connaissance des langues étrangères.

Mais en terminant, qu'il nous soit permis de placer ce travail sous le patronage de nos deux maîtres Raymond et Cornil. M. le professeur Raymond nous a appris à nous intéresser, par dessus toutes les autres, aux affections du système nerveux. M. le professeur Cornil nous a fait comprendre et aimer les recherches de laboratoire. C'est sous l'influence de cette double impulsion que ce travail a été inspiré, poursuivi et achevé; notre plus grande récompense serait qu'il satisfît également ces deux maîtres, qu'ils y trouvent la preuve que le temps passé auprès d'eux n'a pas été inutile pour nous et qu'ils puissent en retirer la conviction que nous avons su profiter consciencieusement des leçons et des conseils qu'ils nous ont continuellement prodigués.

Nous remercions enfin M. le professeur Cornil de l'honneur qu'il a bien voulu nous faire en acceptant la présidence de notre thèse.

CHAPITRE PREMIER

DÉGÉNÉRESCENCE WALLÉRIENNE

C'est en 1851 et 1852, que Waller (121) [1] fit, à l'Académie des sciences, une série de communications que l'on peut regarder comme les premiers pas faits dans l'étude des dégénérescences secondaires, car, avec Longet, Fontana, Jean Müller, on s'était borné jusqu'alors à noter l'inexcitabilité du tronc nerveux, quatre jours après la solution de continuité. Waller, expérimentant sur les racines de la 2me paire cervicale du chat, avait observé, après section du tronc mixte, une dégénérescence totale du bout périphérique, tandis que le bout central ne paraissait pas altéré. En opérant sur la racine antérieure, avant son union avec la racine sensitive, le bout central demeurait également indemne, mais la moitié seulement des fibres était atteinte de dégénérescence dans le nerf mixte. Quant aux racines postérieures, lorsqu'on les sectionnait au-delà du ganglion rachidien, le bout central, attenant au ganglion, conservait son intégrité, tandis que le bout périphérique entrait en dégénération ; lorsqu'au contraire, la section portait au-dessus du ganglion, c'était le bout central (médullaire) qui dégénérait seul. Dans ce dernier cas, Waller avait bien constaté, il est vrai, une modification

____

(1) Les chiffres, entre parenthèses, qui accompagnent les noms propres, renvoient à l'index bibliographique placé à la fin du volume.

dans la partie du nerf demeurée en rapport avec le ganglion, mais elle ne ressemblait pas à ce que l'on observait dans la portion médullaire de la racine, aussi cet expérimentateur y voyait-il une simple altération traumatique.

Les recherches des physiologistes ayant établi, d'autre part, la nature motrice des racines antérieures et sensitive des racines postérieures, Waller en concluait que les nerfs moteurs dégénéraient lorsque l'on interrompait leurs rapports avec la moelle, tandis que cette lésion se montrait dans les conducteurs sensitifs lorsqu'on les séparait de leur ganglion rachidien ; qu'en un mot, les centres trophiques des nerfs se trouvaient, pour les moteurs, dans les cellules des cornes antérieures, pour les sensitifs (nerf et racine postérieure), dans les ganglions spinaux.

Enfin, dans des recherches ultérieures (122), il confirmait ses résultats précédents, concernant la dégénérescence du bout périphérique, lui opposait l'intégrité du bout central et complétait la proposition formulée 5 ans plus tôt en disant que : « *Lorsque l'on interrompt un cordon nerveux de façon à empêcher sa régénération, le bout périphérique* (1), *séparé de son centre trophique, dégénère, tandis que le bout central resté en rapport avec ce centre demeure normal* ».

Cette loi, vérifiée depuis lors par de nombreux expérimentateurs, fut bientôt considérée comme d'une rigueur absolue. On ne tarda pas à reconnaître que les centres relevaient eux-mêmes de la loi de Waller et c'est en s'appuyant sur elle, que l'on put arriver à déterminer non seulement la distribution périphérique de certains troncs nerveux, mais encore à élucider la question bien plus compliquée, bien plus complexe, de la topographie des centres cérébro-spinaux. En outre, le

(1) Nous rappellerons que, sous le nom de *bout périphérique*, on désigne la portion d'un faisceau nerveux séparée de son centre *trophique*, réservant le terme de *bout central* au segment demeuré en rapport avec le centre. Il en résulte que, contrairement à ce qui existe dans les racines antérieures, dans les racines postérieures, le bout central est celui qui conserve ses connexions avec le ganglion spinal, tandis que le bout périphérique est représenté par la portion médullaire de la racine sectionnée. Il en est de même dans la moelle et l'encéphale, où le centre trophique est constitué par le noyau d'origine.

sens de la dégénérescence, en indiquant le siège du centre trophique, donnait des indications précieuses sur la nature même (motrice ou sensitive) des filets nerveux que l'on étudiait.

Nous allons rappeler brièvement les caractères de la dégénérescence Wallérienne et nous résumerons ensuite rapidement, pour faciliter l'intelligence de ce travail, les notions que nous possédons actuellement sur la topographie médullaire telle que la loi de Waller, l'étude des dégénérescences secondaires, a permis de l'établir.

I

Anatomie pathologique

Les premières recherches sur la dégénérescence Wallérienne se bornèrent à constater la teinte grise du nerf atteint de cette altération. Les notions histologiques n'étaient, en effet, pas encore suffisamment étendues pour permettre une analyse plus détaillée du phénomène. Ce ne fut que lorsque Ranvier eut démontré la structure exacte du tube nerveux, que l'on put chercher à élucider la nature intime du processus de dégénérescence. Les mémoires parus sur ce sujet sont trop nombreux pour songer même à en donner une bibliographie incomplète. Nous citerons seulement ceux de Ranvier (87), (88), (89), de Vulpian (118), (119), de Philippeau (120), de Rémak (90), (91), d'Eulenburg, de Landois, d'Eichhorst (30), d'Erb (31), de Schiff (99), d'Homèn, etc., etc., qui furent les premiers à s'attaquer à ce problème de pathologie expérimentale. Depuis lors, les recherches se sont multipliées, mais la description de Ranvier est demeurée inattaquée, au moins dans ses grandes lignes, les divergences ne portant que sur les points de détails.

On sait que dans les troncs périphériques, les nerfs à myéline sont constitués par : 1° une enveloppe de nature conjonctive, la *gaine de Schwann*; 2° le *cylindre-axe*, prolongement de la cellule d'origine, placé au centre du tube nerveux ; 3° une *gaine de myéline*, enveloppe de nature graisseuse interposée entre la gaine de Schwann et le cylindre-axe qu'elle isole. Cette gaine de myéline s'interrompt régulièrement au niveau des *étranglements annulaires de Ranvier* ; 4° enfin, sous la gaine de Schwann, déprimant légèrement la myéline, on trouve, dans chaque segment interannulaire, un *noyau* entouré d'une zone de protoplasma qui se prolonge sous la forme d'une lame très mince, presque invisible à l'état normal, c'est la *gaine de Mauthner*.

On peut donc considérer chaque segment interannulaire comme une cellule adipeuse entourée par une membrane conjonctive et traversée par le cylindre-axe.

Les tubes nerveux qui constituent la substance blanche du cerveau et de la moelle ne diffèrent des nerfs périphériques que par l'absence de gaine de Schwann.

D'après Ranvier, c'est par la lame protoplasmique que débute le processus de ces dégénérescences Wallériennes. Dans le bout périphérique, 24 heures déjà après la section, on constate une hypertrophie et, dans les jours suivants, une segmentation, une multiplication du noyau interannulaire, tandis que le protoplasma, augmentant de volume, s'insinue dans les incisures de Lancisi, étrangle et segmente la myéline en fragments volumineux d'abord, puis en boules de plus en plus petites, qui s'accumulent sur certains points, donnant au nerf un aspect moniliforme. D'après les recherches de G. Tizzoni (111), des cellules migratrices feraient alors irruption dans le tube nerveux et engloberaient une partie de ces boules de myéline pour les transformer et éliminer ces produits mortifiés, tandis que le reste de la myéline disparaîtrait sur place ou serait évacué par les voies lymphatiques, dans lesquelles on peut déceler parfois sa présence, au moyen de la méthode de Marchi, sous la forme de grains noirs infiltrant les espaces conjonctifs et les gaines périvasculaires.

Le sort du cylindre-axe a donné lieu à de nombreuses discussions : Bruch, Schiff (99), Laugier soutiennent qu'il n'est pas détruit, mais, qu'ayant perdu ses réactions habituelles aux matières colorantes, il ne peut être décelé par les méthodes usuelles de micrographie. Schiff serait arrivé à le colorer par la nigrosine dans des nerfs dégénérés depuis longtemps. Eulenbourg, Landois, Ranvier sont d'un avis contraire. D'après leur opinion, qui est la plus généralement admise, le cylindre-axe deviendrait moniliforme, se fragmenterait irrégulièrement et finirait par disparaître complètement. La gaine de Schwann, entièrement vide, revenue sur elle-même, serait le seul vestige du nerf dégénéré.

Le bout central, d'après Ranvier, ne se modifierait que sur une très petite étendue. Ces altérations, caractérisées par la disparition de la myéline avec conservation du cylindre-axe, ne remonteraient que jusqu'au premier étranglement annulaire; au delà, le tube nerveux deviendrait normal.

Dans les *fibres de Rémak*, fibres sans myéline, la dégénérescence Wallérienne se traduirait d'une façon très analogue, par une hypertrophie des noyaux, puis, vers le 7e jour, par la présence de vacuoles et de granulations graisseuses dans l'épaisseur du cylindre-axe, qui se segmenterait et disparaîtrait complètement.

Les mêmes modifications se produisent dans les centres nerveux où l'on assiste aux mêmes transformations, à la même destruction des éléments lorsque l'on suit l'évolution des dégénérescences secondaires dans les faisceaux blancs de la moelle et du cerveau.

En examinant le bout périphérique d'un tronc nerveux plusieurs jours après la section, on peut constater que toutes ses fibres ne sont pas atteintes au même point. On trouve, en effet, par la dissociation, des représentants de tous les degrés de la dégénérescence depuis la fragmentation en gros blocs jusqu'aux gaines aux trois-quarts vides. Ritter l'expliquait en admettant que le point de départ du processus était variable selon la nature des tubes nerveux : la dégénérescence apparaîtrait d'abord à la périphérie des nerfs sensitifs pour se porter progressivement jusqu'au niveau de la section, tandis que dans les nerfs moteurs elle s'étendrait de proche en proche du point lésé à l'extrémité terminale de la fibre Cependant les recherches récentes n'ont pas absolument confirmé cette hypothèse et les expériences de Ceni (20), en particulier, tendent à prouver que le bout périphérique est atteint dans toute son étendue simultanément. L'inégalité de la lésion des différentes fibres viendrait donc de la résistance inégale que chacune d'elles oppose à la dégénérescence et qui serait peut-être en rapport avec le rôle physiologique même de l'élément nerveux (moteur, sensitif, sécrétoire, etc., etc.). Cette hypothèse paraît corroborée par les recherches de Schaffer (97) qui a constaté que les divers faisceaux de la moelle, sectionnés en même temps, prennent, pour dégénérer, des laps de temps différents; le faisceau de Goll dégénérait le plus vite (4me jour), puis le faisceau cérébelleux direct (6me jour), ensuite le faisceau pyramidal (14me jour), tandis que les faisceaux de Burdach et de Gowers ne s'altéraient que plus tardivement.

La nature intime de cette modification du bout périphérique a été longtemps regardée comme une véritable mortification de ce segment séparé de son centre trophique. Ranvier, s'appuyant sur l'hyperplasie de la gaine de Mauthner et la multiplication de son noyau, se refuse à admettre un phénomène passif, une dégénération proprement dite. Pour cet auteur la dégénérescence Wallérienne est un phénomène actif dû, par suite de la suppression de l'influence inhibitrice du système nerveux central, au retour à l'état embryonnaire de l'enveloppe protoplasmique qui devient exubérante, prolifère follement, détruit et résorbe la gaine de myéline ainsi que le cylindre-axe. Ce serait donc dans la cellule adipeuse qui entoure le cylindre-axe que débuterait le processus régressif devant aboutir à la destruction du nerf.

Quelques faits, cependant, parlent en faveur de l'opinion qui place dans le cylindre-axe les premières modifications de la dégénérescence. Dans une observation concernant un mobile mort vingt-quatre heures après avoir eu la moelle dorsale divisée par un coup de feu, Charcot (1) a constaté des cylindres-axes ayant, par places, triplé de volume, *alors que leur gaine de myéline,* amincie par distension, *n'était nullement*

<hr>

(1) Charcot. Leçons sur les maladies du système nerveux. Tome II.

fragmentée. Dans deux autres observations où la lésion remontait à 8 et 15 jours avant la mort, le même auteur a relevé une hypertrophie des cylindres-axes qui atteignaient 20 et même 40 µ (au lieu de 3 µ). Sur des coupes longitudinales on pouvait constater que ces éléments n'étaient pas régulièrement hypertrophiés mais qu'ils affectaient une disposition moniliforme, les plus volumineux correspondant à des renflements fusiformes de 1 à 2 1/2 cent. de longueur, espacés de distance en distance et réunis par des points d'un diamètre normal ou moins exagéré.

Frommann (36), Müller (75) avaient décrit une altération identique dans des faisceaux médullaires atteints de dégénérescence secondaire au début, et Klippel (¹), revenant dernièrement sur ce sujet, indique, comme lésion primordiale, outre cette tuméfaction énorme des cylindres-axes, leur enroulement, leur état sinueux qui, sur les coupes transversales, leur fait prendre des formes en U ou en S. Ces altérations peuvent être considérées comme de bons signes de *dégénérescence Wallérienne au début*, alors que la myéline paraît encore parfaitement intacte. Quelque considérable que soit donc le rôle de la gaine de Mauthner, il n'est que secondaire dans l'évolution de cette dégénération ; c'est l'organe nerveux par excellence, le cylindre-axe qui se modifie d'abord, qui paraît être le *primum movens* de toute cette série d'altérations. Les transformations du protoplasma intersegmentaire ne semblent destinées qu'à fragmenter, détruire, résorber les éléments essentiels du nerf altéré, devenus inutiles et dont l'élimination doit être effectuée le plus rapidement possible.

Telles sont, en résumé, les altérations anatomiques connues sous le nom de *dégénérescence Wallérienne* qui seraient la règle dans le bout périphérique de tout tube nerveux séparé de son centre trophique, tandis que le bout central demeurerait indemne de toute modification sauf le dernier segment interannulaire adjacent à la section ainsi que l'a montré Ranvier.

(1) Klippel. Congrès des médecins aliénistes. 1894.

II

Topographie médullaire basée sur l'étude de la dégénérescence Wallérienne de ses différents faisceaux.

On reconnut bientôt que les centres nerveux eux-mêmes relevaient de la loi de Waller, et que celle-ci offrait un moyen précieux de mettre en évidence, de délimiter exactement, de suivre, depuis leur origine jusqu'à leur terminaison, les faisceaux dont l'enchevêtrement inextricable constitue la substance blanche cérébro-spinale.

Il nous faut, ici, rappeler brièvement la constitution de l'axe médullaire, car ce chapitre d'anatomie a subi un si grand nombre de modifications, s'est tellement accru dans ces dernières années, qu'il est nécessaire d'y revenir rapidement afin de bien établir ce que l'on regarde actuellement comme faisceaux ascendants et descendants, ces notions devant être présentes à l'esprit lorsque, dans la suite de ce travail, nous aurons à étudier la dégénérescence rétrograde dans les centres nerveux.

1º Faisceaux pyramidaux

Si dès 1700, Wepfer (125) avait signalé l'atrophie de la moitié gauche de la moelle à la suite d'une lésion considérable du cerveau droit, cet auteur ne semble pas y avoir attaché grande importance.

C'est Cruveilhier (27) qui, le premier, étudia les dégénérescences descendantes consécutives à des affections cérébrales et suivit le faisceau pyramidal jusqu'à l'entrecroisement des pyramides sans voir toutefois les lésions médullaires.

Turck (113) en 1851, à l'Académie de Vienne, Charcot et Turner (22) en France, en 1852, montrent les dégénérescences de la moelle secondaires à un foyer encéphalique, dégénérescences que Biswanger (12), en 1852, ne put reproduire expérimentalement. Turner (114), dans sa thèse, signale l'hémiatrophie du cervelet dans les mêmes conditions, et, en 1863, Cornil et Vulpian résument dans un travail d'ensemble, ce que l'on savait alors sur les rapports des faisceaux pyramidaux directs et croisés.

Jusqu'à cette époque les dégénérescences *descendantes* de l'axe spinal avaient seules été observées. Turck (113) en 1853, Cornil (65) en 1863, Leyden (56) la même année, Bouchard (13) en 1864, étudient des pièces de compression médullaire et signalent, outre la dégénérescence descendante des faisceaux pyramidaux, la dégénérescence *ascendante* des cordons postérieurs et des faisceaux cérébelleux directs.

Enfin, dans une revue générale demeurée classique et qui fait époque, Bouchard (14), en 1866, reprend tous ces faits, les groupe, les compare et établit les grandes lois qui semblent régir ces dégénérescences. On trouve peu de points, dans les traités les plus récents, qui ne soient déjà consignés dans cet important travail où les fibres commissurales sont parfaitement décrites ainsi qu'on les comprend aujourd'hui et où, même la loi de Kahler et Pick, est nettement énoncée. On peut en juger d'après les conclusions qui portent que : à la suite de la compression de la moelle, la dégénérescence descendante des faisceaux latéraux est plus étendue que dans les cas de lésions corticales ; dans la dégénérescence médullaire ascendante, les fibres altérées se portent de plus en plus en dedans et, après avoir intéressé le faisceau de Burdach, se localisent ensuite dans le faisceau de Goll. L'auteur déduit enfin, au point de vue de l'anatomie, que, dans l'axe spinal, outre les faisceaux encéphaliques directs et croisés, outre les racines postérieures remontant à diverses hauteurs, il existe encore, mêlées à ces faisceaux, des fibres commissurales longues et courtes, ascendantes et descendantes, et se portant d'un segment de la moelle à un autre segment plus ou moins éloigné.

A partir de ce mémoire les grandes lignes des dégénérescences secondaires sont posées et les communications se multiplient sur les points de détail, cherchant à établir d'une façon plus précise la disposition anatomique exacte des fibres radiculaires et commissurales ainsi que la physiologie pathologique des différents faisceaux médullaires.

Nous ne pouvons songer même à citer le nom de tous les auteurs qui ont publié des observations où ils étudiaient la dégénérescence descendante des faisceaux pyramidaux ou ascendantes des cordons postérieurs et cérébelleux. On en trouvera un historique assez complet dans un travail récent de Sandmeyer (96), sur lequel nous aurons l'occasion de revenir plus bas.

Nous dirons seulement à propos des faisceaux pyramidaux, qu'après avoir cru leur entrecroisement constant, on s'aperçut bientôt qu'il existait de nombreuses différences suivant les individus. C'est ainsi que dans certains cas le faisceau pyramidal direct n'existe pas ; dans d'autres, au contraire, il l'emporte considérablement sur le faisceau pyramidal croisé qui peut alors faire presque complètement défaut.

Pitres (84), Sandmeyer (96), Hirsch (293) signalent la dégénérescence du faisceau pyramidal du même côté que la lésion cérébrale ; Westphal 1875, Déjérine 1878, Brissaud 1880, Pitres, Mendel, Muratof (77), Mœli (73) relèvent, par contre, la dégénérescence des deux faisceaux pyramidaux croisés à la suite d'un seul foyer encéphalique. Sherrington et Hadden (102), dans un cas d'hémorrhagie cérébrale unilatérale, trouvent une dégénérescence des deux faisceaux pyramidaux croisés et des deux faisceaux pyramidaux directs.

En 1889, Sherrington (100), poursuivant cette étude, observe, après destruction d'une portion de l'écorce motrice d'un seul hémisphère chez le singe, une dégénérescence normale du faisceau pyramidal croisé du côté opposé à la lésion, et, du côté opéré, une dégénérescence plus légère de ce même faisceau qui, en outre, était irrégulièrement intéressé, présentait des altérations plus accentuées dans les régions cervicale et lombaire, parfois même n'en offrait qu'à ce niveau avec intégrité au-dessus. L'hémisection de la moelle lui donne des résultats analogues. Il conclut à ce qu'il appelle les *fibres recroisées*, c'est-à-dire des fibres qui, partant d'un faisceau pyramidal croisé, se porteraient, à différentes hauteurs de la moelle, dans le faisceau pyramidal croisé de l'autre côté. Cet entrecroisement partiel se montrerait surtout dans les régions cervicale et lombaire et pourrait même, peut-être, exister déjà à la base du cerveau. Selon S h e r r i n g t o n, ces fibres recroisées dégénéreraient plus tardivement que les autres; mais L a n g l e y (54) et S a n d m e y e r, à la suite de nouvelles recherches, ayant également retrouvé cette *altération partielle* du faisceau pyramidal homonyme, l'ont constatée d'une façon aussi précoce dans ce faisceau que dans le faisceau symétrique.

Enfin F o r e l (33) montre que l'on peut voir survenir une dégénérescense descendante des voies pyramidales même après une lésion *non en foyer* de l'écorce, et que les destructions minimes mais multiples de la surface corticale sont suffisantes pour déterminer une sclérose descendante des faisceaux moteurs.

Il résulte de toutes ces expériences que, si l'altération des faisceaux pyramidaux, secondaire à une lésion de l'écorce ou de la moelle, est constante, la disposition anatomique de ces fibres est variable suivant les individus et sujette à de nombreuses anomalies. Quant aux derniers points que nous avons signalés, ils tendraient à enlever à ces faisceaux une partie de l'individualité absolue qu'on leur avait conférée jusqu'ici, car, s'ils persistent à être les grandes voies unissant l'écorce rolandique aux cornes antérieures, ils paraissent recevoir chacun, des deux hémisphères, quoique en nombre inégal, des tubes nerveux dont une certaine catégorie subit peut-être, en outre, une série d'entrecroisements jusqu'ici insuffisamment élucidés.

IIᵒ R_ACINES POSTÉRIEURES_. — F_AISCEAU DE_ G_OLL ET DE_ B_URDACH_.

L'étude des cordons postérieurs a, pour ainsi dire, marché de pair avec celle de la distribution des racines postérieures le long de l'axe médullaire. A la suite des travaux de P i e r r e t, 1873, de L a n g l e y, 1886, etc., etc., R o s s o l y m o (93) (94) sectionne les racines postérieures chez le cobaye et n'obtient aucune dégénérescence des faisceaux de Goll ; seuls le faisceau de B u r d a c h et le faisceau cérébelleux direct du même côté étaient altérés. Il en conclut que le centre trophique des faisceaux de Goll n'est pas dans les ganglions spinaux mais en un point encore indéterminé. Takacs (110) et Bechterew (5), reprenant ces expériences, admettent que le faisceau de Burdach et la partie postérieure du faisceau cérébelleux sont constitués par des fibres provenant directement des racines postérieures ; le reste du faisceau cérébelleux ainsi que le cordon de Goll seraient formés par des tubes nerveux ayant leur origine et leur centre trophique dans les cellules de la colonne de Clarke. L'altération de ces derniers, à la suite de la section des racines postérieures, subordonnée à la dégénérescence des cellules de la colonne de Clarke, serait, par conséquent, toujours plus tardive que celle des faisceaux de Burdach et de la portion postérieure des faisceaux cérébelleux où se rendent directement les filets radiculaires.

Les expériences ultérieures n'ont pas confirmé absolument ces résultats. Les cas observés par Westphal (128), en 1870, par Pierret, en 1873, par Strumpel, en 1880, etc., se rapportant à des compressions médullaires, offraient bien une dégénérescence ascendante des cordons postérieurs, mais ne renseignaient pas sur la disposition des filets radiculaires. Schultze (104), en 1882, publia deux observations intéressantes de dégénérescence ascendante du cordon de Goll, l'une par compression de la queue de cheval, l'autre consécutivement à une lésion du sciatique. A partir de 1889, les recherches sur la distribution des racines postérieures se multiplient. Edinger (29), Flechsig (34), Singer et Münzer (105), expérimentant sur divers animaux, admettent que le cordon de Goll est constitué en partie par des fibres radiculaires et en partie par des fibres provenant de la colonne de Clarke. Il existerait, en outre, dans le cordon antérieur, des fibres ascendantes, provenant des racines postérieures du côté opposé. Oddi et Rossi (78) (79) montrent qu'après la section de ces racines, la dégénérescence ascendante intéresse le cordon postérieur, surtout du côté lésé, mais également un peu de l'autre côté. En remontant, cette zone de dégénérescence se limite peu à peu au cordon de Goll. On rencontre également des fibres dégénérées dans les deux cordons antérieurs et dans les deux faisceaux cérébelleux. Berdèz (8), publiant en 1892 ses études sur les voies afférentes à la

moelle, confirme ces conclusions et constate, à la suite de
Rossolymo, Takacs, Bechterew, etc., etc., la présence
d'une dégénérescence dans le *faisceau cérébelleux après lésion
des racines postérieures*. Il note, en outre, qu'à mesure que l'on
examine une coupe de la moelle plus élevée, plus éloignée
du point lésé, les portions dégénérées se disposent de plus
en plus à la périphérie du cordon de Goll. Enfin Kahler,
Déjerine, Schultze (104), Leyden, Sottas (106), Bruns
(17), Marie (63) (64) (65), suivant la marche de la sclérose
des cordons postérieurs dans le tabès, ou à la suite de traumatismes médullaires, Gombault et Philippe (41) dans
deux articles récents, ont longuement insisté et minutieu-
sement décrit cette disposition de la dégénérescence ascendante par rapport aux cordons de Goll et de Burdach.

Aujourd'hui on admet d'une façon presque certaine que
les racines postérieures, après leur pénétration au niveau des
cornes, se portent en avant et en dedans, constituant ainsi
une bonne partie des faisceaux de Burdach dans lesquels elles
se jettent en traversant la zone cornu-radiculaire (Marie). Ces
fibres, en s'élevant, deviennent de plus en plus internes, passent
dans le faisceau de Goll, dont elles occupent successivement
les portions antérieure, moyenne, puis postérieure, refoulées
sans cesse par l'arrivée de nouveaux tubes nerveux. Il s'ensuit
que l'altération d'une racine lombaire donnera lieu, en bas, à
une sclérose adjacente au bord interne de la corne; plus haut,
elle intéressera le faisceau de Burdach, puis la portion antérieure du faisceau de Goll, puis, enfin, une partie toujours
plus postérieure de ce faisceau pour occuper, en définitive,
dans la région cervicale supérieure, sa portion la plus superficielle. De ce trajet suivi par les fibres radiculaires, résulte
une série de faisceaux imbriqués dans les cordons de Goll,
faisceaux dont les plus postérieurs répondent aux racines les
les plus éloignées, les plus antérieurs à des racines toujours plus rapprochées, tandis que ceux qui siègent dans le
faisceau de Burdach sont constitués par des racines ayant
pénétré dans la moelle, à une petite distance seulement. Dans
la région cervicale, où l'on trouve des représentants de toutes
les racines rachidiennes, la portion la plus postérieure du

cordon de Goll comprend les tubes nerveux provenant de la région sacro-lombaire, ceux de la région dorsale sont situés en avant de ces derniers, tandis que les racines cervicales occupent encore le faisceau de Burdach. Par le seul examen d'une coupe à ce niveau, on pourrait donc indiquer approximativement la hauteur de la racine lésée. Ces notions précieuses sont connues sous le nom de *loi de Kahler et Pick*.

Un certain nombre de fibres radiculaires se porteraient soit dans les cornes antérieures des deux côtés (fibres réflexo-motrices) et dans les cordons latéraux (faisceaux cérébelleux), soit dans le cordon postérieur du côté opposé, donnant lieu ainsi à un entrecroisement incomplet tout le long de la moelle.

Sur toute la hauteur de l'axe spinal, un grand nombre de fibres radiculaires, qui ne montent pas jusqu'au bulbe, pénètrent dans la substance grise et vont se ramifier dans la colonne de Clarke. De ce noyau partent des tubes nerveux allant constituer la majeure partie du faisceau cérébelleux direct, dont le reste serait composé, ainsi que nous l'avons vu plus haut, par des fibres radiculaires directes. Il est probable, en outre, que des cellules de la colonne de Clarke naissent d'autres tubes nerveux remontant, plus ou moins loin, dans les cordons postérieurs.

Nous ferons remarquer à ce propos, en terminant ce paragraphe, que dans le *Tabès*, dont l'origine radiculaire, sinon ganglionnaire, est aujourd'hui généralement admise, la sclérose ascendante intéresse les *cordons postérieurs seuls*, d'abord les faisceaux de Burdach, puis, plus haut, les faisceaux de Goll suivant la loi de Kahler et Pick, confirmée par les recherches ultérieures. Nous venons de voir, cependant, que la plupart des auteurs qui ont expérimenté en sectionnant les racines postérieures (Rossolymo, Takacs, Lœwenthal, Bechterew, Berdèz, Oddi et Rossi, etc., etc.), signalent une dégénérescence ascendante non seulement dans les cordons postérieurs mais encore dans les *faisceaux cérébelleux directs* qui, cependant, sont toujours sains dans le tabès, au moins pendant une longue période. Faudrait-il alors admettre que, dans l'*ataxie locomotrice progressive*, la lésion n'intéresse qu'une certaine

catégorie des fibres des racines postérieures et en respecte
d'autres (celles qui vont aux faisceaux cérébelleux) d'une
façon systématique? Ou bien, doit-on supposer que cette
affection a une origine plus éloignée encore et ne lèse que
les fibres provenant de la périphérie en laissant intactes
celles dont le point de départ est le ganglion. Ce point de
détail mériterait une étude plus approfondie· que nous
n'avons voulu qu'indiquer ici. Nous aurons, du reste, l'occasion d'y revenir plus loin à propos des nerfs périphériques.

III° Faisceau latéral de Gowers

En dehors des faisceaux de Burdach, de Goll et cérébelleux directs, on reconnut bientôt la présence, dans les cordons
latéraux, d'un autre faisceau ascendant. C'est Gowers (42),
dont il a gardé le nom, qui le décrit le premier ; Schultze
(103), en 1882, Bechterew (4) (5), en 1885 et 1887, l'étudient
à leur tour. Lœwenthal (58) (59), sous le nom de « *portion ventrale du faisceau cérébelleux direct* » le suit jusqu'au
bulbe et même jusqu'au cervelet à travers le pédoncule cérébelleux supérieur. Puis viennent les monographies de Francotte (35), de Tooth (115), de Mingazzini (71) et de Barbacci (3), qui en fait un faisceau de fibres fines à court trajet.

Berdèz, dans son travail sur les voies afférentes, le men-
tionne, ainsi que Pal (1), dans un cas de compression de
la région dorsale. Enfin Mott (74), dans un mémoire très
complet, résumant ce qui avait été fait avant lui et le
résultat de ses propres recherches, conclut que : « La portion
périphérique du cordon antéro-latéral est formée en grande
partie par des fibres cérébelleuses. On peut les distinguer
en : 1° *descendantes*, constituant *le tractus cérébelleux direct
antéro-latéral*, et 2° *ascendantes* ou *tractus cérébelleux ascendant*,
lui-même composé d'un faisceau ventral et d'un faisceau
dorsal. Le *faisceau dorsal* (faisceau cérébelleux direct de
Flechsig) unit les cellules de la colonne de Clarke à la
portion dorsale du vermis superior. Le *faisceau ventral* ou

(1) *Pal*. Congrès de Vienne, 1892.

faisceau de Gowers qui, chez le singe, peut être divisé sans amener d'anesthésie, unit d'autres cellules médullaires, non encore spécifiées, à la portion ventrale du vermis superior en suivant, par les fibres arciformes, la protubérance et le pédoncule cérébelleux supérieur, après avoir décrit une anse autour de la cinquième paire, en passant au-dessous et en avant de son noyau d'origine ».

Nous signalerons encore, pour terminer, les observations toutes récentes de Bruns (17), et de Patrick (82), qui ont également pu suivre ce faisceau dans le bulbe, à la suite de lésions transversales de la moelle.

IV° Fibres descendantes des cordons postérieurs. — Faisceau virgule de Schultze

Telles étaient les connaissances que nous possédions sur la systématisation des faisceaux de la moelle, lorsque dernièrement l'attention a été attirée. sur la présence de fibres subissant la dégénérescence *descendante* dans les cordons postérieurs. Nous insisterons un peu plus longuement sur ce faisceau, ce sujet étant actuellement à l'ordre du jour.

Turck (113), en 1853, l'avait déjà noté, mais ce détail paraît avoir passé presque inaperçu, car il faut se reporter à 1870 pour voir Westphal (128) signaler, dans un cas de compression de la moelle cervicale inférieure, une dégénérescence descendante du cordon de Goll, sur une petite étendue, sous forme de coin et d'ovale, tandis que dans une seconde autopsie, à la suite de fracture et de compression de la moelle dorsale, cette dégénérescence s'étendait jusqu'à la région lombaire. La même année (126), cet auteur obtenait expérimentalement cette dégénérescence descendante à court trajet des cordons postérieurs, après l'hémisection de la moelle chez le chien.

Schiefferdecker (98), en 1876, décrit cette altération sous le nom de « dégénérescence traumatique » ; il n'y voit qu'une lésion inflammatoire se propageant à quelques centimètres seulement. — Kahler et Pick (49), en 1880, dans un fait de compression de la moelle au niveau de la sixième cervicale, constatent une sclérose descendante, avec augmentation du tissu interstitiel, dans la portion la plus postérieure et dans la portion moyenne du cordon du Goll près du septum, ainsi que le long de la partie moyenne du faisceau de Burdach. Ces lésions diminuaient insensiblement en descendant et disparaissaient complètement dans la région dorsale inférieure. — En 1880, Westphal (128), dans deux nouveaux cas de compression de la moelle cervicale, observe une dégénérescence descendante siégeant entre les faisceaux de Goll et de Burdach ; obliquement dirigée en arrière et en dehors elle pouvait être suivie jusqu'à la dixième dorsale. La même année, Strumpel (109), à la suite d'une myélite transverse siégeant entre la troisième et la sixième paire dorsale, décrit une lésion descendante des cordons postérieurs. Il y avait des fibres dégénérées, disséminées dans tout le cordon, mais cette dégénérescence était plus accentuée entre les faisceaux de Goll et de Burdach et descendait jusqu'à la région dorsale inférieure.

Schultze (103), en 1882, dans une observation de blessure du renflement cervical, signale la dégénérescence descendante des cordons postérieurs sur une longueur de 6 centimètres. Il y avait à ce niveau disparition complète de tubes nerveux. Reprenant ce sujet l'année suivante (104), il donne le premier une description complète de cette lésion et propose le nom de *faisceau en virgule* pour ces fibres subissant la dégénérescence descendante à la suite des lésions transverses de la moelle. Le faisceau de Schultze se présente comme une étroite bande de sclérose, située entre les faisceaux de Goll et de Burdach, obliquement dirigée d'avant en arrière et de dedans en dehors, parallèlement au bord interne de la corne postérieure dont elle reste toujours séparée, et n'atteignant jamais, ni la commissure postérieure en avant, ni la périphérie de la moelle en arrière. Pour Schultze, il s'agissait ici de filets descendants des racines postérieures.

Lœwenthal se borne à rappeler les opinions des auteurs qui l'ont précédé sans insister sur ce sujet dans ses expériences. Codeluppi (23), dans un cas de compression de la moelle cervicale, constate cette dégénérescence s'étendant à 2 centimètres au-dessous du foyer.

Tooth (115), en 1886, à la suite d'expérimentation sur les animaux, conclut, contrairement à l'opinion émise par Schultze, que le faisceau virgule n'est pas dû à la dégénérescence des filets descendants des racines postérieures, car il n'a pu l'observer qu'après lésions transversales de la moelle et jamais consécutivement à la section des racines. Oddi et Rossi (78) (79), opérant sur les racines postérieures, obtinrent des résultats opposés. Ayant sectionné sur deux chiens trois racines lombaires d'un seul côté, ils constatent la présence d'une sclérose descendante dans les deux faisceaux cérébelleux, dans les deux cordons antérieurs et, en outre, dans une grande partie du cordon postérieur du côté opéré jusqu'à la queue de cheval. Chez un chien auquel ils avaient sectionné les 2me et 3me paires cervicales, ils rencontrent, au-dessous du point opéré, des fibres dégénérées dans les cordons antérieurs et dans les deux cordons postérieurs. Dans ceux-ci, quoique diffuses, les lésions prédominaient, d'une part le long de la corne postérieure, d'autre part, sous forme d'*S* italique, entre les faisceaux de Goll et de Burdach, et descendaient jusqu'à la fin de la région cervicale.

Barbacci (3), la même année, publie une autopsie où l'on avait trouvé un tubercule ramolli répondant aux 14me et 15me paires médullaires. Au-dessous de ce point existaient, dans le cordon postérieur, au niveau des 17me et 18me paires, des fibres dégénérées éparses, mais dont le plus grand nombre étaient adjacentes à la corne. A la hauteur des 20me et 21me paires, ces fibres se groupaient vers le sillon interne. Dans le cône terminal, enfin, elles se localisaient à la partie la plus postérieure du cordon de Goll, le long du sillon médian. Cet auteur se livra à quelques recherches afin de reproduire expérimentalement cette lésion. Chez un premier animal, section de la moelle entre les 22e et 23e paires ; 36 jours plus tard il constate au-dessous de la lésion quelques fibres altérées *éparses* dans les deux cordons postérieurs. Sur un autre animal, 40 jours après une hémisection de la moelle entre les 18me et 19me paires, il obtient au-dessous, dans la région

dorsale inférieure, une dégénérescence assez forte sous forme
d'aire irrégulièrement triangulaire et quelques fibres dégénérées éparses dans le reste du cordon postérieur. Dans la
région lombaire, les fibres malades se montrent surtout dans
la portion antérieure du cordon postérieur. Pour Barbacci,
il n'y aurait pas de dégénérescence descendante compacte
en virgule, mais les cordons postérieurs contiendraient des
fibres descendantes irrégulièrement disséminées.

Berdès (8) observe également, après section des racines postérieures, une sclérose descendante dans la région moyenne des
cordons postérieurs et l'attribue aux branches descendantes
de ces racines signalées déjà par Kolliker (51) et Ramon
y Cajal (86).

Daxemberger (274), en 1893, dans un cas de compression
de la moelle cervicale, signale, dans la région cervicale inférieure, la dégénérescence descendante du faisceau de Schultze
ainsi que d'une zone située le long de la ligne médiane,
répondant comme siège au centre ovale de Flechsig. Bruns
(17), la même année, dans une observation d'écrasement
de la moelle à la hauteur de la 1re dorsale avec survie de
3 ans 1/2, a noté une dégénérescence descendante du faisceau
de Schultze jusqu'à la 5e dorsale; il existait, en outre, des
taches de dégénérescence dans la portion la plus postérieure
des deux faisceaux de Goll. Marie (64) (65), comparant les
lésions du tabès à celles de la paralysie générale et de la
pellagre, est revenu longuement sur le faisceau virgule qui,
pour lui, est d'origine médullaire et dont la dégénérescence
dépend d'une altération des cellules des cordons. Enfin Gombault et Philippe (41), dans deux articles récents, étudient
très complètement cette portion des cordons postérieurs.
Comparant des observations de lésions transversales de la
moelle offrant une sclérose descendante des cordons postérieurs avec d'autres observations de lésions des racines
postérieures lombaires présentant une dégénérescence ascendante qui respectait précisément la localisation du faisceau
de Schultze, ils attribuent, comme Marie, à ce faisceau
une origine purement médullaire. Cette dégénérescence ne se
montrerait jamais dans les cas de lésion isolée des racines.

Quant aux différentes formes qu'affecte cette dégénérescence descendante elles relèveraient de la hauteur de la moelle où on l'observe. La *virgule de* Schultze siégerait dans les régions cervicale et dorsale ; dans la région lombaire ces fibres occuperaient, près du sillon médian, le *centre ovale de* Flechsig, plus bas encore on les retrouverait, dans le cône terminal, sous forme d'un petit triangle à sommet dirigé en avant, situé à la partie la plus postérieure et la plus interne des cordons de Goll. Ces changements dans le siège et la forme de ce faisceau, proviendraient de la pénétration dans la moelle des racines postérieures dont les tubes nerveux, à mesure que l'on s'élève, viennent peu à peu occuper le cordon de Goll et repoussent ainsi en dehors les fibres constituant le centre ovale et la virgule de Schultze. Selon ces auteurs, ce faisceau ne comprendrait que des fibres courtes dont aucune ne descendrait du bulbe à la région lombaire et qui constitueraient une succession de commissures de faible longueur unissant les différents segments de la moelle aux segments voisins (1).

Deux théories sont donc en présence pour expliquer l'origine de ces tubes nerveux descendants : la théorie médullaire et la théorie radiculaire. Mais le faisceau virgule n'a été observé d'une façon nettement systématisée que dans les cas de compression, d'altération transversale de la moelle. A la suite de la section de racines postérieures, la dégénérescence descendante est plus diffuse et intéresse, ainsi que l'ont bien signalé Oddi, Rossi et Marinesco (66), la zone cornu-radiculaire, qui demeure intacte dans le cas précédent.

Il est donc plus probable qu'*il existe ici deux ordres de fibres descendantes. Les unes, qui ne sont autres que les rameaux descendants des racines postérieures, sont irrégulièrement disséminées, quoique un peu plus nombreuses le long de la corne et dans la portion interne du cordon de Burdach. Les autres, provenant des cellules de la substance grise, affecteraient seules cette disposition systématisée en un faisceau absolument bien*

(1) Pour tous les détails, sur lesquels nous ne pouvons insister ici, relatifs à la constitution des cordons postérieurs, voy. Gombault et Philippe, *Sem. méd.*, *17 avril 1895.*

*limité qu'ont étudié Schultze, Tooth, Gombault et Phi-
lippe, etc., etc.*

Nous avons tenu à insister un peu longuement sur la
bibliographie de ces tubes nerveux à dégénérescence descendante, siégeant dans les cordons postérieurs, car leur existence est une acquisition relativement récente, partant encore
peu connue, et nous aurons à parler plus bas d'une autre
dégénérescence de ces cordons qu'il ne faudrait pas confondre
avec celle-ci.

V° Résumé de la Topographie médullaire

Si nous résumons maintenant ce que nous savons de la
topographie médullaire, nous voyons que l'on y rencontre :

A. — Subissant la dégénérescence Wallérienne ascendante

1° Les *faisceaux de Burdach et de Goll* constitués :

a) Par des fibres provenant de la substance grise (cellules
des cordons postérieurs et peut-être cellules de la colonne de
Clarke) ;

b) Par des fibres provenant des racines postérieures et se
portant plus ou moins haut dans la substance grise ;

c) Par des fibres provenant de racines postérieures et se
dirigeant en haut et en dedans de façon à constituer d'abord
la zone cornu-radiculaire, puis le faisceau de Burdach, puis
le faisceau de Goll, selon la loi de Kahler et Pick, pour
aller se terminer, au niveau du bulbe, dans les noyaux des
cordons postérieurs. Ce sont de longues commissures reliant
les cellules des ganglions spinaux au bulbe et, par son intermédiaire, à l'écorce cérébrale.

2° Le *faisceau cérébelleux direct de Flechsig* se rend au
noyau des corps restiformes et au cervelet. Il tire son origine
*en grande partie, selon les théories actuellement admises, des
cellules de la colonne de Clarke, en petite partie, directement
des racines postérieures* (Rossolymo-Takacs, Lœwenthal,
Bechterew, Berdéz, Oddi et Rossi, etc.). Nous ferons
toutefois remarquer que dans quelques observations où les

cellules de Clarke étaient altérées, ce faisceau n'avait subi aucune dégénérescence au-dessus (Lœwenthal, etc., etc.).

3° *Le faisceau de Gowers* ou *faisceau cérébelleux central de Lœwenthal et de Mott*, constituerait une longue voie commissurale entre les cellules de la substance grise de la moelle et le vermis superior du cervelet.

La dégénérescence de ces deux derniers faisceaux n'apparaît parfois qu'à une petite distance au-dessus de la lésion médullaire.

4° Enfin le *faisceau sulco-marginal ascendant* de Marie, situé dans le cordon antérieur, est formé par des fibres commissurales courtes.

B. — Subissant la dégénérescence Wallérienne descendante

1° Les *faisceaux pyramidaux directs et croisés* unissent l'écorce cérébrale aux cellules de cornes antérieures de la moelle autour desquelles ils vont se résoudre en ramifications terminales. Nous avons signalé leurs anomalies, nous avons parlé, à leur propos, des *fibres recroisées* décrites par Sherrington, Langley et Sandmeyer et nous avons suffisamment insisté plus haut sur les irrégularités que présente parfois leur dégénérescence descendante.

2° Dans les cordons latéraux, entre le faisceau cérébelleux direct et le faisceau pyramidal croisé, existent de grosses fibres commissurales moyennes que Lœwenthal réunit sous le nom de *système intermédiaire descendant du cordon latéral.*

3° Dans le cordon antérieur le faisceau *marginal antérieur de Lœwenthal* ou *sulcomarginal descendant* de Marie est également formé de fibres commissurales.

4° Dans le *cordon postérieur* enfin, existeraient deux variétés de tubes nerveux à dégénérescence descendante :

Les uns, décrits par Schultze puis étudiés par Tooth, Marie, Gombault et Philippe, etc., sont des fibres commissurales courtes *d'origine médullaire.* Elles sont disposées en un faisceau bien limité ayant, dans les régions cervicale et dorsale, la forme de la virgule de Schultze entre les faisceaux de Goll et de Burdach ; affectant dans la région lombaire, l'aspect du centre ovale de Flechsig occupant la partie moyenne du cordon de Goll ; prenant enfin, dans le cône terminal de la moelle, l'apparence d'un petit triangle médian à base périphérique.

Les autres, qu'ont obtenus expérimentalement Oddi et Rossi, Barbacci, Berdèz, Marinesco, en sectionnant les racines postérieures, sont *d'origine radiculaire*. Ils se distinguent des précédents par leur dissémination dans les cordons postérieurs où ils déterminent une dégénérescence éparse, plus diffuse, moins systématisée, intéressant en outre, immédiatement au-dessous de la lésion, la zone marginale qui demeure toujours indemne dans la sclérose du faisceau de Schultze.

5° Quant au *faisceau fondamental du cordon latéral*, il serait constitué par des fibres commissurales courtes ascendantes et descendantes. Dans le cas de destruction transversale de la moelle, il n'est jamais dégénéré que sur une très faible hauteur.

Telle est, en résumé, ainsi qu'on la comprend actuellement, la composition des cordons blancs de la moelle en tant que formés d'une série de faisceaux distincts qui, tous, subissent la loi de Waller, loi sur laquelle on s'est, du reste, appuyé, pour déterminer leur individualité, leur trajet et leurs rapports.

Nos connaissances relatives à ce sujet se sont tellement modifiées, dans le cours de ces dernières années, que nous avons cru utile de rappeler sommairement les données que nous possédons aujourd'hui sur la topographie médullaire, avant d'entreprendre, à propos des *dégénérescences rétrogrades*, l'exposé d'un certain nombre d'observations qui semblent être en contradiction avec ce que nous avons vu jusqu'ici et dans lesquelles la dégénérescence suit une marche opposée à celle qu'elle affecte dans la dégénérescence Wallérienne.

CHAPITRE DEUXIÈME

DÉGÉNÉRESCENCE RÉTROGRADE DES TRONCS NERVEUX
PÉRIPHÉRIQUES

Nous avons brièvement exposé, dans ce qui précède, les caractères de la dégénérescence Wallérienne et les connaissances que la loi de Waller avait permis d'acquérir tant sur le siège des centres trophiques que sur la disposition des différents faisceaux constituant les cordons blancs de la moelle. Il était, en effet, nécessaire de rappeler les faits connus, servant de base aux notions que nous possédons actuellement sur les dégénérescences secondaires, pour faire ressortir plus clairement les observations et les expériences, en apparence contradictoires, dont nous allons avoir à traiter maintenant.

Les centres trophiques sont, pour les nerfs moteurs, les cellules des cornes antérieures, et les ganglions spinaux pour les nerfs sensitifs ainsi que les racines postérieures. Il en résulte que tout nerf mixte ou moteur sectionné doit subir une dégénérescence complète de son bout périphérique, tandis que son bout central doit demeurer absolument indemne. On attribuait jusqu'ici à la loi de Waller une rigueur si absolue que l'on se refusait à admettre la possibilité d'une dégénérescence ascendante des troncs nerveux se propageant du point lésé vers le centre et que l'on cherchait à expliquer, souvent par les hypothèses les plus complexes, l'existence des altérations spinales consécutives à des traumatismes périphériques, dont le développement était en contradiction flagrante avec les idées universellement régnantes.

Mais des recherches récentes ont démontré dans le cours de ces dernières années que le bout central d'un tronc nerveux sectionné ne demeure pas indemne et subit parfois, nous dirons même souvent, sinon toujours, des altérations secondaires, se propageant progressivement du point atteint vers le centre trophique et donnant ainsi la clef de certains phénomènes cliniques dont la pathogénie était jusqu'ici demeurée bien obscure.

C'est à l'étude de cette *dégénérescence rétrograde* dans les nerfs que nous consacrerons ce chapitre en l'étudiant successivement dans les racines postérieures, dans les nerfs mixtes et dans les nerfs moteurs.

I

RACINES RACHIDIENNES

Nous reproduirons, avant tout, avec quelques détails, les principaux points des communications de Waller à l'Académie des sciences, car, en nous reportant aux sources mêmes, nous avons été fort étonné de constater que, si ses conclusions sont bien telles qu'on les répète aujourd'hui encore, ses résultats sont loin d'être aussi concordants qu'on pourrait le supposer.

On y rencontre, en particulier, des faits sur lesquels Waller a trop peu insisté mais qui méritaient, cependant, de retenir plus longtemps l'attention, et d'être plus longuement discutés.

Nous nous bornons à copier textuellement ce qui se rapporte à notre sujet dans les comptes-rendus de l'Académie des sciences de 1852 :

Waller [1] sectionne chez le chien et le chat la racine postérieure de la deuxième paire cervicale, de façon à ce qu'il

(1) Waller. Comptes-rendus de l'Académie des Sciences, 5 avril 1852, p. 525.

en reste une partie adjacente au ganglion. Sacrifiant l'animal dix à douze jours plus tard, il constate que :

1° *La partie de la racine postérieure attachée à la partie supérieure du ganglion est tout à fait dégénérée,* de la même manière que lorsqu'un nerf est coupé à sa partie périphérique.

2° Lorsqu'on suit ce nerf à l'intérieur du ganglion, on trouve que ses branches, désorganisées, se subdivisent dans ce corps en se mélangeant à d'autres fibres tout à fait normales.

3° Le mélange de ces fibres normales et désorganisées se fait dans toutes proportions et d'une manière variable.

4° Les fibres du faisceau désorganisé paraissent se terminer, à l'intérieur du ganglion, dans une collection de corps ganglionnaires également altérés, ne paraissant constitués que d'une membrane externe indistincte et atténuée, vide de son contenu.

5° Les fibres normales qui restent, paraissent prendre leur origine par des filaments libres, courts et très fins dans les corps ganglionnaires. L'élimination des autres fibres nerveuses, en réduisant le nombre des fibres nerveuses dans le ganglion, est un grand avantage pour reconnaître l'origine des fibres inférieures.

6° Toutes les fibres qui sortent du ganglion conservent leur état normal.

7° Lorsque le nerf est coupé au-dessous du ganglion, toutes les fibres se désorganisent à la périphérie.

Waller a donc ici nettement établi par ses expériences, contrairement à ce que l'on répète, que la *portion restée en contact avec le ganglion* ne demeure pas saine, mais *dégénère* jusqu'à l'intérieur du ganglion. C'est au-delà du ganglion que le nerf conserve son intégrité après la division de la racine postérieure.

Dans une autre communication faite la semaine suivante[1], il présente des expériences pratiquées sur des grenouilles dont il avait sectionné les 7e, 8e, 9e et 10e paires.

« Ces expériences, dit-il, confirment les résultats obtenus sur les mammifères, par la constatation de la *désorganisation des bouts de racines cis-ganglionnaires* (attenant au ganglion), tandis que les fibres sensitives trans-ganglionnaires (au-delà du ganglion) restent normales. — Dans les

(1) Waller. Comptes-rendus de l'Académie des Sciences, 19 avril 1852, p. 582.

racines antérieures, au contraire, tout le bout périphérique
dégénère jusque dans les muscles. La désorganisation présentait les mêmes caractères et avait atteint le même degré
d'altération dans le bout périphérique du nerf (moteur), que
dans les *bouts de racines* (racines postérieures) *cis-ganglionnaires*... Les bouts centraux des racines spinales (motrices)
comme les fibres sensitives trans-ganglionnaires, restent
toujours à l'état normal. »

Waller énonce ici la loi bien connue de la dégénérescence des racines antérieures, mais répète ce qu'il a dit
plus haut sur la dégénérescence, après section, de la portion de la racine postérieure attenante au ganglion, qu'il
prend même comme terme de comparaison.

Nous reproduirons enfin une partie de sa communication
faite à la séance suivante [1] :

« Si l'on divise les deux racines de la 2e paire spinale
immédiatement au lieu où elles atteignent le ganglion, on
trouvera, au bout de dix à quinze jours, que tous les filets
d'origine sont désorganisés (dans la racine postérieure), à
l'instar de la partie périphérique d'un nerf divisé, en même
temps que tous les filets originels de la racine antérieure
restent à l'état normal. Ce fait ne laisse rien à désirer sous
le rapport de la constance et de la certitude. En fendant les
membranes de la moelle, nous avons tous les filets postérieurs préparés, en quelque sorte, pour l'observation microscopique, et les supérieurs nous offrent une longueur de 1 à
1 1/2 lignes. Tous ces filets se trouvent dans le même état
de désorganisation ; mais en les préparant avec soin, j'ai généralement trouvé, lorsque leur désorganisation avait atteint
le dernier degré ou l'état granuleux, qu'on pouvait trouver
parmi ceux-ci des fibres normales en très petit nombre,
lesquelles ne s'élevaient pas à plus de 3 o/o des fibres désorganisées. Je me borne à signaler ces *fibres récurrentes*.
» Par rapport à la partie de la racine adhérente au ganglion, on trouve, dans les cas ordinaires, que les fibres se
désorganisent ainsi que les corpuscules ganglionnaires de la
partie supérieure du ganglion ; mais cet effet dépendait de
la lésion du ganglion pendant l'expérience. Si on divise la
racine sans découvrir le ganglion, la partie terminale du
bout ganglionnaire est seule désorganisée et, au-delà de ce
point, les fibres sont normales. Dans le bout central des
racines antérieures, je n'ai vu que des fibres normales.

(1) Waller, Comptes-rendus de l'Académie des Sciences, 31 mai 1852,
p 843.

» Ces observations montrent, dans les ganglions spinaux, les organes de nutrition de toutes les fibres sensitives rachidiennes. »

Dans ces expériences qui se rapportent à une division pratiquée immédiatement au-dessus du ganglion, Waller oppose la dégénérescence ascendante de la racine postérieure à l'intégrité de la racine antérieure. Il signale également sous le nom de *fibres récurrentes* l'existence de quelques tubes nerveux intacts dans le bout médullaire des racines sensitives.

En terminant il revient, une fois encore, sur la dégénérescence du bout cis-ganglionnaire de la racine postérieure et d'une partie du ganglion. Celui-ci resterait indemne si l'opération est faite avec assez de ménagements, sa lésion serait traumatique ; mais le bout ganglionnaire de la racine paraît, même dans ce cas, subir une dégénérescence secondaire au moins légère.

En concluant que les ganglions spinaux sont les centres trophiques de toutes les fibres sensitives rachidiennes, Waller semble avoir surtout en vue le nerf périphérique et le segment médullaire des racines postérieures. Il insiste sur la *dégénérescence des portions séparées du ganglion* et qui en dépendent, mais ses dernières conclusions de 1852 ne spécifient pas l'intégrité des portions attenantes au ganglion : les résultats expérimentaux qu'il avait obtenus jusque-là ne lui permettaient pas de le faire.

C'est plus tard, en 1856, qu'il compléta sa loi en ajoutant que *les parties restées en contact avec le centre trophique demeurent indemnes*, que le bout central des nerfs périphériques, des racines antérieures, le bout ganglionnaire des racines postérieures ne dégénère pas.

Ainsi, dans les communications mêmes de Waller, nous trouvons déjà signalée une altération du bout central (ganglionnaire) de la racine sectionnée ; mais cette altération était si légère en comparaison de ce que l'on observait dans le segment séparé de son centre trophique, qu'elle était considérée comme de minime importance et que Waller, l'attribuant au traumatisme, avait cru pouvoir la négliger dans ses conclusions.

Il fallait, en effet, opérer sur des segments de nerfs plus longs, conserver les animaux plus longtemps et surtout posséder les procédés techniques perfectionnés dont nous jouissons aujourd'hui, pour pouvoir établir l'existence, dans le bout central des tubes nerveux, d'une lésion bien moins aisément appréciable que la dégénérescence Wallérienne et qui devait demeurer longtemps encore méconnue, pour ne pas dire être regardée comme une impossibilité physiologique.

Les expériences de Waller avaient été répétées par plusieurs physiologistes, Cl. Bernard (9), Milne-Edwards (70), Schiff (99), Stiénon (107), etc., etc., qui, tous, n'avaient que confirmé simplement la théorie admise dans toute sa compréhension. Il faut attendre près de 30 ans pour voir surgir des faits non conformes à ce que tout le monde admettait jusqu'alors comme une règle absolue et sans exception.

Véjàs (251), en 1883, ayant arraché des racines, trouve une dégénérescence du bout central tant dans les *antérieures* que dans les postérieures, ce qu'il attribue au traumatisme. Après section entre la moelle et le ganglion spinal, il constate, ainsi que l'avait vu déjà Waller, que *la portion de la racine postérieure attenante au ganglion dégénère*, mais que celui-ci demeure normal. Au contraire, *après arrachement du nerf mixte au-delà du ganglion, celui-ci dégénère*. Selon Véjàs, les cellules ganglionnaires seraient non pas bipolaires, mais unipolaires et tiendraient sous leur dépendance trophique, non pas le nerf sensitif périphérique, mais uniquement la racine postérieure.

Max Joseph (187), en 1887, reprend les expériences de Véjàs en choisissant la 2ᵉ paire cervicale du chat. Au lieu de procéder par arrachement, il sectionne les racines afin de déterminer un traumatisme minimum.

En opérant sur la racine antérieure il obtient une dégénérescence du bout périphérique tandis que, contrairement à ce qu'avait observé Vejàs, le bout central reste sain.

A la suite de la *section du nerf mixte* au-delà du ganglion, le nerf périphérique dégénère en entier ; le ganglion et la racine postérieure dégénèrent partiellement. Dans le *ganglion*, les noyaux sont augmentés de nombre, particulièrement autour des cellules nerveuses. Les cellules ganglionnaires ne sont pas atrophiées mais présentent souvent un état de vacuolisation avec rétraction du protoplasma qui, peut-être, doit être mis sur le compte du mode de durcissement. Les filets nerveux sont normaux pour le plus grand nombre, mais on en rencontre cependant une notable quantité de dégénérés. Dans les *racines postérieures* on constate également des fibres dégénérées quoique celles-ci soient relativement peu nombreuses.

En *sectionnant les racines postérieures*, entre le ganglion et la moelle, il détermine une dégénérescence presque totale du bout médullaire, toutefois on y rencontre encore quelques fibres demeurées saines. Par contre, le bout ganglionnaire, le ganglion et le nerf mixte demeurent normaux, sauf quelques fibres dégénérées dont le nombre équivaut à peu près à celui des fibres restées saines dans le bout central.

Joseph conclut que, de la moelle, partent quelques fibres (déjà signalées, du reste, par Waller sous le nom de fibres récurrentes), qui se portent directement à la périphérie en traversant le ganglion sans entrer en rapport avec les cellules nerveuses de ce dernier. Ces fibres auraient leur centre trophique en un point indéterminé de l'axe spinal. Quant aux tubes nerveux qui subissent une dégénérescence ascendante à travers le ganglion, consécutivement à la section du nerf mixte, et qui avaient été déjà constatées par Krause et Friedländer, ainsi que nous le verrons plus loin, on les trouve consignées dans les expériences de Joseph, mais il les passe sous silence dans ses conclusions.

Gad (170), quelques mois après Joseph, s'adressant au pneumogastrique, obtient des résultats identiques. Selon cet auteur, pour le maintien de l'intégrité structurale des fibres nerveuses, leur communication avec les centres trophiques n'est pas suffisante ; il faudrait encore un afflux continu d'excitations fonctionnelles.

Enfin en 1889, Gad et Joseph (171) reprennent ensemble, sur le ganglion jugulaire du vague, une série nouvelle d'expériences qui confirment la dégénérescence des tubes nerveux séparés de leur centre trophique. Mais ce ganglion a des fibres afférentes et efférentes d'origine trop complexe et l'on ne saurait en tirer des notions utilisables pour le sujet qui nous occupe.

Telles sont les principales recherches expérimentales portant sur les *racines rachidiennes*, inspirées par la loi de Waller, dans le but de la confirmer, ou mieux de la compléter, et d'établir plus exactement le mode de dégénérescence de cette portion des voies sensitives. Il paraît en ressortir que, si les ganglions spinaux ont bien un rôle trophique pour certaines fibres, il est un petit nombre des tubes nerveux, tant centripètes que centrifuges, qui traversent ces ganglions sans entrer en rapport avec leurs cellules.

Mais un point que nous tenons spécialement à relever ici, c'est la *dégénérescence du bout ganglionnaire* succédant parfois à la section de la racine (Waller, Véjàs), et plus souvent à celle du nerf sensitif (Véjàs, Joseph, Gad). Dans ce dernier cas, les cellules du ganglion s'altèrent également. Il s'agit bien là d'une dégénérescence *rétrograde* se propageant du point lésé vers le centre trophique des tubes, car, selon ces auteurs, ce ne sont pas quelques fibres seulement qui subissent cette destruction, c'est le bout cis-ganglionnaire tout entier (Véjàs) ou presque tout entier (Joseph, Gad). Ces mêmes fibres dégénérant complètement dans le bout périphérique, ces tubes nerveux s'altèrent donc dans les deux sens et, d'autre part, l'altération des cellules ganglionnaires indique formellement qu'il ne s'agit pas uniquement de nerfs traversant cet organe sans y contracter de rapports intimes, mais bien de fibres d'origine ganglionnaire.

Il peut donc exister, contrairement aux idées actuellement en cours, une dégénérescence descendante des racines postérieures ainsi qu'une dégénérescence rétrograde des nerfs sensitifs. Cette altération, à travers le ganglion, lui-même secondairement malade, peut se propager dans les racines postérieures et de là jusque dans l'axe médullaire.

Ces observations devaient être rapportées avant d'entamer l'étude des lésions médullaires consécutives aux amputations et aux névrotomies.

II

ALTÉRATION DE LA MOELLE CHEZ LES AMPUTÉS (1)

Quoique Bérard (134) en 1829, et Larrey (197) en 1836, eussent déjà signalé l'atrophie des racines antérieures et de la moitié correspondante de la moelle chez d'anciens amputés, il faut arriver jusqu'en 1868 pour voir paraître deux mémoires importants, l'un de Vulpian et l'autre de Dickinson, attirant l'attention sur les modifications de l'axe spinal consécutives aux amputations. Depuis lors les travaux se multiplient sur ce sujet, mais, s'ils diffèrent par bien des points, ils sont unanimes pour reconnaître l'existence d'une altération de la moelle du coté opéré, altération que ne pouvait expliquer la loi de Waller. Nous ne pouvons entrer ici dans de grands détails, mais voici un bref résumé des principales constatations qui ont été faites, dans les centres nerveux, chez les amputés d'ancienne date.

Vulpian (253) (254) (255), en 1868, 1869 et 1872, dans une série de communications et mémoires successifs, insiste particulièrement sur *l'intégrité des racines* et la diminution de volume de la moelle portant surtout sur les cordons antérieurs et la corne postérieure.

Dickinson (158), en 1868, publiait également plusieurs observations intéressantes dans lesquelles, outre une atrophie de la moitié de la moelle, principalement des cordons postérieurs, il avait constaté une grande diminution du nombre

(1) Bien qu'il s'agisse ici d'une altération des centres, nous réunissons ce paragraphe aux nerfs périphériques, car ces modifications spinales, intimement dépendantes de la section opératoire des gros troncs nerveux des membres, ont été le point de départ de recherches nombreuses sur l'état des nerfs du moignon. Du reste, les lésions observées dans les troncs périphériques et dans l'axe spinal concordent à tel point que la clarté du sujet ne saurait qu'y perdre à les étudier séparément.

des fibres dans le nerf du moignon. Dans un cas, cette lésion, qu'il attribue à une dégénérescence ascendante, remontait jusqu'aux racines postérieures, qui étaient notablement altérées. Hayem (181), en 1875 et 1876, relève surtout une diminution des cornes antérieures. Il rencontre également, dans le moignon, des nerfs sans myéline, mais, loin d'admettre une dégénérescence ascendante, il les regarde, au contraire, comme des filets nouveaux en voie de régénération. En 1872, Erlenmeyer, Dickson (159), en 1873, signalent cette même atrophie nerveuse. Genzmer (172), dans un mémoire de 1876, insiste sur cette atrophie du nerf et des racines, intéressant en première ligne, suivant lui, les racines antérieures. Il admet l'existence d'une atrophie ascendante du tronc nerveux, remontant par ces racines jusqu'à la moelle et déterminant une altération secondaire de celle-ci, caractérisée par une diminution de volume de la moitié correspondante, qui porterait surtout sur les cornes antérieures. Buffalini et Rossi (143), en 1876, Leyden (202), la même année, Mayor en 1877, reviennent sur ce sujet. Dans 8 observations d'anciens amputés, Déjerine et Mayor (155) rencontrent une hémiatrophie de la moelle sans prédominance dans une portion plutôt que dans une autre. Dans la substance blanche, cette lésion est constituée par une diminution de volume des tubes nerveux qui tous, cependant, conservent leur enveloppe de myéline. Dans la substance grise, les cellules des cornes antérieures sont diminuées de nombre et de dimensions. Les racines ne présentent pas d'altération appréciable. Du côté des nerfs du moignon, ils constatent que les fibres nerveuses se colorent mal; il existe de nombreuses gaines vides sans myéline et les rares tubes nerveux avec myéline conservée sont amincis. En remontant vers la racine du membre, les gaines vides diminuent de nombre, tandis que les tubes larges reprennent la majorité. Ces auteurs s'élèvent cependant contre la théorie de Dickinson; ils ne sauraient admettre qu'il s'agisse d'une vraie dégénérescence. Ils n'acceptent pas davantage la théorie de Hayem qui y voit une néoformation de tubes nerveux, car ces soi-disant tubes régénérés ne sont pas plus abondants chez les amputés de très ancienne date; ils paraissent au contraire moins nombreux dans les cas d'amputation remontant à un grand nombre d'années. Pour Déjerine et Mayor il s'agit d'une atrophie simple du nerf, atrophie du reste limitée, et *ne remontant pas jusqu'à la moelle*.

Drechfeld (160) et Edinger (164) notent surtout l'atrophie des cornes antérieures et postérieures du côté opéré, mais avec intégrité des racines. Erlitzky (165), expérimentant sur de jeunes chiens, obtient une atrophie portant également sur les deux cornes correspondantes en intéressant les racines postérieures jusqu'à la moelle. Les racines antérieures sont normales. Hayem, en 1884, publie avec Gilbert (182) de nouvelles observations portant sur le membre supérieur. Ils observent une atrophie du cordon postérieur et de la corne antérieure avec diminution du nombre et du volume des cellules nerveuses. Les racines antérieures et postérieures sont également atrophiées et formées de tubes inégaux. Quant au radial et au médian, leur volume est réduit; ils contiennent des fibres nerveuses peu nombreuses, petites et à gaine de myéline amincie sur lesquelles nous aurons à revenir plus bas. Reynolds (238) observe une atrophie surtout de la moitié postérieure de la moelle, intéressant la substance grise ainsi que les faisceaux blancs, et, dans les nerfs, une hyperplasie conjonctive avec diminution du nombre des tubes nerveux. Ceux-ci ont une gaine myélinique tantôt conservée, tantôt absente, mais leur cylindre-axe trop petit se colore avec peine.

Nous parlerons plus loin des résultats de Friedländer et Krause qui relevèrent, non seulement des lésions nerveuses, mais aussi des altérations ganglionnaires. Kahler et Pick (190), en 1880, Dudley (162), Wiglesworth, en 1886, etc., etc. poursuivent les mêmes recherches mais nous ne pouvons analyser tous ces travaux qui, tous, insistent sur des modifications médullaires identiques et nous devons nous borner aux plus importants. Homén (186), en 1887 et 1890, expérimentant sur de jeunes animaux, détermine une atrophie de la corne postérieure et des cellules du groupe postéro-latéral des cornes antérieures, ainsi qu'une atrophie du cordon et des racines postérieurs. Il constate également la présence de fibres atrophiées dans les ganglions rachidiens dont les cellules étaient peut-être aussi un peu réduites de volume. Les racines antérieures sont saines. Cet auteur ne fait pas de cette lésion une dégénérescence.

Bignami et Guarnieri (137) signalent chez un ancien amputé une atrophie du faisceau de Gowers du côté opposé. Pellizi (232) constate une atrophie ascendante et descendante intéressant, sur une certaine longueur, le faisceau de Burdach, la corne postérieure, la colonne de Clarke et le faisceau fondamental latéral ; dans le faisceau de Goll du côté malade et la corne antérieure du côté opposé, existait une atrophie ascendante n'apparaissant qu'à une certaine hauteur au-dessus de la pénétration des racines du membre amputé. Il s'agirait d'une atrophie simple et non pas d'une dégénérescence. Les lésions seraient d'autant plus prononcées que le sujet est plus jeune et l'amputation de plus vieille date.

Marie (209) décrit dans les nerfs un processus de dégénérescence et de régénération sur laquelle nous reviendrons plus bas ; les racines sont normales ; dans la moelle, la portion interne des cordons postérieurs est sclérosée dans toute la hauteur de l'axe médullaire, non seulement du côté amputé mais également, quoique à un degré moindre, du côté sain. Marinesco (212), en 1892, après amputation de cuisse expérimentale, obtient une atrophie des racines postérieures. Dans la région lombaire, on constatait une atrophie simple du cordon postérieur du côté opéré, caractérisée par une diminution de nombre et de volume des tubes nerveux, et une raréfaction des cellules du groupe postéro-latéral de la corne antérieure ; dans la région dorsale, les cellules de la colonne de Clarke étaient en moins grand nombre que normalement, mais les deux cornes antérieures paraissaient semblables ; dans la région cervicale, enfin, on rencontrait une atrophie du faisceau de Goll du côté malade et une atrophie de la corne antérieure du côté opposé. Cet auteur décrit en outre une dégénérescence des fibres du

sciatique avec intégrité des ganglions spinaux de laquelle
nous aurons à reparler bientôt. Signalons, pour terminer,
l'observation de Vandervelde et Hemptinne (249) qui,
chez un homme mort un an après avoir subi l'amputation
de la cuisse, constatent une réduction de volume de la substance grise du côté opéré, avec infiltration de jeunes cellules,
ainsi qu'une sclérose du cordon de Goll et des racines rachidiennes ; enfin celle de Grigoriew (175) sur laquelle nous
aurons à revenir plus loin.

Si nous *résumons* les résultats de toutes ces recherches,
nous pouvons constater que, chez les amputés d'ancienne
date, suivant tous les auteurs, on rencontre des lésions
centrales notables, caractérisées surtout par une atrophie de
la moitié correspondante de la moelle. Dans la *substance
grise* existe soit un simple rapetissement des cellules nerveuses (Hayem et Gilbert), soit une diminution dans le
nombre de ces cellules (Genzmer), soit à la fois une *atrophie* et une *disparition* partielle de ces éléments (Erlitsky,
Drechfeld, Déjerine et Mayor); cette lésion serait au
maximun, pour Vulpian et Pellizi, dans la corne postérieure, pour les autres, dans la corne antérieure (groupe
cellulaire postéro-latéral), et dans la colonne de Clarke
(Pellizi, Krauze et Friedländer, Marinesco). Dans
la *substance blanche*, on relève généralement une *atrophie*
simple des tubes nerveux sans que l'on puisse retrouver les
traces d'une véritable dégénérescence (Marie cependant
décrit la sclérose du cordon postérieur et, dans un cas
récent, une dégénérescence des filets radiculaires); ce serait
le cordon postérieur qui serait le plus constamment, le plus
fortement touché, et, dans ce cordon, surtout le faisceau de
Goll; plus rarement le cordon antéro-latéral (Vulpian,
Pellizi, Bignami et Guarnieri). Cette atrophie s'étend
souvent un peu au-dessus et au-dessous du point de pénétration des racines du membre amputé (Pellizi, Marinesco), parfois même sur toute la hauteur de la moelle
(Marie). Comme terme extrême, nous pouvons même citer

les observations de Choquet [1], de Luys (206), de Bourdon [2], de Boyer (139), de Mossé (219), de Battarel (133),
etc., etc., où l'autopsie montra une atrophie de l'écorce,
répondant comme siège au centre moteur du membre
absent. Mais « s'il est vraisemblable que l'ablation d'un
membre détermine à la longue, dans les portions motrices
de l'écorce cérébrale, une atrophie appréciable, il n'est pas
possible, d'après les observations publiées, de l'affirmer avec
la même assurance que nous l'avons fait pour la région
de la moelle en rapport avec les origines des nerfs de ce
membre » (Talamon).

Les altérations des *racines antérieures* n'ont pas été relevées par Déjerine et Mayor, mais elles ont été rapportées
par Genzmer qui y voit une véritable dégénérescence, par
Bérard, Vulpian, Hayem et Gilbert, pour lesquels il
ne s'agit que d'une atrophie simple, par Vandervelde et
Hemptinne, qui les signalent sous le terme de sclérose.
De même Dickinson, Vulpian et plus récemment Marie,
admettent une dégénérescence *des racines postérieures*,
Vandervelde et Hemptinne leur sclérose, tandis que
Erlitzky, Hayem et Gilbert, Homèn, Marinesco ne
constatent que leur atrophie.

Les *ganglions spinaux* n'ont été trouvés lésés que par
Krause et Friedländer, Homèn et Brown-Séquard [3],
à la suite de section expérimentale du sciatique.

Quant aux modifications dans le *tronc central* des nerfs du
membre, elles ont été décrites presque constamment, mais
leur interprétation varie avec chaque auteur, c'est un phénomène de régénération pour Hayem, une simple atrophie
pour le plus grand nombre, une véritable dégénérescence
ascendante pour Dickinson, Genzmer, Friedländer et
Krause, Marie et Marinesco.

Le fait sur lequel nous avons voulu surtout attirer l'attention dans ce paragraphe, c'est *l'altération de la moelle à la*

(1) Choquet. Soc. anat. Nov. 1876.
(2) Bourdon. Mémoire à l'Acad. de méd. Octobre 1877.
(3) Brown-Séquard. Soc de Biol. 1871.

suite d'amputations, phénomène en contradiction avec la loi de Waller, d'après laquelle les nerfs ne doivent pas subir de dégénérescence centripète, en sorte que leur section ne saurait, par conséquent, intéresser l'axe spinal.

Cette altération est caractérisée par l'atrophie des tubes nerveux constituant les cordons blancs, et l'atrophie, pouvant aller jusqu'à la disparition, des cellules de la substance grise. De nombreuses théories ont été proposées pour interpréter son mode de développement : Leyden et Tisler admettaient une propagation de l'*inflammation* du point sectionné à la substance grise, mais la lésion médullaire se produit même dans les cas de réunion par première intention et l'on n'y constate aucun symptôme inflammatoire. Hayem et Gilbert l'expliquaient par une *irritation* partant de la surface de section, et transmise jusqu'à la moelle par les cylindres-axes persistant dans le bout central. Vulpian, Edinger invoquaient *l'inertie fonctionnelle*. Enfin, Friedländer et Krause, Marie et Marinesco, se basant sur les altérations des nerfs périphériques, font intervenir une vraie dégénérescence ascendante sur laquelle nous allons revenir à propos des névrectomies expérimentales.

III

DÉGÉNÉRESCENCE ASCENDANTE DES NERFS MIXTES ET SENSITIFS

Les recherches expérimentales sur les altérations ascendantes des nerfs périphériques donnaient des résultats plus positifs que l'étude des amputés.

Dickinson avait signalé une atrophie des nerfs du moignon, avec une disparition des tubes nerveux poussée parfois assez loin pour rendre le sciatique presque méconnaissable.

Hayem (178) (179) (180), après arrachement du sciatique, outre l'atrophie considérable des deux cornes et des cordons antéro-latéraux du côté lésé, remontant jusqu'à la région

dorsale, constate une diminution de volume des racines antérieures, dont les principaux faisceaux paraissent transformés en tissus conjonctifs. Dans d'autres expériences, les
tubes à myéline renfermaient des blocs granuleux, et les
cylindres-axes étaient en état de désintégration granuleuse.
Ces altérations se montraient dans la substance grise, dans
les racines et jusque dans les nerfs où, dit-il, on pouvait
constater la présence d'une névrite parenchymateuse.

DÉJERINE ET MAYOR. **Recherches sur les altérations de la
moelle épinière et des nerfs du moignon chez les amputés
d'ancienne date.** *Société de Biologie* et *Gazette médicale de
Paris,* 1878.

Dans les cinq cas où nous avons examiné les racines à
l'état frais, et après action de l'acide osmique et du picro-
carmin, nous n'avons constaté aucune altération appréciable,
ni du côté des tubes nerveux ni du côté du tissu conjonctif intertubulaire. Nous n'avons pas l'intention de décrire,
d'une façon détaillée, les altérations microscopiques que l'on
observe dans les nerfs des moignons d'amputés. Ces extrémités nerveuses, renflées en massue et adhérentes à la cicatrice, ont reçu, comme on le sait, le nom impropre de
névrome terminal. Voici les résultats fournis par l'examen à
l'état frais. Des fragments des nerfs, pris au niveau de leurs
renflements terminaux, et traités par l'acide osmique, nous
ont montré les altérations suivantes : tout d'abord, on est
frappé du peu d'action colorante qu'a le réactif, sur cette
partie du nerf. Cela fait supposer que les tubes à myéline,
si tant est qu'ils existent, doivent y être très peu nombreux.
Après une dissociation, rendue difficile par l'existence du
tissu conjonctif interstitiel, si l'on examine les préparations
colorées par le picro-carmin, voici ce qu'on observe : c'est
à peine si quelques tubes à myéline, très amincis, sillonnent
la préparation, qui renferme, presque exclusivement, des
gaines vides et des fibres de tissu conjonctif. Ces gaines,
accolées les unes aux autres, sont réunies en faisceaux,
entourés par le tissu conjonctif engaînant. Les faisceaux sont
unis entre eux par le tissu conjonctif péri-fasciculaire, fortement hyperplasié. Isolées, les gaines se présentent sous
forme de tubes, à parois minces, plissés longitudinalement et
pouvant alors simuler de simples filaments aplatis. Les parois
sont amorphes, transparentes ; sous l'influence du picro-
carmin, elles prennent une teinte légèrement jaunâtre. Elles
contiennent dans leur intérieur de nombreux noyaux, à axe
longitudinal, qui, par leur présence, maintiennent plus ou

moins écartées les parois de la gaîne. Ces noyaux sont assez régulièrement équidistants les uns des autres (1/15 de millim. en moyenne). À cette période de leur atrophie, les nerfs se trouvent donc ressembler tout autant à des fibres arrivées à un degré ultime de dégénération, après qu'elles auraient été séparées du centre trophique, qu'à des nerfs en voie de développement, tel qu'on peut les observer, par exemple, chez le fœtus vers le quatrième ou cinquième mois de la vie intra-utérine. Les rares tubes à myéline que l'on observe au milieu de ces gaînes, ont leur structure normale ; mais ils n'ont pas leur volume habituel. Très grêles, ils sont absolument semblables aux tubes minces à double contour que l'on observe, en plus ou moins grand nombre, dans tous les troncs nerveux. Cette altération du renflement terminal, qui est donc constituée par une atrophie des tubes nerveux marchant de pair avec une hyperplasie connective, remonte plus ou moins haut dans le nerf, suivant les cas, mais présente ce caractère important, qu'elle diminue rapidement à mesure qu'on s'éloigne de la cicatrice. On voit alors le nombre des gaînes vides diminuer, celui des tubes à myéline augmenter ; en même temps apparaissent des tubes larges en quantité de plus en plus grande. Vient-on à examiner une partie du nerf très éloignée de la cicatrice, on ne trouve plus d'altération appréciable, soit du côté des tubes nerveux, soit du côté du tissu conjonctif interstitiel.

Ces altérations de l'extrémité du nerf sont, il est inutile de le dire, d'autant plus marquées que l'amputation est de date plus ancienne. Elles sont également très faciles à constater sur des coupes transversales, après durcissement dans l'acide chromique. On observe alors, outre un léger degré de névrite interstitielle, les mêmes phénomènes que l'on remarque à l'état frais : à savoir, dans chaque faisceau de tubes nerveux, un très petit nombre d'entre eux seulement ayant conservé leur cylindre-axe ; le reste n'est plus représenté que par des gaînes vides, fortement colorées par le carmin. Le nombre de ces gaînes diminuait à mesure que l'on observait des parties plus éloignées de la cicatrice. Cet état anatomique avait déjà été signalé par l'un de nous, en 1875, dans un travail sur les altérations des nerfs consécutives à leur section.

En résumé, les altérations du nerf sectionné par l'amputation nous semble consister en un état d'atrophie des tubes nerveux, qui diminue peu à peu à mesure que l'on se rapproche de la moelle, et disparaît entièrement à une certaine distance de la cicatrice.

Klemm (191) a obtenu des résultats analogues, mais l'altération du nerf se faisait par segments, séparés par des portions saines, en sorte que, de même que pour

les expériences de Niedieck (223), on peut reprocher à ces
auteurs la possibilité d'une infection remontant le long des
faisceaux nerveux, d'autant plus que dans la moelle ils
signalent une prolifération des cellules névrogliques.

Eichorst et Neumann admettaient la possibilité d'une
dégénération ascendante. Mais Cossy et Déjerine (146)
s'élèvent contre cette supposition et ne retrouvent dans le
bout central qu'une atrophie simple et limitée.

Le mémoire de Friedländer et Krause (196), plus
important que les précédents, marque une étape nouvelle
dans l'étude de cette question difficile. Ces auteurs observent
constamment, à la suite d'amputations ou de névrectomies
expérimentales, que le sciatique devient le siège d'une altération portant sur une bonne moitié de ses fibres et par-
ticipant à la fois de l'*atrophie simple* et de la *dégénérescence
Wallérienne*, mais se rapprochant davantage de cette dernière. Cette atrophie spéciale se caractériserait, non seulement par un amincissement relativement considérable des
fibres, mais aussi par l'absence de coloration de la myéline
en noir par le réactif cupro-hématoxylique de Weigert,
ainsi que par une faible imprégnation du cylindre-axe quand
on fait usage du bleu d'aniline ou du carminate d'ammo-
niaque. A l'œil nu déjà, l'altération des éléments se traduit
par l'aspect tacheté du nerf dont les faisceaux malades
tranchent par leur translucidité sur les groupes restés
intacts. A cela se joint une multiplication nucléaire dans les
fibres atrophiées. Le processus consisterait donc en une
atrophie de la couche myélinique accompagnée, sinon d'une
disparition complète, du moins d'une rétraction considérable du cylindre-axe, le tout combiné à une altération de
la composition chimique de ces parties. L'obsolescence des
tubes s'étendrait à toute la longueur du nerf, seulement le
nombre des tubes intacts s'accroît à mesure que l'on
s'éloigne du moignon, parce que les névricules ressortissant
de la zone épargnée par l'amputation, viennent peu à peu
grossir le funicule nerveux de leurs appositions successives;
c'est en effet vers l'axe du nerf que se concentrent les éléments atrophiés, tandis que les tubes normaux s'accumulent

à la surface. Le processus commence déjà 3 mois après l'amputation et se poursuit durant plusieurs années. Il existerait constamment des fibres atrophiées dans les ganglions spinaux. Les racines antérieures seraient toujours normales et les postérieures ne seraient altérées que jusqu'au ganglion. Ce serait donc une dégénérescence ascendante de l'appareil sensitif, mais limitée aux fibres qui tirent leur origine des corpuscules du tact et autres corpuscules terminaux représentant le véritable centre trophique de ces tubes nerveux.

Krause (195), poursuivant seul cette étude sur l'homme, l'année suivante, étudie les nerfs chez les amputés et chez des malades dont un tronc nerveux avait été interrompu dans la continuité du membre par une tumeur ou un traumatisme. Il retrouve comme précédemment, dans une partie des fibres du bout central, une dégénérescence ascendante, remontant jusqu'à la moelle, qui, identique à celle de Waller, serait caractérisée par la transformation de la myéline en boule, puis par sa disparition ainsi que par celle du cylindre-axe, avec augmentation des noyaux. Mais, dans le bout périphérique, à côté des fibres dégénérées, il rencontre des tubes nerveux sains correspondant, quant à leur nombre, aux tubes dégénérés du bout central. Dans ces expériences deux points sont en opposition avec la loi de Waller : la présence de fibres saines dans le bout périphérique et celle de fibres dégénérées dans le bout central. Pour Krause ces dernières, subissant la dégénérescence ascendante, sont uniquement des nerfs sensitifs dont le centre trophique périphérique réside dans les corpuscules terminaux ; par contre les premières, qui dégénèrent vers la périphérie, sont les nerfs moteurs et les nerfs sensitifs des os, des muscles, de la peau, aboutissant à des terminaisons libres. Cependant cet auteur revient plus tard (1) en partie sur sa théorie primitive et, ayant constaté, consécutivement à des sections nerveuses, l'atrophie des corpuscules du tact, renonce à leur rôle trophique et attribue la dégénérescence ascendante au défaut de fonctionnement de ce nerf.

(1) Krause. Cité par Marie, *in* Maladies de la moelle, 1892, p. 82.

Voici, avec un peu plus de détails, ce que Hayem et Gilbert ont relevé dans les nerfs d'anciens amputés :

Hayem et Gilbert. **Note sur les modifications du système nerveux chez un amputé.** *Archives de Physiologie, 1884.*

Les nerfs du moignon n'offrent pas des caractères macroscopiques constamment identiques. Dans le fait que nous relatons, le radial était légèrement amoindri, le cubital, au contraire, augmentait progressivement de volume, depuis le plexus brachial jusqu'au névrome terminal, aux approches duquel il se montrait deux fois plus volumineux que le cubital sain ; le médian, enfin, offrait des deux côtés le même calibre. Ces trois nerfs, et particulièrement le cubital, étaient grisâtres, arrondis et d'une consistance ferme. Le radial et le médian étaient remarquables par l'atrophie de l'élément parenchymateux. Les tubes nerveux y étaient non seulement diminués de nombre, comme dans le cas de Dickinson, mais encore, pour la plupart, diminués de calibre. L'amoindrissement plus ou moins marqué des fibres nerveuses était principalement lié à l'amaigrissement du manchon de myéline, mais il est évident aussi, sur un grand nombre de tubes, que le cylindre-axe était devenu d'une extrême gracilité. Le vide créé par l'atrophie des tubes nerveux était comblé par le développement du tissu conjonctif intra-fasciculaire, qui était ainsi un peu plus abondant qu'à l'état normal.

L'augmentation de volume du cubital amputé résultait d'un développement anormal de ses différentes parties constituantes.

Les tubes nerveux s'y présentaient sous deux types principaux :

1° Le premier type était constitué par de gros tubes isolés ou accompagnés de fibres conjonctives dirigées longitudinalement. Ils semblaient peu différents des fibres nerveuses du radial et du médian ; leur gaine de myéline était plus ou moins épaisse et leur cylindre-axe souvent grêle. Leur nombre variait suivant les points de la préparation ; dans quelques faisceaux, ils étaient véritablement rares.

2° Le deuxième type était représenté par d'innombrables petits tubes possédant un cylindre-axe relativement large et une gaine de myéline très mince vivement colorée en noir par l'acide osmique. Ces petits tubes étaient ordinairement groupés par fascicules au sein d'un tissu conjonctif à fibres longitudinales. Sur des coupes transversales, chaque fascicule prenait la forme d'un ilot arrondi, isolé, d'un diamètre généralement supérieur à celui d'un tube de gros calibre, et apparaissait composé d'un nombre variable de petits tubes nerveux (jusqu'à 25) et de fibres conjonctives. Lorsqu'on exerçait avec la pointe d'une aiguille une forte pression sur la lamelle couvre-objets, les ilots s'écartaient les uns des autres, mais les tubes d'un même i'ot demeuraient agglutinés et inséparables. La dilacération même restait impuissante à isoler entièrement les petits tubes d'un même fascicule.

Ainsi, par leurs caractères individuels et leur disposition fasciculée, les petits tubes du cubital s'identifiaient à ceux des névromes terminaux. Il était donc logique de les considérer, aussi bien que ces derniers, comme des tubes en voie de néoformation.

Cette hypothèse a trouvé une vérification complète dans les numérations comparatives que nous avons faites des éléments nerveux du cubital amputé et du cubital sain.

Nous devons admettre, par conséquent, pour expliquer les faits observés, qu'aux lésions d'atrophie, communes aux différents nerfs du moignon, sont venus s'ajouter dans le cubital seul, des phénomènes de dégénération d'un certain nombre de tubes nerveux, suivis de régénération.

Le tissu conjonctif du cubital était hyperplasié dans toutes ses parties : le névrilème, le périnèvre et l'épinèvre, anormalement développés, renfermaient des vaisseaux nombreux et volumineux dont les parois étaient épaissies : les cloisons de l'endonèvre élargies et ses fibres longitudinales multipliées possédaient un certain nombre de noyaux ovalaires colorés par le carmin.

Faut-il voir, dans ces lésions du tissu conjonctif, l'effet d'une véritable névrite, ou plutôt ne sont-elles pas le résultat d'une sorte de travail hypertrophique, lié aux modifications vasculaires subies par le cubital, et subordonné au travail de régénération parenchymateuse ?

Nous retiendrons surtout, dans cette observation, la présence de ces fibres grêles, à myéline et à cylindre-axe atrophiés, très nombreuses dans les troncs du radial, du médian, ainsi que du cubital et bien différentes de ces ilots de régénération dont la nature est encore, du reste, mal déterminée.

Vanlair (250), en 1891, à la suite de névrotomies du sciatique avec ou sans régénération et d'amputation sur des chiens de 1 à 2 ans, après 2 à 15 mois de survie, décrit dans le bout central une multiplication de fibres grêles qui se présentent sous la forme de petits faisceaux disséminés au milieu des autres. Cette altération devient de moins en moins abondante à mesure que l'on s'élève et a pour limite extrême l'émergence du nerf lésé. Les racines présentent des modifications aussi variables qu'inconstantes. Quant à la moelle, on pourrait dans quelques cas constater une atrophie des cornes antérieures. Cette lésion médullaire est d'autant plus prononcée que l'opération remonte à une époque plus éloignée et que le sujet était plus jeune. Vanlair ne voit dans ces altérations nerveuses ni une dégénérescence, ni même une atrophie ascendante. Pour lui, c'est une prolifération des tubes nerveux, un véritable processus de régénération. Quant aux modifications de la moelle observées, chez les amputés, par les auteurs que nous avons cités plus haut, il les regarde comme étant sous la dépendance, non pas de l'amputation, mais de la maladie locale ayant nécessité cette amputation ; chez l'adulte, la mélectomie, à moins qu'elle ne soit bilatérale, ne laisserait pas de traces dans les centres nerveux.

Marinesco a eu l'occasion d'étudier les nerfs et la moelle de trois amputés. Voici ce qu'il relève dans le bout central des troncs nerveux des moignons chez l'un de ces malades qui présentait également des lésions atrophiques de la moelle.

Marinesco. **Ueber Veränderung der Nerven und des Rückenmarkes nach Amputation.** *Berlin. klin. Wochens.*, *1892.*

Les coupes du sciatique donnent les résultats suivants:
Les tubes à myéline normaux sont diminués de nombre et séparés par du tissu conjonctif augmenté de quantité, ce qui donne aux préparations un aspect tacheté. Dans le tissu conjonctif on trouve des nerfs très grêles possédant une mince enveloppe myélinique, mais cette myéline semble, par places, faire défaut, en sorte que le contour des nerfs paraît très indistinct. Cette atrophie n'est pas également distribuée mais intéresse surtout certaines portions de la coupe où l'amincissement de la myéline est si considérable que l'on croit avoir affaire, au premier abord, à des cylindres-axes nus, et qu'il donne à ces éléments une grande ressemblance avec des tubes nerveux embryonnaires. Cette ressemblance est encore augmentée par l'existence des nerfs à cylindre-axe hypertrophié pouvant atteindre $5\ \mu$, se colorant fortement, ayant un aspect hyalin et présentant une substance chromatique disposée sous forme d'U, d'X ou de rosace. L'atrophie des tubes peut aller jusqu'à leur disparition complète et leur remplacement par du tissu conjonctif hyperplasié. A un

fort grossissement, on distingue, autour de quelques fibres, des figures protoplasmiques semi-lunaires siégeant en dedans ou en dehors de la gaine de Schwann et qui peuvent être assimilées aux *Mastzellen* d'Ehrlich.

Dans les *ganglions spinaux* j'ai pu me convaincre que beaucoup de faisceaux nerveux avaient disparu tandis que les cellules ganglionnaires étaient demeurées intactes.

Le même auteur, ayant expérimenté sur de jeunes chiens, constata qu'après la section d'un tronc nerveux, ainsi que l'avaient déjà signalé Friedländer et Krause, le *bout périphérique* ne dégénère d'abord qu'en partie, mais que, dans la suite, les fibres demeurées primitivement saines, dégénèrent à leur tour. Ce fait pourrait s'expliquer par la présence de fibres récurrentes ou, ainsi que le veulent Friedländer et Krause, par l'existence de centres trophiques périphériques, mais il serait plus naturel de l'attribuer à une résistance variable des tubes nerveux contre la dégénérescence. Dans le *bout central*, la plus grande partie des fibres sont malades, quoique cette partie du nerf soit toujours en rapport avec son centre trophique. Cette altération ne doit pas être regardée comme une atrophie, car, lorsqu'on l'étudie sur de jeunes sujets, on peut s'assurer qu'elle est presque identique à la dégénérescence Wallérienne et que ces deux ordres de lésions ne sauraient être différenciées.

Darkschewitsch (148), au cours d'expériences sur les nerfs moteurs que nous relaterons plus loin, lie le sciatique. Un grand nombre des fibres des racines antérieures et postérieures présentèrent, à la suite de cette opération, la désagrégation de la myéline et les granulations noires caractéristiques des dégénérescences.

Marie (209) reprend cette question à propos de l'étude histologique d'un sciatique chez un amputé mort 20 ans après son opération. Les fibres à myéline sont très rares dans les nerfs du moignon et semblent se rapporter aux portions du membre sus-jacentes à l'amputation. La plus grande partie des fibres nerveuses sont remplacées par des îlots transparents, 3 ou 4 fois plus volumineux qu'une fibre normale, arrondis ou polygonaux et séparés par un tissu conjonctif myxoïde. A un fort grossissement, ces *ilots de dégénération*, déjà signalés par Hayem, Krause et Friedländer, et Vanlair, sont constitués par des fibres nerveuses très fines comprenant un cylindre-axe plus étroit que normalement et une gaine de Schwann. Généralement il n'y a pas de myéline; cependant, dans quelques points, on peut, par le Weigert, en déceler une très mince enveloppe. On trouve en outre de nombreux noyaux disséminés entre les fibrilles.

Pour Marie, ces ilots de dégénération représenteraient chacun un ancien tube nerveux dégénéré dont le volume aurait triplé par suite du développement, à son intérieur, de nouvelles fibrilles nerveuses excessivement déliées. Le processus serait le suivant: D'abord, dégénérescence du bout central dont les tubes nerveux perdent leur myéline et même leur cylindre-axe, tandis que la gaine de Schwann persiste. Plus tard, dans l'intérieur de celle-ci, apparaissent de nouvelles fibrilles nerveuses composées d'un mince cylindre-axe et d'une étroite gaine de Schwann contenant rarement de la myéline. La gaine de Schwann primitive distendue, constitue l'ilot de dégénération, plus tard elle éclatera et les fibrilles jeunes, devenues libres et indépendantes les unes des autres, constitueront de nouveaux nerfs complets. Les ilots de dégénération ne seraient qu'une étape dans la régénération du tronc nerveux. Cet auteur reconnaît donc la possibilité d'une dégénérescence ascendante dans le bout central d'un nerf sectionné, mais cette lésion porterait, d'après lui, exclusivement sur les fibres dont la cellule nerveuse d'origine est située à la périphérie, et ne doit intéresser, par conséquent, qu'un nombre très restreint de tubes nerveux. Si presque tous sont altérés et si l'on ne constate plus que de rares tubes à myéline, il faudrait l'attribuer à l'existence d'une névrite infectieuse hypothétique lors de l'opération. En résumé, Marie revient à la théorie des centres trophiques périphériques soutenue par Friedländer et Krause.

Voici, d'autre part, les résultats obtenus par Moschaew, en posant une ligature sur le sciatique de jeunes chiens que l'on sacrifiait après un temps variable :

Moschaew : **Zur Frage über ascendirende Veränderungen im Rückenmarke, nach läsion einer peripheren Theile.** *Soc. de Neuropathol. et de Psych. de Kasan, 1893.*

Les nerfs ont été étudiés par l'acide osmique et le Marchi.

Trois semaines déjà après l'opération, on constatait des altérations dans les deux segments du tronc mixte, mais d'une intensité très différente. Dans le bout périphérique, les nerfs sont complètement dégénérés, la myéline détruite, le cylindre-axe disparu et les noyaux de la gaine de Schwann, augmentés de nombre.

Dans le bout central, les modifications pathologiques remontent jusque dans les racines, mais sont moins avancées ; la myéline a été résorbée mais les cylindres-axes sont parfaitement conservés.

Les vaisseaux paraissent absolument normaux. Les racines antérieures et les postérieures sont intéressées d'une façon identique quant au caractère et au degré de leurs lésions, car la dégénérescence des voies sensitives a franchi les ganglions spinaux pour remonter dans les cordons postérieurs de la moelle.

Nous relèverons dans ces expériences la conservation du cylindre-axe avec résorption de la myéline observée dans le bout central, et la propagation des lésions au-delà des ganglions spinaux.

Les recherches de Redlich présentent encore une précision plus grande, car on ne peut lui objecter, comme à l'auteur précédent, l'action possible d'un corps étranger à demeure, irritant le tronc nerveux.

Redlich : **Zur Kenntniss der Rückenmaksveranderungen nach Amputation.** *Centrbl. für Nervenheilk., 1893.*

Amputation d'un membre postérieur à 6 jeunes cobayes, que l'on sacrifie au bout d'un temps variant de 17 à 76 jours :

1° Animaux ayant vécu de 17 à 18 jours :
Dans la *racine antérieure*, la méthode de Marchi montre d'abondantes granulations noires se portant vers la corne antérieure et particulièrement au groupe latéral des cellules motrices.

Dans la racine antérieure du côté opposé, existent également quelques granulations, mais en très petit nombre.

Les *racines postérieures* ne présentent pas de différences

notables, chez les sujets maintenus si peu de temps en observation.

2° Animaux ayant été conservés de 36 à 76 jours :

Le tronc du sciatique présente des altérations indiscutables.

Les *racines antérieures* sont atteintes d'une dégénérescence ascendante très intense, remontant jusqu'aux cellules des cornes antérieures mais ne les dépassant pas et ne se propageant pas dans la substance blanche de la moelle.

Dans les *racines postérieures* et dans les *cordons postérieurs* se montraient de nombreuses granulations, mais moins abondantes que dans les racines antérieures, comme si la dégénérescence avait subi un temps d'arrêt dans les ganglions. Les modifications des racines et de la moelle, qui n'existent que dans les régions sacrées et lombaires, sont aisément mises en évidence par le Marchi mais ne peuvent être décélées par les autres méthodes de coloration. On ne peut les attribuer à l'infection, car la plaie s'est réunie par première intention.

3" Chez *l'homme* l'auteur a pu retrouver les mêmes altérations lorsque l'amputation était assez récente. Chez un enfant opéré depuis un an les granulations étaient déjà en grande partie résorbées.

Redlich en conclut qu'après la section d'un nerf, la dégénérescence se fait dans les deux sens, mais qu'elle est plus faible dans le bout central. Les modifications de la moelle chez les amputés seraient dues, d'abord à cette dégénérescence ascendante qui intéresse surtout les voies motrices puis, au bout de quelques années, à une atrophie simple de la moitié correspondante de l'axe spinal.

Il est à remarquer que, dans ces expériences, les racines paraissent plus fortement atteintes que le tronc même du sciatique. Il ne faudrait pas en déduire que le processus est descendant, car Marie (210), revenant récemment sur ce sujet, à propos de névrectomie et d'autres altérations à début évidemment périphérique, a relevé également une dégénérescence des fibres radiculaires intra-médullaires plus accentuée que celle des troncs mêmes des racines postérieures. Il est probable que les modifications que l'on constate dans la moelle doivent intéresser surtout les collatérales des cylindres-axes qui, ainsi qu'on le sait actuellement, dégénèrent plus rapidement que les tubes nerveux eux-mêmes.

Nous signalerons, enfin, les recherches de Feinberg (167) et de Grigoriew (175), qui ont, eux aussi, reconnu dans les nerfs d'amputés, non pas seulement une atrophie, mais une véritable dégénérescence ascendante, caractérisée par une désagrégation de la myéline et se propageant dans les racines jusqu'à la moelle. Contrairement à ce qu'avait observé Redlich, les modifications se rencontraient d'abord dans les racines postérieures ainsi que dans les cordons postérieurs et n'intéressaient les départements moteurs que dans les cas où l'opération était de plus ancienne date.

Rappelons, enfin, que, chez les amputés anciens, presque tous les auteurs ont décrit une altération du bout central des nerfs, caractérisée par un amincissement des tubes nerveux provenant d'une atrophie de la myéline qui souvent disparaît. Genzmer, Erlenmayer, Erlitzky parlent d'une atrophie du tronc dans son entier: Dickinson, d'une diminution du nombre de ses fibres; Vandervelde et Hemptinne, d'une sclérose; Homèn, d'une atrophie de racines postérieures; Hayem et Reynolds appellent l'attention sur la petitesse des tubes nerveux, due à l'amincissement ou même à la disparition de la myéline; enfin, Déjerine et Mayor, tout en n'admettant pas la dégénérescence, insistent sur la présence de nombreuses gaines vides de myéline ou à myéline considérablement amincie, cette altération s'atténuant à mesure que l'on remonte vers la racine du membre. Ces observations se rapportent à des malades ayant été opérés depuis de longues années. En étudiant des cas plus récents, Marinesco, Redlich, Marie, Grigoriew ont pu constater une véritable dégénérescence et surprendre les altérations de la myéline en pleine évolution.

Il semble ressortir de toutes ces expériences et de tous les faits anatomo-pathologiques que nous venons de rapporter dans ce paragraphe, qu'à *la suite de la section d'un nerf mixte il peut se produire effectivement dans le bout central une dégénérescence ascendante, tantôt se rapprochant histologiquement de la dégénérescence Wallérienne par la désagrégation de la myéline, tantôt représentée par une sorte d'atrophie des fibres,* sur laquelle nous reviendrons dans le

chapitre Anatomie Pathologique. *Cette dégénérescence attein-
drait, non pas seulement un petit nombre de fibres à centre
trophique périphérique, mais, ainsi que les résultats les plus
récents tendent à le prouver, la plus grande partie des tubes
nerveux. Elle débute au niveau de la lésion, suit une marche
ascendante, et s'arrête souvent au ganglion rachidien, qu'elle
peut cependant franchir après un certain temps, pour remonter
jusqu'aux racines postérieures et intéresser secondairement la
moelle.*

IV

DÉGÉNÉRESCENCE RÉTROGRADE DANS LES NERFS MOTEURS

Si les racines postérieures et les nerfs des membres ont
donné lieu aux résultats intéressants que nous avons consignés plus haut, les nerfs moteurs ont été l'objet de quelques
expériences, moins nombreuses, il est vrai, mais établissant
d'une façon absolument concluante, l'existence, dans le bout
central, d'une dégénération que l'on ne saurait attribuer à
la présence de centres trophiques périphériques lorsqu'il
s'agissait de troncs purement moteurs, comme le facial par
exemple.

Nous avons vu déjà, à propos des nerfs mixtes, que Hayem,
en 1873, après arrachement du sciatique, avait observé une
atrophie au niveau des racines antérieures dont les principaux faisceaux nerveux paraissaient transformés en tissu conjonctif. En 1884, avec Gilbert, il avait trouvé une altération
analogue chez les amputés. Gudden, en 1879 (176), après
arrachement chez des cobayes nouveau-nés du sciatique et du
facial à leur émergence, avait relaté une dégénérescence des
fibres radiculaires et des cellules nucléaires d'origine. Véjàs,
après arrachement des racines antérieures, avait obtenu une
dégénérescence de leur bout central. Cependant Krause
n'admettait encore la possibilité d'une dégénérescence ascendante que dans les nerfs sensitifs seuls.

Le premier mémoire important sur la dégénérescence
rétrograde des nerfs purement *moteurs* est celui de Forel

en 1887. Voici le résumé de ses expériences qui ont été faites sur des cobayes *nouveau-nés*. Les coupes ont été préparées par les méthodes de Pal et de Marchi.

FOREL : **Einige hirnanatomische Betrachtungen und Ergebnisse...** *Arch. f. Psych. und Nervenkr. XVIII, 1886.*

1° *Arrachement du facial dans le canal de Fallope chez un cobaye nouveau-né que l'on sacrifie au bout de 141 jours.*

Toute la *portion bulbaire du facial* avait disparu et l'on ne pouvait en retrouver des vestiges qu'au niveau de l'émergence, au niveau du genou ainsi qu'entre le trijumeau et l'olive supérieure où l'on rencontrait, au lieu des fibres nerveuses, des cellules pathologiques, assez grosses, asciculées, granuleuses, occupant les points que devait parcourir la VIIme paire. Sur le reste du parcours du facial on voyait par places quelques cellules graisseuses, mais les tubes nerveux avaient complètement disparu. Quoiqu'il fût traversé par les fibres dégénérées du nerf, le corps trapézoïde ne présentait pas d'altérations, ce qui permet, avec Ziegler, d'éliminer toute idée de processus inflammatoire.

Dans les coupes, grâce à la connaissance exacte que l'on possède du trajet du facial, il était encore possible de retrouver des vestiges de sa dégénérescence, mais il eût été impossible de le faire sans ces données anatomiques précises, car, dans les points où les fibres sont moins serrées, moins compactes, leur disparition est absolument complète, et l'on ne rencontre même pas, à leur place, de cellules pathologiques. On ne peut relever l'existence d'un processus dégénératif qu'au niveau des faisceaux de fibres importants, les fibres isolées disparaissant sans laisser de traces.

Alors que celui du côté opposé montre 224 cellules ganglionnaires, le *noyau* du facial opéré en présente à peine 4 à 5 qui n'appartiennent même peut-être pas sûrement à ce nerf. Le noyau est, sinon beaucoup, du moins nettement diminué de volume et rempli de petites cellules, qui, pour la plupart, ont l'apparence de cellules araignées ; celles-ci, examinées à un plus fort grossissement, sont, les unes des cellules névrogliques, les autres des cellules ganglionnaires atrophiées. Cela confirme l'opinion que j'avais déjà admise antérieurement d'après l'examen du cerveau de paralytiques, que beaucoup de cellules araignées de la substance grise dérivent des cellules ganglionnaires dégénérées.

On pourrait objecter dans cette observation que, par suite de l'arrachement, les fibres intra-pédonculaires ont été lésées. Mais cette hypothèse n'est pas soutenable, car il faudrait que le tiraillement se fût propagé à travers la formation réticulaire; or, un nerf arraché se rompt toujours nettement à son point d'émergence, là où cesse la gaine de

Schwann. Il ne saurait donc être question de lésions centrales d'origine traumatique déterminées par l'arrachement.

2° *Section du facial près du trou stylo-mastoïdien, chez un cobaye nouveau-né, que l'on sacrifie 262 jours plus tard.*

Lorsque l'on compare le genou du facial sectionné à celui du côté opposé, on constate que le premier n'a que le tiers de ses dimensions normales, qu'un grand nombre de fibres nerveuses disparues ont été remplacées par de la névroglie, et qu'une forte proportion des tubes qui persistent sont diminués de volume, très petits, par suite d'une atrophie portant également sur le cylindre-axe et sur la myéline. Dans tout le trajet intrabulbaire du nerf, on rencontre quelques cellules pathologiques, semblables à celles qui ont été signalées dans l'observation précédente. On peut en conclure que, dans ce facial, une partie des fibres a dégénéré et a disparu complètement, que d'autres ont subi une atrophie simple, tandis que d'autres encore paraissent être demeurées normales.

Dans le *noyau*, on ne trouve pas de produits de dégénérescence ni de cellules araignées. Par contre, tandis que la périphérie du noyau n'a pas sensiblement diminué de volume, sa partie centrale est singulièrement dépourvue d'éléments. On ne retrouve plus, à ce niveau, qu'environ la moitié des cellules nerveuses (130 au lieu de 224) et celles qui restent sont amoindries, plus petites, marastiques. Aucune d'elles n'est normale et leur protoplasma semble avoir été résorbé en partie.

Chez ce cobaye, la section ayant épargné les branches qui s'échappent dans le canal de Fallope, on peut supposer que ces dernières correspondent aux tubes nerveux conservés dans le trajet bulbaire et aux cellules nucléaires demeurées normales à la périphérie du noyau; les fibres et les cellules atrophiées ou disparues répondraient par contre à la portion réséquée du facial.

3° *Section intra-crânienne du trijumeau.* Atrophie légère du noyau moteur. Atrophie très notable sinon absolument complète du noyau sensitif sur toute sa hauteur.

Suivant Forel, il ne s'agirait pas ici d'une véritable dégénérescence ascendante, mais d'une désagrégation des cellules ganglionnaires et des faisceaux nerveux, simultanée sur toute l'étendue du bout central et suivant de près l'opération. Le processus, en effet, paraissait être, dans tous les points, arrivé au même degré. Nous verrons plus bas la théorie que propose cet auteur pour expliquer ce phénomène.

Nous nous bornons à signaler ici les recherches de Nissl

sur les altérations des cellules du noyau du facial après arrachement du nerf. Ces expériences trouveront plus naturellement leur place dans le chapitre qui traitera de l'anatomie pathologique des dégénérescences rétrogrades.

Nous résumerons plus loin une observation de Wallenberg dans laquelle, l'oculo-moteur commun ayant été sectionné par une tumeur, le bout central de ce nerf a dégénéré jusqu'à son noyau d'origine dont les cellules moins nombreuses sont atrophiées.

Darkschewitsch (148) reprend ce sujet en utilisant la méthode de Marchi qui, seule, donne des résultats, alors que les autres méthodes se montrent insuffisantes. Consécutivement à la section du *facial*, afin que l'on ne puisse pas incriminer le traumatisme de l'arrachement, le trajet intrabulbaire du nerf présente de nombreuses granulations noires, caractéristiques de la dégénérescence.

Dans le noyau (où il faut distinguer chez le cobaye deux ordres de cellules, les unes arrondies, les autres ramifiées), les cellules ramifiées avaient considérablement diminué de nombre, en sorte que l'on rencontrait presque uniquement des cellules rondes. Celles-ci étaient également altérées, elles se coloraient plus fortement et l'espace péricellulaire était plus évident. Quant au tissu interstitiel, aux cellules de Deiters et aux vaisseaux, ils paraissaient absolument normaux.

Cet auteur a obtenu les mêmes modifications dans le noyau du *grand hypoglosse*, après résection d'une partie du nerf pour éviter la régénération. Enfin, après ligature du *sciatique*, outre une dégénérescence partielle de la racine et de la corne postérieure du côté lésé, il observa une dégénérescence évidente des racines antérieures qui contenaient des chaînes de granulations noires, indiquant des fibres nerveuses en état de régression. On pouvait suivre, du reste, ces stries granuleuses jusque dans les cornes antérieures où elles étaient en plus ou moins grand nombre, suivant la hauteur de la coupe. Les cellules motrices étaient aussi altérées, plus petites, et prenaient différemment les colorations que leurs congénères du côté opposé.

Nous rappellerons ici les expériences de Moschaew (218), citées plus haut, et celles de Redlich (237) qui, consécutivement à des amputations et des névrotomies, ont constaté également une dégénérescence du bout central, remontant dans les racines antérieures et s'étendant jusqu'aux cellules des cornes antérieures.

En 1893, Darkschewitsch et Tichonow publient une observation clinique avec autopsie, qui est la première où l'on ait constaté chez l'homme cette dégénérescence ascendante du facial. Nous la résumons ici, car elle présente plus d'un point digne d'attirer l'attention :

Darkschewitsch et Tichonow : **Sur l'anatomie pathologique des paralysies faciales non spécifiques.** *Neurolog. Centrbl. 15 mai 1893.*

Mendiante de 59 ans.

En mars 1891, otite gauche aiguë, puis, dans la suite, surdité complète du côté malade avec écoulement séreux. En juin 1891, abcès mastoïdien après l'ouverture duquel se développe en quelques jours une paralysie totale du facial gauche. En même temps apparaît une panophtalmie gauche, qui entraîne une atrophie complète de l'œil.

En septembre 1891, paralysie de toutes les branches terminales du facial gauche. Les branches naissant dans l'aqueduc sont respectées, la motilité du voile du palais, les positions de la luette paraissent normales ; la gustation est conservée. L'examen électrique montre la réaction de dégénérescence dans les muscles dépendant du facial inférieur. Dans le domaine des rameaux moyens et supérieurs, existe une diminution notable de l'excitabilité électrique, aussi bien des nerfs que des muscles, par les courants galvanique et faradique, mais sans altération du caractère de la contraction. Écoulement purulent par l'oreille gauche et deux fistules mastoïdiennes. Bourdonnements continuels mais sans vertige. Surdité presque complète de ce côté, mais persistance de l'ouïe par conductibilité osseuse. Pas de troubles de la sensibilité faciale. Rien à noter à droite ni dans les viscères.

Mort le 14 février 1892 par suite d'érysipèle de la face.

Autopsie le lendemain. Rien de spécial dans les grandes cavités viscérales.

Carie du temporal gauche ayant débuté dans la caisse du tympan. Les osselets et la membrane du tympan ont disparu. A la place des cellules mastoïdiennes, existe une excavation remplie d'une matière purulente d'où partent les fistules. La paroi du canal de Fallope paraît intacte dans toute son étendue ainsi que l'oreille interne.

EXAMEN HISTOLOGIQUE. 1º *Tronc périphérique facial au-delà de la sortie de la parotide.* — Durci et préparé en partie dans le Müller, en partie dans le liquide de Marchi. Déjà à un faible grossissement, on observe, dans les faisceaux du nerf, de profondes altérations caractérisées surtout par une fragmentation de la myéline. Lorsque l'on suit le trajet de quelques faisceaux, on aperçoit, en un point ou en un autre, que dans la plupart ou presque toutes les fibres qui les composent, la myéline disparaît complètement et que les fibres nerveuses poursuivent leur chemin à l'état de fibres amyéliniques. A une distance plus ou moins grande, l'enveloppe de myéline reparaît.

A un plus fort grossissement, on peut constater que le territoire des altérations de la myéline ne correspond nullement aux espaces interannulaires de Ranvier ; tantôt la lésion myélinique n'intéresse qu'une partie d'un segment interannulaire, tantôt elle commence dans un segment et se poursuit encore dans le suivant. Là où la myéline fait défaut, on voit nettement le cylindre-axe entouré de sa seule gaine de Schwann.

Les cylindres-axes, au lieu d'être filiformes, sont parfois tellement épaissis qu'ils remplissent tout le tube nerveux. Parfois ces épaississements se montrent de distance en distance, donnant un aspect moniliforme. Nulle part les cylindres-axes ne sont interrompus.

Il n'y a pas de multiplication des noyaux de la gaine de Schwann.

A côté de ces nerfs qui présentent une altération si évidente de la myéline et du cylindre-axe, on en trouve, en petit nombre, d'absolument normaux. Enfin, on observe des fibres de structure normale mais qui sont évidemment atrophiées.

Par la méthode de Marchi, même dans les fibres nerveuses qui présentent les plus grandes altérations de la myéline et du cylindre-axe, il est impossible d'obtenir les granulations noires que l'on constate toujours en si grand nombre dans les troncs atteints de dégénérescence secondaire.

Il n'y a pas de prolifération interstitielle ni aucune apparence d'infiltration récente.

2º) *La portion du facial contenue dans le canal de Fallope* a été durcie dans le Müller.

Les altérations y sont de même genre que plus haut, mais avec quelques particularités selon qu'on les étudie au-dessus ou au-dessous du ganglion géniculé. Le segment central (au-dessus du ganglion) présente des modifications presque insignifiantes, presque tous les faisceaux sont sains, tandis que le segment périphérique est très fortement touché, presque toutes les fibres sont malades. Le passage d'une portion à l'autre se fait très brusquement sur une longueur qui ne dépasse pas un millimètre.

En les suivant, du segment sus au segment infra-ganglionnaire, on constate que les fibres, normales dans leur portion centrale, perdent leur myéline et poursuivent leur chemin sous forme de cylindres-axes accompagnés seulement de leur gaine de Schwann et présentant les mêmes modifications que dans les branches extra-crâniennes du facial.

La portion infra-ganglionnaire du nerf est presque uniquement constituée par ces cylindres-axes ; cependant on y retrouve quelques fibres à myéline mais en très petit nombre et très diminuées de volume (atrophie simple). Les gaines de Schwann vides existent par contre en grande quantité.

La portion sus-ganglionnaire n'est toutefois pas absolument saine, car on rencontre quelques tubes à myéline segmentée ; mais les fibres normales sont en majorité.

Il n'existe *pas traces d'inflammation* pas plus dans le segment central que dans le périphérique, pas d'infiltration fraîche, pas d'altération des capillaires ni d'augmentation de la substance interstitielle.

Les méninges qui accompagnent le facial dans le rocher sont indemnes.

3° La partie du mésencéphale contenant le *trajet intrabulbaire du facial* a été préparée par la méthode de Marchi.

Sur les coupes en série, on observe que les faisceaux radiculaires du nerf sont parsemés de granulations noires caractéristiques de la dégénérescence secondaire. Du côté sain on peut, il est vrai, apercevoir quelques granulations myéliniques, mais leur nombre est beaucoup moins considérable que du côté malade. En outre, tandis qu'à droite ces granulations sont petites et égales dans toute l'épaisseur du tronc nerveux, à gauche, dues à la désagrégation de la myéline, elles sont plus volumineuses et généralement ordonnées en chapelets longitudinaux dessinant nettement le parcours du nerf dégénéré.

Le *genou* du facial du côté paralysé est beaucoup plus mince que du côté opposé. Cette diminution de volume est due, non seulement à la disparition d'un certain nombre de tubes nerveux, mais encore à l'amoindrissement, à l'atrophie simple, de la plus grande partie des fibres qui le composent, et dont le calibre est incomparablement réduit. Enfin, on constate dans cette région, avec la plus grande netteté, la différence existant entre les deux côtés au point de vue des granulations qui, peu abondantes du côté sain, parsèment le côté malade de gouttelettes noires de toutes dimensions.

4° Le *noyau du facial* durci au Müller a été coloré par le Weigert et le picro carmin.

Les tubes nerveux qui pénètrent dans le noyau sont très atrophiés et diminués autant dans leur nombre que dans leur calibre. Il existe également une atrophie considérable du réseau nerveux qui entoure le noyau.

Dans le noyau apparaissent très peu de cellules normales. Ces éléments présentent toutes les altérations, depuis la disparition des prolongements cellulaires jusqu'à la transformation des cellules en masses informes. Par suite de l'atrophie des cellules, les espaces intercellulaires sont devenus très nets et donnent au noyau un aspect criblé. Il n'y a pas de lésions de la substance fondamentale. Les capillaires sont normaux; les cellules de Deiters ne sont pas gonflées et on ne rencontre nulle part d'infiltration fraîche.

5° Le *buccinateur* ne montre aucune sorte de dégénérescence de sa substance contractile; sa striation transversale est partout conservée; la striation longitudinale n'apparait que sur quelques fibres. Mais il y a un amaigrissement considérable des éléments primitifs qui ne mesurent plus que 10 à 12 μ. Sur les coupes transversales, on peut s'assurer non seulement de l'atrophie, mais encore de la disparition d'un grand nombre de fibres. Dans deux faisceaux adjacents, il manquait au moins les 2/3 des fibres musculaires. Les noyaux paraissent augmentés ainsi que la substance interstitielle, mais il n'y a pas de symptômes inflammatoires.

Dans leurs conclusions les auteurs discutent trois points à propos de cette observation : l'existence, non pas d'une dégénérescence Wallérienne, mais d'une névrite parenchymateuse dans le bout périphérique, la dégénérescence du bout central et l'atrophie du noyau.

Cette névrite parenchymateuse du bout périphérique ne résulterait pas d'une compression qui n'existait pas, mais serait sous la dépendance d'une cause infectieuse et devrait être assimilée aux névrites de même ordre observées à la suite des maladies infectieuses et des intoxications. Quant à l'altération, véritable dégénérescence, du bout central, malgré leurs expériences antérieures, qui ont prouvé l'existence d'une dégénérescence ascendante dans les nerfs moteurs, étant donné le maximum des lésions dans les fibres radiculaires, ils admettent plutôt que, par le fait de l'inactivité du nerf malade due à la lésion périphérique, il s'est produit une atrophie du noyau puis, consécutivement, une dégénérescence descendante des fibres radiculaires et du bout central.

Quelle que soit l'interprétation proposée, nous croyons pouvoir considérer cette observation comme une démonstration évidente de la dégénérescence possible du bout central d'un tronc uniquement moteur avec atrophie du noyau, secondairement à une lésion périphérique.

Voici un autre fait analogue dû à C. Mayer.

C. Mayer : **Contribution à l'étude de la dégénération ascendante des nerfs cérébreux moteurs chez l'homme.** *Jahrbücher f. Psych.* **XII**, *1893*.

1er cas. — Chez un phtisique de 26 ans, otorrhée purulente suivie de paralysie faciale, complète à droite, avec réaction de dégénérescence.

A l'autopsie, une portion importante du facial est complètement détruite dans la caisse du tympan. Le bulbe, durci dans le liquide de Müller, est traité d'après la méthode Marchi et la région du noyau préparée en coupes sériées.

On constate une profonde dégénération du facial jusque dans les ramifications les plus fines de son noyau. On voit, en particulier, avec la plus grande netteté, que la partie dorsale externe du noyau de la sixième paire est seulement traversée par les fibres du facial et n'est point en relation directe avec lui comme on l'a cru longtemps. Un petit faisceau dégénéré, nettement localisé à la partie interne de l'acoustique, appartient probablement, d'après l'auteur, au nerf intermédiaire de Wrisberg, qui se montrait très aminci déjà à l'œil nu. L'acoustique lui-même est intact. Contrairement à ce que Bregmann a vu chez le lapin, cette observation prouverait le passage de certaines fibres de la racine ascendante du facial dans le raphé en contournant sur la ligne médiane le faisceau longitudinal postérieur. La racine descendante du facial est intacte.

Nous devons cependant faire observer que dans un autre fait de compression de l'oculo-moteur commun par méningite, ayant duré une année, alors que le tronc ne contenait plus aucune fibre à myéline au-delà de son émergence, les fibres radiculaires intra-protubérantielles de ce nerf étaient aussi nombreuses que celles du côté opposé et que les noyaux d'origine ne présentaient pas de différence notable entre le côté droit et le côté gauche.

L'auteur explique cette contradiction apparente par la lenteur de la compression dans la deuxième observation.

Bregmann (141), réséquant ou arrachant le *facial* dans

l'aqueduc de Fallope, a obtenu dans toutes ses expériences une dégénérescence complète des fibres radiculaires jusqu'au noyau qui, lui-même, était altéré. Il a pu relever les mêmes altérations après arrachement de *l'oculo-moteur externe du pathétique et du trijumeau.*

Enfin Bikelès (136), dans une observation de paralysie du facial par carie du rocher survenue 10 semaines avant la mort, a également constaté une dégénérescence ascendante du tronc nerveux. La lésion était très considérable au niveau du genou et remontait jusqu'au noyau.

Tous ces résultats sont trop concordants, trop démonstratifs pour que nous insistions davantage ; *ils sont assez probants pour que l'on puisse, sans plus amples commentaires, admettre comme démontrée l'existence d'une dégénérescence rétrograde dans le tronc des nerfs moteurs, identique et peut-être même plus accusée que celle que nous avons étudiée plus haut dans les voies sensitives.*

V

RÉSUMÉ ET DÉDUCTIONS DU CHAPITRE DEUXIÈME

Tels sont les documents que nous avons pu rassembler, se rapportant à une dégénérescence cellulipète des nerfs, tant sensitifs que moteurs, et ne cadrant pas, par conséquent, avec la loi de Waller.

La plupart de ces faits ne sont pas récents et avaient déjà, ainsi que nous venons de le voir, attiré l'attention de divers expérimentateurs, mais tous hésitaient dans l'interprétation qu'il convenait de leur donner. On songea d'abord à une *inflammation* interstitielle se propageant dans l'épaisseur du tronc nerveux; Hayem, ayant constaté, dans le bout central, des cylindres-axes altérés, de la myéline dégénérée, l'attribua à une *névrite parenchymateuse* ascendante, qui, à la suite de la section des nerfs mixtes, se porterait jusque dans la moelle, par l'intermédiaire des voies sensitives. Talamon (247), dans sa revue sur les lésions du système nerveux central d'origine périphérique, n'accepte pas cette opinion, mais n'admet pas davantage l'hypothèse d'une dégénérescence ascendante. « Si l'on veut prétendre, dit-il, que l'inflammation remonte, en suivant les fibres centrifuges, jusqu'aux cellules des cornes antérieures, il est difficile de suivre sur ce terrain les partisans de la névrite ascendante. Une pareille prétention est, en effet, contraire à ce qu'on sait du mode d'extension des lésions du système nerveux. La règle est que cette extension se fasse dans le sens de la conductibilité physiologique, descendante pour le système moteur, ascendante pour le système sensitif. Si la névrite parenchymateuse existe, elle ne peut occuper que les fibres centripètes du cordon nerveux et l'on pourrait admettre, sans invraisemblance, que les racines pos_térieures sont la voie suivie par l'irritation pour se propager jusqu'aux parties motrices de la moelle. » Ici M. Talamon semble oublier que les ganglions spinaux sont les centres trophiques des nerfs sensitifs ainsi que des racines postérieures, et que, si une lésion nerveuse périphérique progressant vers les racines antérieures est un fait paradoxal, il est tout aussi anormal, d'après la loi de Waller sur laquelle il s'appuie, de voir cette lésion s'étendre vers les ganglions et les traverser pour remonter dans les racines postérieures. Dans les deux cas elle se propage, en effet, du point lésé vers le centre trophique et se trouve également en opposition formelle avec les données généralement admises.

M. Talamon ne cherche pas cependant à défendre cette théorie de la névrite ascendante et se range plutôt à l'opinion de Charcot et de Vulpian, d'après laquelle les modifications du bout central relèveraient d'altérations des centres trophiques, elles-mêmes sous la dépendance d'une irritation partant du nerf traumatisé et exercée *à distance* sur les éléments nerveux centraux.

Cette théorie, qui avait prévalu jusqu'ici, expliquait très insuffisamment les altérations médullaires que tous les observateurs avaient signalées d'une façon si constante dans l'axe spinal. Les recherches plus récentes nous dévoilent, au contraire, des lésions qui permettent de suivre, d'une façon plus satisfaisante, le mode de développement de ces altérations centrales. En effet, outre les modifications atrophiques des nerfs du moignon exposées déjà dans les mémoires de Bérard, Erlenmeyer, Genzmer, Déjerine et Mayor, Hayem et Gilbert, etc., etc., les travaux plus récents de Krause et Friedländer, de Gad, de Joseph, de Vanlair, de Marinesco, de Moschaew, de Marie, de Redlich, de Grigoriew, de Feinberg, etc., etc., ont permis de relever, après amputation ou névrectomie expérimentale ne remontant pas à une époque trop ancienne, l'existence d'une véritable *dégénérescence ascendante* des *troncs nerveux mixtes et sensitifs* pouvant franchir les ganglions spinaux qui ne lui opposent qu'une bien faible résistance.

Dans les voies motrices Forel, Krause, Nissl, Wallenberg, Darkschewitsch, Tichonow, Redlich, Moschaew, Bregmann, Meyer, Bikelès, etc., ont également observé une dégénérescence ascendante de même ordre se propageant, elle aussi, du point lésé au centre trophique, tant dans les racines antérieures que dans le tronc des paires *motrices* comme le facial, l'oculo-moteur commun, le pathétique, la branche masticatrice du trijumeau et le grand hypoglosse.

Ces observations et ces expériences sont trop confirmatives pour songer à les attribuer à des fautes opératoires ou à des erreurs d'interprétation. Si, dans les racines postérieures et les nerfs des membres, on pouvait supposer qu'il s'agissait de fibres venant de la périphérie, cette objection tombe devant les constatations ultérieures faites sur le bout central de nerfs purement moteurs. En outre, cette dégénérescence n'intéresse pas seulement un petit nombre de fibres, mais le plus grand nombre des tubes nerveux, ce qui plaide également contre la théorie des centres périphériques avancée primitivement par Krause et Friedländer et reprise par Marie plus récemment.

La clinique, du reste, concorde ici absolument avec l'expérimentation et parle en faveur de la possibilité de lésions nerveuses ascendantes centripètes consécutives à des traumatismes ou à des altérations diverses des nerfs périphériques. Les observations de cet ordre abondent actuellement dans la littérature médicale et souvent on les attribue à ce que l'on appelle des névrites périphériques. Nous aurons à revenir plus loin sur ces névrites dites périphériques dont quelques-unes ne sont, presque sûrement, qu'une dégénérescence des fibres nerveuses secondaire à une altération encore méconnue de leur centre trophique, tandis que d'autres rentrent probablement en partie dans le cadre des dégénérescences rétrogrades. Mais, à côté de ces faits, il en est où l'on voit se développer, à la suite de la section franche d'un tronc nerveux, par exemple, et en dehors de toute cause d'irritation persistante, une altération plus ou moins profonde, parfois même systématisée des centres, alors que le bout central du nerf ne présente que des lésions peu appréciables. Quelques-uns de ces faits, pour lesquels on a proposé les explications les plus hypothétiques, semblent ressortir naturellement des dégénérescences rétrogrades.

Nous avons insisté déjà plus haut sur les *modifications de la moelle chez les amputés*, que les recherches et les expériences modernes ne permettent plus guère de rapporter à une autre cause que l'altération du bout central des nerfs du moignon. Ces modifications centrales se traduisent quelquefois par des symptômes plus ou moins graves tels que la *chorée*, le *tremblement du moignon*, sur lequel a insisté Weir-Mitchell (124), l'*atrophie musculaire* du moignon ou du membre symétrique, etc., etc. Mais elles sont le plus souvent latentes et ne donnent généralement lieu à aucun signe clinique appréciable.

La mélectomie n'est pas seule à pouvoir déterminer des altérations secondaires analogues, aussi bien dans le domaine moteur que dans le domaine sensitif, et les exemples fourmillent dans tous les chapitres de la neuro-pathologie.

Talamon (247), dans une revue très documentée, au milieu de faits dont quelques-uns pourraient actuellement prêter à discussion, en rapporte un certain nombre d'absolument probants.

Dans certains cas, après un traumatisme franc qui élimine toute hypothèse de névrite par irritation du tronc nerveux ou d'altération primitive des centres, on voit survenir

une succession de symptômes indiquant la production d'un
véritable foyer de *myélite transverse*.

C H A R C O T : **Exemple d'une affection spinale consécutive à
une contusion du sciatique.** *Leçons sur les maladies du système
nerveux, 1887. T. III, page 124.*

Homme de 40 ans, vigoureux. Pas de circonstance antérieure à laquelle on puisse rapporter la lésion spinale actuelle.
Ethylisme passager de 26 à 36 ans. Pas de syphilis.

Le 28 décembre 1881, contusion violente du sciatique au
niveau de la fesse gauche par un lourd madrier, qui ne fut
suivie d'aucune ecchymose. Jeté à terre, il se relève aussitôt
et ressent à partir de ce moment, pendant trois mois, des
fourmillements dans le pied et la jambe et une *douleur*
permanente localisée sur le trajet du tronc nerveux et exas-
pérée par la pression au niveau des points fémoral supérieur, péronier, malléolaire externe et dorsal du pied. Cette
douleur permanente est accompagnée d'élancements brusques, de fulgurations avec engourdissements et secousses
cloniques surtout vifs la nuit. Ces douleurs s'atténuent au
bout de trois mois, mais sont remplacées par une *impotence*
du membre, presque une paraplégie, qui ne cède que 6
mois plus tard, mais lui laisse une fatigue rapide de cette
jambe par la marche. Alors que les douleurs s'atténuaient et
que l'impuissance motrice était à son maximum, survinrent
une barre douloureuse lombaire ainsi que de l'incontinence
et de la rétention d'urine. Depuis cette époque le malade
doit se sonder 2 à 3 fois par jour sous peine de miction
involontaire. En même temps que l'incontinence d'urine, se
montrent une incontinence de matières fécales et une perte
des érections qui persistent actuellement encore.

A son entrée à la Salpêtrière, le 8 novembre, on constate
une faiblesse du membre inférieur gauche due à une atrophie avec réaction de dégénérescence et à une paralysie de
tous les muscles innervés par les petits et grands fessiers
qui entraîne une déviation secondaire, du bassin et de la
colonne vertébrale. Le membre est froid, tacheté et légèrement œdématié. La sensibilité est obnubilée ; les réflexes
cutanés sont normaux, mais le réflexe tendineux des adducteurs est exagéré.

Il s'agit donc d'une lésion des cellules des cornes antérieures correspondant à l'altération des muscles fessiers.
Cette lésion développée sous l'influence d'un traumatisme ne
paraît plus avoir de tendances progressives.

CHARCOT : *Leçons sur les maladies du système nerveux.*
1877, fasc. 4.

Homme de 50 ans, amputé, à l'âge de 20 ans, de la cuisse gauche.

Depuis plusieurs mois il ressentait dans son moignon des douleurs vives, des fourmillements et parfois des soubresauts, lorsqu'un jour survient de la paralysie vésicale et des douleurs lombaires. Peu après, des fourmillements et des soubresauts se produisent dans le membre inférieur droit qui, bientôt, en même temps que le moignon, fut pris de paralysie motrice avec flaccidité. Au bout de quelques jours de traitement, le malade recouvre les fonctions de la vessie; après quelques semaines, il est capable de marcher avec des béquilles. Un an après, il s'était produit dans le membre inférieur droit un certain degré de rigidité permanente, et, en redressant la pointe du pied, on provoquait à coup sûr une trépidation très accentuée.

Dans les observations précédentes il s'agit d'une altération de la moelle, intéressant également des éléments moteurs et sensitifs, mais ne présentant aucune tendance à l'extension et ne déterminant pas de sclérose ascendante et descendante de l'axe médullaire ; la substance grise seule paraît être touchée consécutivement à la dégénérescence ascendante du nerf écrasé ou sectionné.

Il est des cas, cependant, où la localisation centrale est encore plus limitée, dans lesquels, en particulier, les cornes antérieures semblent seules intéressées, et où l'atrophie musculaire survient sans aucun symptôme sensitif comme si les voies motrices seules étaient atteintes de dégénérescence ascendante.

Nous avons signalé plus haut les *atrophies musculaires* survenant chez les amputés, mais cette complication peut se développer à la suite de lésions nerveuses périphériques beaucoup moins intenses.

Gosselin (174), Lejeune (200) en 1889, Sabatier (239) en 1878, insistent sur les *atrophies musculaires consécutives aux fractures.* Duchenne de Boulogne, Vulpian (256), Ollivier (227), Pajet (229), Lefort (199), Valtat (248), Darde (147), Desnos (156), Ball (130), Debove (151), Moussous (220), signalent des *atrophies musculaires à la suite d'arthrites* de toutes sortes. Cette complication avait donné lieu à de nombreuses hypothèses :

Vulpian propose la théorie de *l'atrophie réflexe* : l'irritation des filets nerveux au niveau de l'article déterminerait par ce mécanisme une altération dynamique ou organique des cellules trophiques de la moelle.

Raymond (235), en 1890, se rallie à cette opinion et montre par d'intéressantes expériences, que l'influence des nerfs périphériques sur les cornes antérieures se propage par les racines postérieures, de sorte que, si l'on a soin au préalable de sectionner celles-ci, une arthrite expérimentale n'occasionnerait plus d'atrophie musculaire. Enfin Duplay et Cazin (163), en 1891, à la suite de nombreuses expérimentations, admettent également l'origine réflexe de cette atrophie qui, pour eux, est une atrophie simple.

On expliquait de même les phénomènes spasmodiques qui souvent viennent s'ajouter aux atrophies non seulement dans les fractures, les arthrites, mais même après des *phlegmons*, des *lésions cutanées*, des *brûlures*, des *ulcérations* étendues et de longue durée, etc., etc.

Tous ces faits relevaient de l'action réflexe qui, dans quelques cas, pouvait être assez intense pour donner lieu à des lésions organiques.

N'est-il pas plus naturel, en présence des résultats acquis, de mettre tous ces phénomènes dits réflexes sur le compte de ces dégénérescences rétrogrades. Leloir (201) avait déjà émis l'hypothèse d'une altération nerveuse ascendante. Darkschewitsch et Tichonow (150) ont déjà proposé en 1892, à la Société de neurologie de Moscou, de les expliquer par une lésion centripète des nerfs, déterminant une modification secondaire des noyaux, et Koshewnikow, Roth, Korsakow se sont rangés à leur avis.

Klippel (192) a montré, dans un cas de tumeur blanche du genou, une atrophie des cellules de la corne antérieure et ce fait a été vérifié depuis par d'autres auteurs. Il est vrai que dans un grand nombre d'observations, ces cellules paraissent normales, mais nous ne devons pas oublier que nos réactifs histologiques sont encore bien imparfaits et ne nous permettent de déceler que des lésions arrivées à une période déjà avancée. Une atrophie simple, au début, échappe presque nécessairement à nos moyens d'investigation actuels. Du reste, pour ce qui est des nerfs périphériques signalés jusqu'ici comme sains dans les protocoles d'autopsies d'atrophies réflexes, une réaction semble se produire à leur égard. Raymond (235) avait constaté que les racines postérieures étaient importantes dans la production de ce réflexe, et Marinesco (211) a signalé des altérations le long de ces voies sensitives.

Nous venons de voir que la lésion rétrograde des nerfs périphériques blessés peut déterminer, dans les centres, un foyer dégénératif plus ou moins limité dans la substance grise de la moelle. Dans certaines circonstances l'altération centrale a une tendance extensive et peut même donner lieu à de véritables *dégénérescences systématisées*.

C'est ainsi que Myrtle (222) a rapporté un fait de paralysie ascendante chez un alcoolique chronique. Nous pouvons en rapprocher l'observation de Vierordt (252), qui concerne un éthylique présentant les symptômes de pseudo-tabès, à l'autopsie duquel on trouva, outre les lésions périphériques, une dégénérescence des racines postérieures surtout marquée dans la région lombaire et une sclérose ascendante des cordons postérieurs. Nous n'insisterons pas sur cette dernière observation, car il est possible qu'il ne s'agisse que d'un tabès vrai.

Gombault et Wallich (173) ont publié un cas de traumatisme ayant été suivi de lésions périphériques des nerfs et de sclérose systématisée des cordons de Goll. Ces auteurs soulèvent l'hypothèse de l'influence possible de la névrite périphérique sur le développement de l'altération de la moelle. Sans oser toutefois se rallier complètement à cette supposition, et quoique n'ayant pu constater aucun foyer médullaire, ils admettent plutôt que les racines postérieures ont dû être tiraillées. Dans ce cas, une lésion de ces racines ne saurait expliquer, par la loi de Waller, la dégénérescence de nerfs périphériques qui, séparés par les ganglions spinaux, ne devraient pas subir une dégénérescence descendante. Mais, surtout, on comprend difficilement qu'une lésion traumatique, à point de départ radiculaire, évolue si *lentement* du côté de la moelle, et ne donne lieu qu'à des troubles trophiques sans occasionner aucune douleur ni aucun trouble subjectif de la sensibilité.

Tout récemment, Shimamura (241) eut l'occasion d'observer une femme qui, à la suite d'un séjour prolongé les pieds dans la neige, fut atteinte d'une névrite périphérique type, et succomba 13 mois après. L'autopsie a montré la présence d'une névrite périphérique remontant dans les racines postérieures dont le quart des fibres était dégénéré au niveau de la queue de cheval et des régions lombaire et dorsale inférieure. La moelle présentait une dégénérescence des faisceaux de Burdach dans sa partie inférieure, des faisceaux de Goll, des faisceaux cérébelleux directs et même des faisceaux de Gowers dans les régions plus élevées. Ces dernières lésions pouvaient se poursuivre jusqu'au bulbe. Nous devons ajouter qu'une partie des faisceaux pyramidaux croisés étaient touchés, particulièrement dans les régions dorsale inférieure et lombaire, mais peut-être ne s'agit-il que de fibres se rendant aux faisceaux cérébelleux et non encore collectées. — L'auteur, après discussion de l'observation et des résultats obtenus par l'examen histologique, admet qu'il s'agit bien ici d'une lésion nerveuse primitivement périphérique s'étant propagée jusque dans la moelle.

DUMÉNIL : **Contribution pour servir à l'histoire des paralysies périphériques et spécialement de la névrite.** *Gaz. hebdom.* *1866, p.* 57 (d'après Talamon).

Contusion, au niveau de la fesse, du sciatique droit. A la suite de ce traumatisme il se développe successivement une paralysie avec atrophie et anesthésie du membre inférieur droit, puis, au bout d'un an, apparition des mêmes symptômes au niveau du membre supérieur du même côté. Trois ans plus tard le membre inférieur gauche se prit à son tour, puis le supérieur. La langue elle-même fut intéressée en dernier lieu. *L'autopsie* montra une névrite chronique du sciatique et des lésions médullaires occupant surtout les cornes postérieures qui présentait des vaisseaux dilatés et variqueux, une infiltration de globules granuleux, et une hyperplasie de la névroglie, tandis que la substance blanche était, au contraire, à peine altérée.

PORSON : **Etude sur les troubles trophiques consécutifs aux lésions traumatiques des nerfs,** *Thèse de Paris, 1873,* observation de Heurtaux (d'après Talamon).

Homme de 50 ans, alcoolique. Section complète du sciatique dans la fesse gauche, par un morceau de verre. Le membre inférieur gauche perd, à la suite de cette blessure, tout mouvement et toute sensibilité : de nombreuses ulcérations persistantes et profondes se produisirent sur les orteils du membre paralysé.

Deux ans après, Heurtaux constatait une paralysie complète du membre gauche avec atrophie musculaire. A droite, il y avait un affaiblissement notable de la motilité et une diminution de la sensibilité. Même troubles fonctionnels dans les deux membres supérieurs ; le malade pouvait les mouvoir, mais sans aucune énergie ; sensibilité émoussée. Aucune douleur. *Incontinence d'urine et des matières fécales.* Intelligence intacte. A l'*autopsie* on trouva les deux bouts du sciatique coupé séparés par un espace de 8 centimètres. La moelle était ramollie dans toute son étendue : c'était un ramollissement blanc sans traces de vascularisation. Le ramollissement portait surtout sur les cordons postérieurs. Le cerveau était sain.

Si l'on peut nous objecter que la plupart des observations précédentes relèvent, sauf la dernière, de véritables névrites, elles sont, en tous cas, des exemples de propagation d'une lésion périphérique vers le centre, à travers un centre trophique (les ganglions spinaux). Mais d'autres, plus concluantes, ont une origine franchement traumatique, reproduisent, presque avec toute sa rigueur, une expérience de laboratoire et l'on ne saurait, à leur endroit, ni invoquer une irritation des troncs nerveux, ni attribuer à une lésion toxique ou traumatique des centres, la dégénérescence systématisée des cordons blancs. On peut, à côté du fait de Porson, placer celui de Schultze où, à la suite d'un traumatisme du sciatique, cet auteur observa une dégénérescence ascendante du cordon de Goll et nous avons vu plus haut que Marie, après amputation, a relevé une sclérose ascendante du faisceau de Goll.

Ceci nous conduit presque forcément à effleurer un chapitre de pathologie, que nous ne pouvons traiter ici, mais qu'il ne nous est pas possible de passer complètement sous silence ; nous voulons parler de la *pathogénie du tabès*.

Si les premiers observateurs ont fait de cette maladie une sclérose systématisée primitive des cordons postérieurs, leur hypothèse n'a plus guère actuellement de défenseurs, et, dès 1861, Bourdon et Luys en soutenaient l'origine extra-médullaire. Depuis lors, l'expérimentation et la clinique montrant que la section, la compression des racines postérieures, déterminent une dégénérescence ascendante de ces cordons dont le centre trophique siège dans les ganglions spinaux, on tend à reporter de plus en plus bas la lésion originelle du tabès. Carre, Vulpian cherchaient dans une altération limitée de ces *racines*, le point de départ de la sclérose tabétique ; Leyden, Déjerine, Marie, Michaelis (217), se sont ralliés à cette opinion ; Obersteiner et Redlich[1] font dépendre cette affection d'un petit foyer d'artérite syphilitique ou autre, localisé au point où la racine s'étrangle en traversant la pie-mère, et Nageotte[2], à la fin de l'année dernière, apportait une observation où il retrouvait la lésion signalée par ces deux derniers auteurs. Il est possible que ce soit bien là la cause de quelques tabès, mais cette origine radiculaire n'est pas indiscutable dans un grand nombre de cas. A côté des autres objections que l'on pourrait formuler, nous n'invoquerons contre elle qu'un seul fait sur lequel on n'a pas, jusqu'ici, suffisamment attiré l'attention. La plupart des expérimentateurs qui ont sectionné les racines postérieures pour étudier la marche des fibres afférentes de la moelle, Rossolymo, Tacaks, Lœwenthal, Bechterew, Berdèz, Oddi et Rossi, etc., etc., ont obtenu une dégénérescence ascendante, non seulement dans les cordons postérieurs, mais encore dans les faisceaux cérébelleux directs qui, cependant, sont toujours

[1] Obersteiner et Redlich, Soc. de méd. de Vienne, Févr. 1894 et Revue de Neurolog. 15 Août 1894.
[2] Nageotte. Soc. anatomique. 16 novembre 1894.

sains dans le tabès, au moins pendant une longue période.

Il est difficile d'admettre que, dans l'ataxie locomotrice
progressive, la lésion, portant sur la continuité de la racine,
n'intéresse qu'une certaine catégorie de ses fibres et en
respecte d'autres (celles qui se rendent au faisceau cérébelleux direct) d'une façon systématique. Il faut donc, lorsque
ce faisceau est intact, chercher plus haut (substance grise)
ou plus bas encore (ganglion, nerf périphérique) la lésion
primordiale.

Wollenberg, Goldscheider, Oppenheim (228) et
Siemmerling, Strœbe (246), Marie, Babinsky, font
un pas de plus et attribuent le tabès à une lésion organique
ou dynamique des cellules nerveuses des *ganglions spinaux*.
Mais ces altérations ganglionnaires sont bien légères et ces
organes sont situés bien profondément pour admettre une
affection primitive de ces éléments (Leyden).

Enfin Leyden (203) (204), modifiant peu à peu ce qu'il
avait admis antérieurement, cherche dans les *nerfs périphériques* la cause initiale de l'ataxie. « Il est, dit-il, beaucoup
plus conforme à la conception médicale de chercher le point
de départ du tabès dans la périphérie elle-même. Les terminaisons nerveuses périphériques étant soumises à divers agents
nocifs, tels que variations de température, humidité, traumatisme, rien n'est plus facile que de concevoir un processus
dégénératif qui se propage progressivement le long des nerfs
périphériques vers le centre. Le fait de l'existence de névrites
périphériques dans le tabès s'étendant non seulement aux nerfs
sensitifs, mais aussi aux nerfs moteurs, donne un grand appui
à cette hypothèse. La chronicité du processus, en soustrayant
les cellules ganglionnaires aux excitations périphériques pendant longtemps, les met en état d'atrophie par inactivité, et
partant, détruit cette barrière, d'ordinaire infranchissable, qui
arrête la marche des névrites périphériques. »

Bereni (135), dans sa thèse récente, relève souvent, en
dehors de toute infection, un traumatisme antérieur comme
unique cause efficiente.

Ce que nous avons vu plus haut concernant la dégénéres-

cence rétrograde des nerfs, appuie fortement cette opinion.
Si, à la suite de mélectomie on ne rencontre généralement
qu'une atrophie de la moelle limitée au point de pénétration
des racines du membre opéré, il n'en est pas, cependant,
toujours ainsi. Marie, dans un cas d'amputation de la cuisse,
a constaté une sclérose atrophique des cordons postérieurs
s'étendant jusqu'à la partie supérieure de la moelle, et nous
venons de relater, d'autre part, un certain nombre d'observations dans lesquelles, consécutivement à des lésions nerveuses périphériques, s'était développée une dégénérescence
ascendante type de ces cordons postérieurs. Le tabès vrai
ne pourrait-il relever de causes analogues et ne peut-on pas
admettre avec la plus grande vraisemblance qu'il découle,
dans quelques cas, de la propagation aux cordons postérieurs
d'une névrite périphérique spéciale ou d'une dégénérescence
rétrograde post-traumatique des nerfs sensitifs.

Hitzig (183) (184) s'élève contre cette opinion en se
basant sur les travaux qui ont montré que, dans certains
cas de tabès, les lésions médullaires étaient plus accentuées
que celles des racines postérieures. Mais nous avons vu plus
haut que Marie, après névrectomie expérimentale, avait
obtenu une dégénérescence ascendante des voies sensitives
qui affectait cette même distribution et qu'il explique ce
phénomène par une altération plus précoce des collatérales
que des cylindres-axes eux-mêmes. On ne saurait donc,
lorsqu'on observe cette topographie des lésions dans le
tabès, en inférer que le point de départ de l'affection
est médullaire, puisqu'on a pu constater cette même disposition secondairement à des causes indiscutablement
périphériques.

L'intégrité apparente des ganglions spinaux, relevée dans
un certain nombre d'observations, n'est pas non plus une
objection victorieuse à l'encontre de ce que nous avançons
ici. Nous avons plus haut attiré déjà l'attention sur plusieurs
faits dans lesquels, à la suite de névrectomie, on avait pu
suivre une dégénérescence ascendante du sciatique jusque
dans les racines postérieures, sans que ces ganglions parussent
altérés en aucune façon et nous aurons l'occasion de voir

encore, plus loin, d'autres exemples de l'extension d'une dégénérescence d'un neurone au neurone suivant sans que les
cellules nerveuses interposées présentent de lésions appréciables à nos moyens actuels d'investigation.

Spillmann et Parisot (244), Straus (245) ont publié des
cas d'ataxie locomotrice progressive ayant succédé au traumatisme d'un membre et dans lesquels les douleurs fulgurantes
ainsi que les symptômes tabétiques avaient débuté dans le
membre antérieurement atteint. Talamon (247), Petit (231)
ont longuement insisté sur cette étiologie, et si, dans leurs
mémoires, un certain nombre d'observations trop écourtées
sont peu démonstratives et concernent peut-être des faits
de neurasthénie ou de pseudo-tabès, il n'en reste pas moins
quelques-unes où la lésion médullaire est évidente et qui
plaident d'une façon assez concluante en faveur de l'hypothèse que nous soutenons ici.

Nous avons pu, enfin, observer également nous-même
quelques malades chez lesquels, en dehors de la syphilis et
de toute autre cause, le tabès avait apparu dans un membre
antérieurement traumatisé puis avait évolué suivant la marche habituelle.

VULPIAN : **Maladies du système nerveux.** *Leçons cliniques
de la Charité*, 1879, p. 813.

Homme de 47 ans.
En 1855, il eut le pied droit emporté par un boulet
devant Sébastopol. Amputé une première fois, il le fut une
seconde fois 21 jours plus tard, à cause d'esquilles demeurées dans la plaie. Cicatrisation en 25 jours. Pas d'alcoolisme
évident. Depuis 1867, la face externe de la jambe gauche
devient moins sensible et il y ressent, à partir de 1873, un
affaiblissement, puis bientôt des fourmillements, enfin, vers
1874, des soubresauts de tendons et des douleurs fulgurantes
qui apparaissent ensuite dans le dos et les lombes.
Actuellement les organes des sens sont normaux. Ataxie
très marquée du membre inférieur gauche, en sorte qu'il ne
peut plus marcher avec sa jambe et son pilon sans l'aide
d'un bâton. Signe de Romberg. La force musculaire est
cependant conservée et la contractilité électrique intacte.
Les douleurs en ceinture sont très intenses. La sensibilité
est diminuée dans le membre inférieur gauche, où existe
également un retard de la perception. Rien aux membres
supérieurs, ni dans le moignon.

Troubles urinaires : le malade est obligé de se presser pour uriner, car il ne peut conserver ses urines comme auparavant.

LEYDEN : **Die graue Degeneration der hinteren Rücken-marksstränge**, *Berlin 1863* (cité par Talamon et par Petit).

Homme de 45 ans, blessé en 1859 par une barre de fer qui lui tombe sur le pied gauche et lui contusionne trois orteils. Il plonge son pied dans l'eau froide, puis applique dessus de l'eau glacée. Suppression des sueurs de ce côté puis du côté opposé. C'est de ce moment que date la maladie. Deux ou trois mois après l'accident, douleurs lancinantes dans le pied et la jambe gauches, surtout dans le mollet et dans les adducteurs de la cuisse. Peu après, mêmes douleurs dans le côté droit, mais plus faibles, assez violentes parfois pour empêcher le sommeil. Evolution progressive des autres symptômes de l'ataxie.

Leyden rapporte surtout à l'action de l'eau froide la cause de la maladie. Mais, comme le dit M. Petit, on peut discuter cette manière de voir, et l'influence de l'irritation périphérique n'en reste pas moins constante.

DUPLAY : *Arch. gén. de méd.*, *1875* (cité par Talamon).

Homme ayant eu le pied droit gelé pendant la guerre de Crimée. A la suite de cette gelure, cet homme fut pris de douleurs fulgurantes dans les membres inférieurs, plus tard de titubation ataxique. En 1875, il présentait tous les signes classiques de la sclérose des cordons postérieurs avec troubles de la vue, incontinence d'urine, anaphrodisie, etc., etc.

STRAUS : **Contribution à l'étude des rapports du traumatisme et du tabès.** *Arch. de physiol. 1876.*

OBSERV. I. — Homme de 47 ans. Pas de syphilis. Fracture du tibia et du péroné gauches en 1869. Trois mois après il se recasse la jambe au même endroit. Cal difforme, non douloureux, sans adhérences ni plaie. Cinq ans après (1874), douleurs fulgurantes en coups de couteau dans la jambe gauche, d'abord intermittentes, puis sous forme de crises. D'abord limitées pendant 6 mois au lieu exact de la blessure, ces douleurs gagnent bientôt le pied et la jambe du même côté. Ce n'est que huit mois après qu'elles apparurent dans la jambe droite. Pendant ce temps aucun phénomène céphalique ni viscéral et démarche normale.

En 1878, début de l'incoordination et augmentation des douleurs. En 1879 pas d'atrophie, force conservée, ataxie des membres inférieurs, signe de Romberg et anesthésie de la plante des pieds.

Observ. II. — Homme de 40 ans. Pas de syphilis ni d'alcoolisme. En 1868 arthrite traumatique du coude droit. Au bout de quelques semaines, raideur et gonflement de l'articulation qui disparaissent en une quinzaine de jours. Six mois plus tard, affaiblissement du membre malade, qui présente bientôt de l'engourdissement et une hyperesthésie considérable. Depuis 1871 apparurent une sensation de brûlure superficielle, des crampes douloureuses dans les deux jambes et une démarche de plus en plus embarrassée.

En 1880 : Démarche ataxique. Signe de Romberg. Spasme des muscles du dos du pied. Pas de sensations de caoutchouc pendant la marche. Conservation de la force des muscles des membres inférieurs. Par moments ténesme vésical. Sens génital éteint depuis 2 ans. Dans le membre supérieur droit, hyperesthésie douloureuse et très superficielle remontant jusqu'au cou avec sensation de brûlure continuelle, mais sans fourmillements ni engourdissement. Refroidissement facile de ce membre. Ongles secs, cassants et longs, car l'action de les couper est excessivement douloureuse pour le malade, vu son hyperesthésie. Troubles trophiques des doigts et de la main. Coude déformé, mais mouvements conservés. Atrophie des muscles du bras et de l'avant-bras. Crises douloureuses thoraciques. Le bras et la main gauches sont complètement indolores et dans un état tout à fait normal.

Dans la suite, on vit apparaître du strabisme, de l'amblyopie, de la rétention transitoire d'urine, puis des lésions tuberculeuses des poumons.

Observ. III. — Fracture de la rotule gauche. Quatre mois après, douleurs fulgurantes dans le membre inférieur gauche et dix-huit mois après dans le membre inférieur droit. Enfin tabès confirmé avec incoordination, signe de Romberg, abolition des réflexes, douleurs fulgurantes, anesthésie plantaire, scotomes, strabisme.

Nous ne reproduisons pas cette observation avec plus de détails car elle est moins concluante que les précédentes. Le malade se plaignant en effet d'un peu d'affaiblissement des jambes avant sa chute, et les symptômes tabétiques étant survenus très rapidement, il est possible que l'affection centrale ait précédé le traumatisme et que celui-ci n'ait fait que hâter l'apparition des accidents médullaires.

Spillmann et Parisot : **Traumatisme périphérique et
tabès.** *Rev. de méd. 1888.*

Observ. I. — Homme de peine âgé de 30 ans, employé de
chemin de fer.

Antécédents héréditaires : La mère seule, très vive et très nerveuse, est entachée de nervosisme.

Antécédents personnels : Pas de maladie antérieure. Pas d'affection vénérienne et en particulier pas de syphilis. Pas d'alcoolisme.

En 1885, il a le pied gauche pris dans une plaque tournante,
il tombe latéralement et le genou est tordu. Des ecchymoses se
produisent de chaque côté du talon et quinze heures après survient un gonflement de la cheville et du genou. Immédiatement
après l'accident le malade trempe dans de l'eau froide, durant
5 à 10 minutes, son pied qui demeure engourdi pendant quelque temps.

Quatre ou cinq mois après ce seul accident, le malade a res-
senti des douleurs dans le mollet *gauche*, comme si on lui trans-
perçait la jambe. Ces crises douloureuses n'étaient pas quoti-
diennes, mais, lorsqu'elles survenaient, elles apparaissaient deux
à trois fois dans les vingt-quatre heures. Ces élancements, jusqu'au jour de son entrée à l'hôpital, n'avaient pas dépassé le
genou.

Au bout de 7 à 8 mois, c'est-à-dire un an après l'accident,
de semblables douleurs se manifestent dans la jambe droite.

En décembre 1886, les mouvements ataxiques commencèrent
à apparaître dans la jambe *gauche* et ensuite dans la jambe
droite ; il se produisit à cette époque une anesthésie plantaire
bilatérale.

Au 15 février 1887, abolition des réflexes plantaires et patel-
laires, démarche ataxique, conservation de la force musculaire.
Impossibilité, les yeux étant fermés, soit de marcher, soit de
rester debout dans l'immobilité.

Élancements douloureux dans les jambes, diminution de la
sensibilité plantaire, zone d'anesthésie au niveau des jambes,
retard dans la perception des piqûres, en un mot tabès confirmé.
Rien dans les membres supérieurs. En juin, crises gastriques.

E. Hitzig : **Ueber traumatische Tabès und die Pathogenese
der Tabès im Allgemeinen.** *Neurolog. Centralb. Sept. 1894.*

Observ. I. — Homme de 47 ans. Pas d'hérédité, bonne
santé antérieure. Ni syphilis, ni alcoolisme. En mai 1890, à
la suite d'un faux pas, il se fracture le radius gauche et se
fait une entorse de l'articulation tibio-tarsienne de ce côté. Vu
la fracture, l'entorse n'attire que peu l'attention, cependant,
rapidement après l'accident, le malade ressent des élancements
douloureux s'étendant des pieds à la hanche, qui, lorsqu'il est
couché, se transforment en fourmillements et en un engourdissement des membres.

Dans la jambe gauche jamais de paresthésie ni de douleurs. Dans le bras gauche il ressentit pendant une quinzaine de jours des douleurs semblables, qui, actuellement encore, surviennent irrégulièrement et s'étendent jusqu'à l'épaule en prenant un caractère lancinant au moment des changements de temps. 15 jours après l'accident, le malade ne peut plus marcher qu'avec incertitude dans l'obscurité. 6 mois plus tard apparaissent des troubles urinaires. En décembre 1891, on constate une diminution caractéristique de la sensibilité, de l'ataxie, de l'abolition des réflexes, le signe d'Argyll Robertson ; les douleurs fulgurantes existent également ainsi que les troubles urinaires.

OBSERV. II. — Homme de 55 ans, conducteur de train. Pas d'hérédité, pas de syphilis, pas d'alcoolisme. En 1884, entorse du genou droit. En août 1892, accident de chemin de fer dans lequel le malade n'est pas blessé mais fortement effrayé et subit une violente secousse de bas en haut. Quelques jours plus tard, symptômes de névrose post-traumatique, lourdeur des jambes, froid aux pieds, nombreuses paresthésies. — En janvier 1893, on constate chez lui le signe d'Argyll Robertson, une ataxie considérable des deux jambes, les signes de Romberg et de Westphal et de multiples altérations de la sensibilité.

Dans la discussion qui suit ces observations, Hitzig, après avoir compulsé les cas où la syphilis ne saurait être en cause, reconnaît qu'au point de vue symptomatique, *il n'existe aucune différence entre le tabès traumatique et le tabès spécifique.* Toutefois, il n'accepte pas la théorie de Leyden. Il se range à l'opinion qui place dans les racines postérieures ou les ganglions l'origine de l'affection, qui, le plus fréquemment, serait la syphilis, et il propose une nouvelle hypothèse pour expliquer l'influence qu'aurait l'infection sur le développement du tabès. Il conclut en disant que : Le tabès, dans tous les cas où l'étiologie peut être exactement déterminée, doit être considéré comme la suite d'une *infection.* Lorsque le traumatisme ou le refroidissement a déterminé véritablement la maladie sans autre intoxication antérieure, il semble nécessaire d'admettre que ce traumatisme ou ce refroidissement ont été les circonstances ayant permis l'introduction d'un poison qui, par son action sur le système nerveux, serait l'équivalent du poison syphilitique.

Ce serait alors faire du tabès une affection d'origine toujours *toxique,* mais relevant, soit de toxines infectieuses, soit d'une auto-intoxication réflexe.

Nous pouvons résumer également ici deux observations analogues que nous avons eu l'occasion de recueillir cette année à l'Hôtel-Dieu, au cours de notre internat chez M. le prof. Cornil.

OBSERVATION PERSONNELLE I

Homme de 45 ans, journalier. Pas de maladie infectieuse antérieure. *Pas de syphilis*, jamais de chancre, d'éruption, de maux de gorge, de céphalée, de chute de cheveux, ni aucun accident génital; pas de taches sur la peau, pas d'exostose. Pas d'éthylisme, jamais de pituite, ni de tremblements, ni de cauchemars, ni de crampes, ni de soubresauts dans les jambes avant sa maladie actuelle. Grand fumeur. Il y a six ans, il reçoit sur la jambe droite un coup de herse dont il reste une longue cicatrice s'étendant du haut en bas de la face interne de la diaphyse du tibia. Il y a trois mois, ayant monté un fardeau de 200 kilogr. au 2me étage, il est pris, en redescendant, d'une douleur lombaire des deux côtés, qui persiste depuis lors d'une façon continue. Un mois après, apparaissaient dans la jambe et la cuisse gauche, des douleurs lancinantes en coups de couteau; quinze jours plus tard, ces mêmes phénomènes douloureux se montraient dans le membre inférieur droit et le malade avait la sensation de marcher sur du caoutchouc. Vers cette même époque, il fut pris à plusieurs reprises, de sensations vertigineuses passagères, qui ne se sont reproduites qu'un petit nombre de fois. Depuis son accident, il marchait difficilement à cause de la douleur lombaire qu'exagérait la station debout, mais depuis deux mois, la marche dans l'obscurité est devenue difficile et incertaine.

En novembre 1894, diplopie passagère.

A son entrée, on constate une démarche ataxique très prononcée, avec conservation de la force musculaire. Le signe de Romberg est très net et le malade ne peut se tenir debout, même les yeux ouverts, lorsqu'il a les pieds rapprochés. Abolition totale des réflexes. Douleurs fulgurantes dans les deux membres inférieurs. Depuis le mois de janvier 1895, douleurs en ceinture, sensations d'arrachement dans la partie droite du crâne et de coups de couteau dans le poignet droit. Anesthésie plantaire. Diminution de l'acuité visuelle; signe d'Argyll-Robertson des deux côtés. Inappétence sexuelle depuis deux mois. Troubles des sphincters, miction et défécation très hâtives, allant parfois jusqu'à l'incontinence.

Au moment de quitter le service, le 31 janvier 1895, aux symptômes précédents, s'est ajouté un tremblement vibratoire très léger de la langue et des mains et, à ce que dit le malade, un peu de perte de la mémoire.

Aucune espèce d'embarras de la parole ni de troubles psychiques.

Cette observation n'est pas absolument caractéristique, car il est difficile de savoir à quelle cause exactement il faut rapporter les phénomènes médullaires. La syphilis ne saurait être invoquée avec probabilité, mais il est possible que, il y a trois mois, lors d'un effort, il se soit produit une lésion des racines postérieures de la région lombaire et qu'il faille voir là la cause du tabès. L'affection médullaire aurait alors évolué très rapidement, il s'agirait d'une véritable dégénérescence ascendante des cordons postérieurs à la suite de pincement ou de la distorsion des racines, réalisant presque absolument les conditions d'une expérience de laboratoire. Le début des phénomènes douloureux par le membre inférieur gauche au niveau duquel s'était produit un traumatisme violent il y a six ans, plaiderait au contraire en faveur de cette dernière étiologie. L'accident arrivé en 1894 n'aurait, tout au plus, fait que hâter l'apparition des symptômes tabétiques en donnant un dernier coup de fouet à une lésion demeurée silencieuse jusque-là.

OBSERVATION PERSONNELLE II

Homme de 47 ans. Employé de commerce. Pas d'antécédents héréditaires. A 11 ans, fièvre typhoïde avec rechute. Pas de syphilis et jamais rien qui paraisse pouvoir s'y rapporter. Pas de taches sur les téguments. En 1870, il a eu les deux pieds gelés. En 1876, une traverse de chemin de fer lui tombe sur les pieds et lui écrase le gros orteil droit.

Aucun symptôme nerveux jusqu'en 1885. A cette époque apparaît un mal perforant siégeant au niveau de la tête du 1er métatarsien droit (orteil écrasé). Ce mal perforant fut ultérieurement suivi de deux autres, siégeant sous la tête du 5me puis du 3me métatarsiens droits. Plus tard d'autres maux perforants se développent aux mêmes points sous la plante du pied gauche. Peu après apparaissent des phénomènes douloureux sous forme d'élancements, de coups de couteau dans les jambes. En 1889, la miction devient difficile, il y a parfois incontinence d'urine, et souvent de longues périodes de constipation. Il entre à cette époque à Laënnec où l'on porte le diagnostic de tabès. Il séjourne à diverses reprises dans cet hôpital en 1890, 1891 (à la suite d'attaques vertigineuses) et en 1892.

En 1895 il présentait les symptômes suivants : Douleurs fulgurantes dans les deux jambes ; douleurs en ceinture ; crises laryngées ; sensation d'arrachement dans le bras gauche. Signe de Romberg ; abolition absolue des réflexes ; incoordination des membres inférieurs ; instabilité et incoordination légère du bras gauche, dans le bras droit, incoordination très légère mais suffisante pour rendre l'écriture presque impossible. Mydriase légère bilatérale, signe d'Argyll-Robertson, mais pas de lésions papillaires. Troubles des sphincters, incontinence d'urine et parfois des matières fécales. Les maux perforants sont tous cicatrisés.

Dans cette deuxième observation, où la syphilis est également hors de cause, on ne peut songer à une contusion médullaire ou radiculaire ayant entraîné la dégénérescence Wallérienne des cordons postérieurs : celle-ci, du reste, n'aurait pas mis 9 ans à se développer et aurait évolué bien plus rapidement. Comme seul antécédent nous ne trouvons que le traumatisme périphérique, et les 9 ou 15 ans qui séparent l'accident ou la gelure des pieds de l'apparition des premiers signes tabétiques, éliminent l'hypothèse d'une névrite traumatique ascendante. Si l'altération des nerfs dont les maux perforants sont la signature clinique, avait été sous la dépendance directe de ce traumatisme, ce symptôme aurait dû se manifester au bout d'un laps de temps beaucoup plus court. L'intervalle qui sépare l'apparition de ces trouble trophiques de la gelure des pieds ou de l'écrasement du gros orteil, semble mesurer le temps nécessaire à la dégénérescence pour remonter jusqu'aux centres et y déterminer l'évolution tabétique.

Pour expliquer ces coïncidences, loin d'admettre un rapport de cause à effet entre le traumatisme et le tabès, on réduisait l'influence du traumatisme au développement plus hâtif du tabès et, peut-être, à la localisation du premier symptôme médullaire. Après tout ce que nous avons vu plus haut n'est-il pas très plausible d'admettre que, dans toutes les observations précédentes, à la suite de la rupture ou de la mortification des extrémités nerveuses, il s'est produit une dégénérescence rétrograde *latente* au point de vue symptomatique, mais s'étendant progressivement jusqu'aux ganglions spinaux ou jusqu'à la substance grise de la moelle. L'altération de ces centres aurait alors déterminé secondairement une dégénérescence Wallérienne des cordons postérieurs qui se manifeste par le syndrome tabès dont nous avons pu suivre ultérieurement l'évolution clinique.

Nous ne voudrions pas, cependant, que l'on généralisât

outre mesure l'opinion que nous venons d'avancer. *Nous n'entendons nullement prétendre que tous les tabès se développent exclusivement à la suite d'une lésion périphérique, mais que certains cas seulement relèvent cette origine*, tandis que d'autres peuvent apparaître secondairement à des altérations ganglionnaires ou radiculaires.

Le tabès d'origine périphérique n'est peut-être pas exactement la même affection que le tabès ordinaire, et, toutes les observations précédentes ne sont pas, en effet, des cas types de la maladie de Duchenne, mais ce serait en tous cas une affection *tabétiforme* présentant la même symptomatologie, la même évolution et caractérisée par la même sclérose systématisée des cordons postérieurs.

On peut, il est vrai, se demander pourquoi les traumatismes des membres ne déterminent pas constamment la sclérose des cordons postérieurs, occasionnent parfois uniquement de l'atrophie musculaire, ou demeurent silencieux au point de vue médullaire. Nos connaissances actuelles concernant le processus intime des dégénérescences et surtout le mode d'action des agents physiques, des poisons, des toxines sur les différents éléments du système nerveux, sont encore trop insuffisantes pour permettre d'élucider ces problèmes de haute physiologie. Il est toujours possible d'invoquer l'infériorité vitale, la moindre résistance de tels ou tels éléments par prédisposition acquise ou héréditaire ; il se peut aussi que la nature des nerfs lésés ou que la nature des agents vulnérants ait également une importance prépondérante sur l'évolution ultérieure de cette dégénérescence et ne détermine, que dans des circonstances encore indéterminées, le processus tabétique caractérisé par son évolution essentiellement chronique et progressive et par sa localisation dans le système de neurones régis par les cellules des ganglions spinaux. Mais nous ne pouvons entrer ici dans la discussion parfaitement inutile d'un problème absolument insoluble avec les données trop incomplètes encore que nous possédons aujourd'hui.

Après avoir montré que, contrairement à l'opinion généralement admise, le bout central des nerfs moteurs et sen-

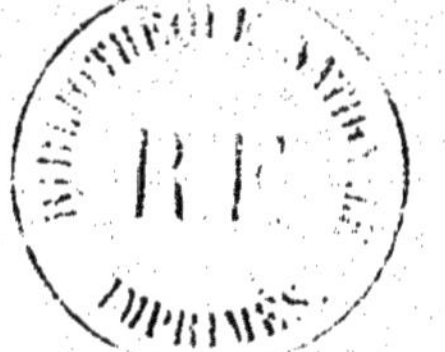

Durante. — 7.

sitifs lésés subit une dégénérescence centripète qui peut s'étendre jusqu'à la moelle, même à travers les ganglions spinaux, nous n'avons voulu dans ce chapitre qu'attirer l'attention sur l'importance des lésions périphériques dans la production des lésions centrales et sur le rôle étiologique qu'elles peuvent jouer par *propagation directe* dans des affections que, jusqu'ici, on avait, en se basant sur la loi de Waller, toujours considérées comme relevant d'une altération primitive de l'axe cérébro-spinal.

CHAPITRE TROISIÈME

—

DE LA DÉGÉNÉRESCENCE RÉTROGRADE DANS L'ENCÉPHALE

L'encéphale et la moelle, constitués par une réunion de cellules tenant sous leur dépendance trophique les cylindres-axes qui en partent, sont construits sur le même plan et sont également régis par les mêmes lois physiologiques que les nerfs périphériques.

La sclérose du faisceau pyramidal, secondaire aux lésions destructives de la zone rolandique, avait confirmé, dans les centres nerveux, la théorie de Waller. Cette dégénérescence *descendante* caractérisait même les voies *motrices* au niveau des pédoncules, de la protubérance, du bulbe, de la moelle épinière et avait permis d'en préciser le parcours, d'en délimiter exactement les rapports. Les faisceaux *sensitifs* dont les fibres naissent des noyaux inférieurs pour remonter vers l'écorce, devaient subir, d'après la même loi, une dégénérescence *ascendante* et c'est, en effet, ce que l'on constatait à la suite de lésions, tant expérimentales que cliniques, des racines postérieures, de la moelle, du bulbe et du mésencéphale. Par analogie on pouvait donc déduire, en se basant sur l'étude de ces dégénérescences secondaires, le lieu d'origine et, jusqu'à un certain point, le rôle physiologique des différents faisceaux constituant les centres nerveux. C'est en s'appuyant sur ces données fécondes en résultats que l'anatomie pathologique a fait ses plus belles découvertes et que l'on est arrivé à élucider avec une exactitude chaque jour plus parfaite la topographie si complexe de l'axe cérébro-spinal.

Les faits qui, dans les centres, concordaient mal avec la loi de Waller, n'étaient points difficiles à interpréter. Au milieu de l'enchevêtrement inextricable des éléments s'entre-croisant dans tous les sens, il eût été vraiment délicat d'affirmer que telle fibre avait subi une altération cellu-lipète en opposition formelle avec une règle que l'on consi-dérait comme absolue; aussi satisfaisait-on à l'opinion reçue, en admettant qu'il ne s'agissait que de cylindres-axes com-pris dans un faisceau mais n'en partageant ni l'origine ni la terminaison.

Il devait être, semble-t-il, indispensable d'apporter la preuve irrécusable d'une dégénérescence rétrograde dans les nerfs périphériques pour que ce phénomène pût être admis dans les centres nerveux, où sa démonstration absolue est presque impossible. Il n'en est rien cependant, car, alors que la dégénérescence rétrograde était encore à peine soupçonnée dans le moignon des amputés, c'est dans l'en-céphale que Gudden appliqua, pour la première fois, les modifications du bout central à l'étude de la topographie cérébrale. Opérant sur des animaux nouveau-nés, il avait observé que, après section d'un faisceau, le centre trophique correspondant s'altérait, que ses cellules s'atrophiaient ainsi que la portion des tubes nerveux demeurée en rapport avec lui. Mettant à profit ce phénomène qu'il attribuait à une *atrophie par inactivité* et non pas à une dégénéres-cence, il avait usé de cette méthode pour poursuivre dans les deux sens certains faisceaux sensoriels interrompus dans leur continuité.

C'est ainsi que dès 1875, cet auteur (289) (290), après extirpation du lobe occipito-pariétal, avait constaté une atrophie descendante des voies visuelles jusqu'au nerf opti-que, à travers le tubercule quadrijumeau antérieur et le corps genouillé externe, contrairement à Panizza, qui, en 1856, après énucléation de l'œil, avait signalé une dégénérescence ascendante remontant jusqu'aux circonvolu-tions postérieures.

Bientôt d'autres publications viennent apporter de nouveaux faits parlant en faveur de l'altération du bout central, car Monakow (326), en 1880, chez le lapin ; Ganzer (283), l'année suivante, obtiennent des résultats identiques à ceux de Gudden.

Jusque-là, ces recherches n'avaient été faites qu'à l'œil nu. En 1882 et 1884, von Monakow (327) (328) publie une série d'expériences remarquables, où il s'efforce, en étudiant microscopiquement les dégénérescences secondaires, d'établir les voies physiologiques de l'appareil visuel intra-cérébral. A la suite de l'ablation du globe oculaire chez le lapin nouveau-né, il relève une dégénérescence ascendante du nerf optique remontant dans le corps genouillé externe, où il y a disparition des fibres nerveuses avec conservation des cellules ganglionnaires et, dans le tubercule quadrijumeau antérieur, où les petites cellules sont complètement atrophiées. Par contre, la destruction du lobe occipital détermine une dégénérescence descendante portant sur les radiations optiques de Gratiolet, sur la substance blanche moyenne du tubercule quadrijumeau antérieur et sur les cellules du corps genouillé externe. Enfin, après section des radiations optiques en arrière de la capsule interne, il observe une double dégénérescence : l'une, ascendante, aboutissant à l'écorce ; l'autre, descendante, intéressant le corps genouillé externe et le tubercule quadrijumeau. — L'auteur conclut que le corps genouillé constitue un relai dans le trajet des voies optiques, qui se trouvent divisées en deux portions. Dans chacune de ces portions existeraient deux ordres de fibres, les unes centripètes, les autres centrifuges ; dans la première, une partie des tubes nerveux, originaires des cellules de la rétine, se rendraient au corps genouillé et s'y termineraient, tandis que les autres, naissant dans les tubercules quadrijumeaux antérieurs, se porteraient à la rétine ; dans la seconde, certaines fibres iraient de l'écorce au corps genouillé et d'autres, du corps genouillé à l'écorce. Mais, d'après cette hypothèse, vérifiée, du reste, par les recherches récentes d'histologie normale, pas plus les dégénérescences ascendantes du segment inférieur que les dégénérescences descendantes du segment supérieur ne devraient franchir le corps genouillé ; or, Mœli (325), étudiant vingt-deux faits de lésions du centre visuel cortical, confirme e qu'avaient déjà antérieurement relevé Gudden et Ganzer et constate, non seulement des altérations du corps genouillé, mais, dans le plus grand nombre des cas, une dégénérescence descendante se portant jusque dans les nerfs optiques.

Cependant nous n'insisterons pas sur ce sujet. Les observations de dégénérescence descendante des voies visuelles franchissant les relais nucléaires et passant d'un « neurone » au « neurone » suivant, sont actuellement très nombreuses ; nous ne pouvons toutes les signaler ici et nous nous bornerons à renvoyer ceux qui voudraient approfondir ce sujet aux communications de M. Déjerine et à la thèse de son élève M. Vialet (358).

Nous ne voulions qu'indiquer, en passant, cet ordre de faits qui, jusqu'à un certain point, peuvent rentrer dans notre cadre. Du reste, dans l'encéphale, l'enchevêtrement des fibres commissurales et des tubes nerveux se portant ou se rendant à l'écorce, est trop complexe pour que ces observations puissent utilement servir à appuyer l'étude des dégénérescences rétrogrades. Aussi, avons-nous dû limiter nos recherches à deux faisceaux seulement, qui, seuls, sont assez exactement déterminés dans leurs rapports, leur origine et leur terminaison pour pouvoir se prêter à la démonstration de la dégénérescence rétrograde.

I

DÉGÉNÉRESCENCE SECONDAIRE DESCENDANTE DU FAISCEAU EXTERNE DU PÉDONCULE CÉRÉBRAL

Le pied du pédoncule cérébral est actuellement bien connu, et l'on a pu établir et déterminer d'une façon assez précise sa constitution anatomique. La disposition, l'origine et la nature des fibres nerveuses qui le composent, permettent de lui considérer trois portions bien distinctes : Le segment moyen est formé par les faisceaux pyramidaux, géniculé et de l'aphasie, faisceaux moteurs qui subissent la dégénérescence descendante; en dedans se trouve le faisceau interne, longtemps appelé psychique, à rôle encore indéterminé, mais qui, d'après les recherches récentes, dégénérerait également de haut en bas à la suite de lésions du lobe frontal, de l'opercule rolandique (Déjerine) et de la région antérieure de la capsule interne.

Le segment externe porte le nom de *faisceau de Turck*. Ce faisceau, décrit encore par le plus grand nombre des anatomistes comme la continuation des pyramides *sensitives* du bulbe, comme un faisceau ascendant, est assez rarement atteint pour que Charcot ait pu dire que jamais il ne devenait le siège de dégénérescence secondaire. M. Déjerine le considère au contraire comme provenant des 2me et 3me circonvolutions temporales et le regarde comme un faisceau descendant. Nous ne sommes pas en mesure de discuter cette opinion basée, du reste, sur des faits d'observation, mais il est permis de s'étonner que, quoique les ramollissements dans cette portion de l'écorce ne soient pas chose absolument exceptionnelle, la dégénérescence descendante de ce faisceau externe n'ait été relevée qu'un nombre de fois extrêmement restreint. Il semblerait que les lésions des 2me et 3me temporales ne déterminent pas, le plus souvent, cette dégénérescence, contrairement à ce que l'on observe pour la sclérose des voies pyramidales qui suit constamment les lésions en foyer de la zone rolandique. La rareté de cette dégénérescence descendante dont les rapports avec l'écorce temporale paraissent actuellement établis, tendrait à faire penser qu'il ne s'agit pas ici d'une dégénérescence Wallérienne ordinaire. Peut-être ce faisceau est-il vraiment ascendant, vient-il s'épanouir en ramifications terminale
l'écorce temporale, et les observations concernant
rescence descendante ne sont-elles que des
rescence rétrograde. L'existence de cette
est, en effet, de notion trop réce
songé à la discuter même dans de
de nous.

Telles sont les raisons qui nous ont engagé à joindre à ce travail quelques cas de dégénérescence descendante de ce faisceau, qui ne devront rentrer dans le cadre de la dégénérescence rétrograde que si sa nature descendante n'était pas confirmée par les recherches ultérieures.

BECHTEREW : **Zur Frage üeber secundäre Degeneration des Hirnschenkels.** *Neurolog. Centralb, 1885, p. 398, et 1886, et Arch. f. Psych. XIX.*

OBSERV. I. — Homme de 58 ans, atteint de fréquentes attaques d'apoplexies à la suite desquelles s'établit une hémiplégie droite persistante avec aphasie, hémianopsie droite, diminution de la sensibilité du même côté et obtusion intellectuelle. La mort survient environ 3 ans plus tard.

A l'autopsie on constate un ramollissement de *l'hémisphère gauche* comprenant presque toutes les 1re et 2e circonvolutions frontales, la partie inférieure des deux circonvolutions ascendantes, la circonvolution temporo-pariétale inférieure, l'insula ainsi que la plus grande partie des circonvolutions occipitales, sauf la première. Dans la profondeur, le ramollissement intéressait les capsules interne et externe, le corps strié et la portion supérieure de la couche optique. Dans *l'hémisphère droit* on ne rencontrait qu'un petit foyer dans la pariétale supérieure. On relevait enfin macroscopiquement, une atrophie du corps genouillé externe et des tubercules quadrijumeaux gauches, du pédoncule cérébral gauche et de la moitié du pont de Varole. La pyramide gauche était également moitié plus petite que sa congénère du côté droit.

L'étude des coupes montre une dégénérescence presque complète du pied du pédoncule cérébral gauche intéressant, non seulement les voies pyramidales mais aussi le *segment externe* (faisceau de Turck). On ne peut retrouver, au milieu des tubes nerveux dégénérés, que quelques rares fibres conservées entre le faisceau pyramidal et le faisceau sensitif ; en descendant, cette dégénérescence s'étend sur toute la longueur du pédoncule et peut être poursuivie, pour ce qui est du faisceau pyramidal, jusque dans la moelle. Les fibres longitudinales de la moitié gauche du mésencéphale sont atrophiées. Dans l'étage supérieur du pédoncule gauche, existe une atrophie intense du locus niger de Sœmmering, ainsi que de la portion moyenne du *Ruban* de Reil. Au-dessous du pont de Varole, la dégénérescence se continue du côté gauche.

OBSERV. II. — Homme de 35 ans. Probablement syphilis ancienne. Il souffre de fréquentes céphalalgies. Il est atteint à plusieurs reprises d'attaques apoplectiformes qui bientôt le laissent hémiplégique et aphasique. Mort le 12 mars 1885.

L'autopsie montre une sclérose des vaisseaux de la base. La sylvienne gauche est oblitérée ainsi que ses deux branches postérieures. Un foyer étendu de ramollissement comprend, dans *l'hémisphère gauche*, le lobe occipital (2e, 3e et partie de la 1re circonvolution), le lobe temporal (partie moyenne des 2e et 3e circonvolutions, presque tout le gyrus lingual, la plus grande partie du gyrus fusiforme), le lobe pariétal (la plus grande partie du gyrus angulaire) ; ce foyer intéresse dans la profondeur la paroi du ventricule latéral. On trouve d'autres petits foyers circonscrits dans le segment antérieur de la capsule interne et dans le voisinage de la tête du noyau caudé. L'écorce de l'hémisphère droit est intacte, mais il existe un ramollissement de la portion antérieure de la capsule interne.

Sur les coupes on aperçoit une dégénérescence du *faisceau externe* et du *faisceau interne* du pied du pédoncule cérébral gauche. Dans le pédoncule droit, on ne trouve de dégénérescence que dans le faisceau interne, où elle est, du reste, moins étendue qu'à gauche.

On ne peut suivre la dégénérescence descendante que jusqu'à la partie supérieure du pont de Varole. Plus bas, la sclérose disparaît et les deux pyramides paraissent saines.

ROSSOLYMO : **Ein Fall totaler Degeneration eines Hirnschenkelfusses.** *Neurolog. Centrlb.* 1886, *p.* 47.

Femme de 36 ans. Ictus apoplectique le 17 juillet 1882. Hémiplégie droite totale et aphasie, paralysie du bras gauche, paresse du facial droit, dilatation des pupilles, sensibilité intacte. Au cœur, souffle systolique. On diagnostique une embolie sylvienne. Trois semaines plus tard apparaissent quelques mouvements volontaires, mais l'incontinence d'urine et des matières fécales, ainsi que l'aphasie persistent, tandis que la surdité verbale disparaît. A la paralysie du membre inférieur s'ajoute une forte contracture avec exagération des réflexes, ainsi que de violentes douleurs. Mort par le poumon 1 an et 4 mois après.

Autopsie. — Hémisphère droit normal.

Hémisphère gauche considérablement atrophié, surtout au niveau des deux circonvolutions ascendantes et légèrement au niveau de la première temporale. A la base, on constate une atrophie du pédoncule cérébral gauche, de la moitié gauche du pont de Varole et de la pyramide du même côté. En pratiquant les coupes du cerveau on s'assure qu'il existe une destruction, une transformation caséeuse de tout le lobe frontal gauche à l'exception d'une petite portion de l'insula ; une destruction complète des noyaux coudé et lenticulaire ainsi que de l'avantmur ; de toute la capsule interne, sauf une petite partie adjacente aux tubercules quadrijumeaux ; de presque tout le segment antérieur de la couche optique. En résumé, il ne restait de conservé que les parties supérieures de la moitié postérieure des circonvolutions temporales et pariétales, les circonvolutions occipitales et le faisceau postérieur de Meynert, sauf le faisceau blanc situé immédiatement au devant de ce dernier qui présentait un certain ramollissement. Sur une section transversale des pédoncules cérébraux, on relevait, à l'œil nu, une grande asymétrie, le gauche, principalement dans sa base et dans le locus niger, étant considérablement plus petit que le droit ; la calotte, du reste, était également atrophiée.

Les coupes histologiques permettaient de constater une disparition du pied du pédoncule gauche. La dégénérescence des faisceaux qui le constituent est un peu moins intense dans la portion la plus externe de ce pied. La substance noire de Sœmmering et la calotte sont également diminuées de volume. A un plus fort grossissement on voit que dans cette portion *externe* du pied, qui est la mieux conservée et qui constitue le faisceau de Turck, il ne reste qu'un très petit nombre de tubes à myéline ; on en rencontre encore moins dans le faisceau interne où ceux qui persistent sont même altérés. Dans le locus niger les cellules nerveuses sont malades. La calotte paraît saine. Dans le pont de Varole et la moelle, on relève seulement une dégénérescence descendante du faisceau pyramidal croisé droit et direct gauche.

Ces faits ne sont pas les seuls où l'on a observé une dégénérescence descendante de ce faisceau. Peu après sa première observation, Rossolymo a publié un nouveau cas de lésion des lobes temporo-pariétaux, ayant également occasionné une dégénérescence descendante des portions *externe et moyenne du pied du pédoncule (Neurolog. Centralbl., 1886, p. 172).*

Lœwenthal (311) en 1886, après destruction chez le chien de la partie moyenne du gyrus sigmoïde droit et, à gauche, de presque tout le gyrus sigmoïde, ainsi que de la portion antérieure des 2me et 3me circonvolutions externes, observe, outre la dégénérescence pyramidale, dans la portion antérieure du pédoncule gauche, une dégénérescence de la partie interne et inférieure du pied et, dans sa portion postérieure, une dégénérescence de sa partie moyenne et supérieure, en contact avec le locus niger. Plus bas, existait une atrophie de la *pyramide sensitive* gauche, ainsi que du *noyau de Goll droit.*

Dans un travail de Winkler (370) sur les dégénérescences descendantes, nous trouvons une observation d'idiote,
avec atrophie du lobe pariétal inférieur et d'une partie du
lobe pariétal supérieur jusqu'aux circonvolutions temporales
intéressées en arrière. Il y avait, ici encore, atrophie du
faisceau *externe* du pied du pédoncule.

Nous retrouverons enfin plus loin, à propos des dégénérescences cérébro-spinales, un fait expérimental analogue de
Bianchi et d'Abundo (264), qui, après lésion corticale de
la zone motrice, ont obtenu, chez le chien, une dégénérescence de *tout* le pied du pédoncule cérébral.

Bechterew avait conclu de ses autopsies, que le segment
externe du pied du pédoncule cérébral paraît être en rapport
avec les circonvolutions temporo-pariétales inférieures et que
*ce faisceau, quoique provenant des pyramides sensitives, peut,
dans certains cas, subir une dégénérescence descendante*, bien
que le plus généralement il dégénère de bas en haut.

Nous avons signalé au début de ce paragraphe l'opinion de
M. Déjerine, qui le regarde comme un faisceau descendant.
Nous ne pouvons que répéter ici ce que nous disions plus
haut, sur la rareté de cette dégénérescence qui peut faire
songer à une lésion autre que la dégénérescence Wallérienne,
ce qui nous a engagé à placer ici les observations qui pré-
cèdent.

II

Dégénérescence descendante du ruban de Reil

(*Schleife*, *Schleifensicht* des Allemands, *Lemniscus* des Anglais).

On nomme *Ruban de Reil* un large faisceau de fibres
longitudinales se portant à travers l'isthme de l'encéphale,
de la portion inférieure du bulbe à la région des noyaux
gris centraux et, peut-être, de là, en partie à l'écorce. Dans
la protubérance, il se présente sous la forme d'un faisceau
aplati s'étendant, en largeur, du sillon latéral de l'isthme à
la ligne médiane, reposant, en bas, sur le plan inférieur de

la protubérance, recouvert, en haut, par la formation réticulaire, descendant sur les parties latérales du bulbe et entrant dans la constitution de la couche interolivaire.

Suivant Testut, il représenterait la continuation du faisceau de Gowers; Mayer et Roller le faisaient naître des olives sensitives. Les recherches récentes de Spitzka, Schrœder, von Monakow, Forel, Bruce, Hösel, etc., ont, au contraire, établi qu'il tire son origine des noyaux des cordons de Goll et de Burdach du côté opposé, pour s'entrecroiser bientôt à la partie inférieure du bulbe, au niveau de la décussation supérieure des pyramides.

Quoique ce faisceau soit indivis dans son parcours protubérantiel, on peut, au point de vue de son mode de terminaison, lui distinguer trois portions différentes :

La *portion externe* (Ruban de Reil *latéral*, untere Schleife) est constituée de fibres qui s'infléchissent en dehors (*fibres arciformes*) et deviennent visibles en sortant de la protubérance au niveau du sillon latéral de l'isthme. Elles constituent ainsi une bandelette triangulaire, qui s'incline en haut et en avant, contourne le bord externe, puis la face supérieure du pédoncule cérébelleux supérieur, et arrive au-dessous des tubercules quadrijumeaux. A ce niveau, un petit nombre de fibres se portent vers la valvule de Vieussens, d'autres se partagent en deux petits faisceaux distincts qui, suivant Testut, se dirigent obliquement vers la ligne médiane, s'entrecroisent avec les faisceaux homologues du côté opposé, franchissent les testes et les nates en les traversant ou en glissant au-dessous d'eux, se reconstituent au-delà pour donner lieu aux bras antérieurs des tubercules quadrijumeaux, croisent les corps genouillés, contournent la partie postérieure de la couche optique et, d'après Meynert, iraient se jeter dans la couronne rayonnante. Pour M. Déjerine, ce faisceau n'aurait pas de rapport avec la sensibilité générale, relierait l'olive protubérantielle au tubercule quadrijumeau postérieur et représenterait une des voies centrales de l'acoustique.

Les portions *interne* et *moyenne* constituent le *Ruban de Reil médian*. Ces fibres proviennent des noyaux de Goll et de Burdach du côté opposé. Un petit nombre iraient se terminer dans le stratum intermédium de Meynert; d'autres se jetteraient dans les tubercules mamillaires (Gudden-Forel) et dans le tubercule quadrijumeau antérieur (Meynert); quelques-unes dans l'anse du noyau lenticulaire, le corps de Luys, le globus pallidus; mais, la plus grande partie, poursuivant leur marche ascendante, passent dans la formation réticulaire, peut-être dans la calotte du pédoncule, puis dans la région sous-optique (Thalamus-Schleife de Hösel) et se termineraient dans ce noyau (Meynert, Forel, Monakow, Bielchowsky, Déjerine) ou dans la couche grillagée (Mahaim) pour y subir un relai. Selon Flechsig, Bechterew, Obersteiner, Hösel, au contraire, après avoir traversé le globus pallidus, ces fibres se rendraient directement et sans interruption dans la couronne rayonnante, pour aller aboutir aux circonvolutions de l'insula (Rinden-Schleife).

De ce qui précède, il résulte qu'en se basant uniquement sur ces données anatomiques, quelque compliquées qu'elles paraissent au premier abord, le *Ruban de Reil*, réunissant les olives sensitives ou les noyaux de Goll et de Burdach aux tubercules quadrijumeaux, à la couche optique et à l'écorce, doit être considéré comme un faisceau *sensitif*. La clinique nous conduit également au même résultat, car on a relevé une hémianesthésie dans les observations où l'autopsie a montré plus tard une destruction de ce faisceau. Enfin, ce qui confirme encore ce rôle physiologique, il subit assez constamment une dégénérescence *ascendante* pour que l'on ait hésité à admettre la possibilité de sa dégénérescence descendante (Déjerine).

Nous avons pu cependant relever un certain nombre de cas de *dégénérescence descendante du Ruban de Reil* et même un fait de dégénérescence dans les deux sens simultanément.

Quoiqu'elle ait été observée à la suite de lésions corticales, c'est consécutivement à des foyers siégeant dans le pont de Varole, les pédoncules cérébraux, les noyaux gris centraux, que cette *dégénérescence descendante du Ruban de Reil* s'est montrée le plus fréquemment.

Spitzka (350), dans un cas d'hémorrhagie intéressant la moitié gauche du pont de Varole, a relevé une dégénérescence descendante avec disparition des fibres, comprenant la substance réticulée interolivaire, les *fibres arciformes* droites et pouvant être poursuivie jusqu'aux *noyaux* de Goll et de Burdach droits également dégénérés.

Witkowski (371), dans un cas d'excavation porencéphalique comprenant l'insula droit, la couronne rayonnante avoisinante, la capsule interne ainsi que les noyaux gris centraux, a rencontré une atrophie des deux tiers internes du pédoncule cérébral, tandis que le tiers externe (sensitif) était intact, et, au-delà du noyau rouge, une atrophie de la substance de Sœmmering et du *Ruban de Reil* médian.

Dans l'observation I de Bechterew, que nous avons donnée plus haut à propos du pédoncule cérébral, un ramollissement étendu de l'écorce intéressant également les noyaux gris centraux avait déterminé une dégénérescence descendante non seulement du faisceau externe du pied du pédoncule, mais encore du *Ruban de Reil*.

Bruce (268), à la suite d'une ancienne hémorrhagie ayant détruit les ganglions centraux et la capsule interne de l'hémisphère droit et ayant déterminé une atrophie du centre ovale et des deux tiers antérieurs du corps calleux, a trouvé une dégénérescence descendante des voies pyramidales ainsi que du *Ruban de Reil* droits. Les *noyaux des cordons postérieurs* correspondants étaient tous deux dégénérés et présentaient une disparition de leurs cellules nerveuses avec augmentation de la névroglie.

Voici, brièvement résumées, les autres observations que nous avons pu recueillir sur ce sujet :

MEYER : **Ueber einen Fall von Ponshämorrhagie mit Degeneration der Schleife.** *Arch. f. Psych.* XIII. 1881 (d'après Greiwe).

Foyer hémorrhagique dans la moitié droite du pont de Varole ayant détruit la calotte du pédoncule cérébral, mais respectant le faisceau pyramidal.
Dégénérescence ascendante du Ruban de Reil latéral et

médian jusque sous les tubercules quadrijumeaux. La portion la plus interne du Ruban de Reil médian est cependant respectée.

Dégénérescence descendante du Ruban de Reil en totalité, sauf ses fibres les plus postérieures. Le noyau central, le commencement de l'olive supérieure et une partie du département du trijumeau sont compris dans la dégénérescence. Plus bas on trouve une dégénérescence très nette du *Ruban de Reil médian*, de l'olive supérieure, de la portion motrice de la formation réticulaire, du noyau commun aux VIe et VIIe paires, du fasciculus teres et des racines de l'oculomoteur externe. Plus bas encore, la dégénérescence se limite au *Ruban de Reil médian*, à la substance réticulée et à la partie supérieure de l'olive inférieure droite. Ces faisceaux altérés peuvent être suivis jusqu'à la partie interne de l'olive latérale. Le champ triangulaire, adjacent à l'entrecroisement supérieur des pyramides, est également dégénéré. Le faisceau pyramidal est intact.

Schrader : **Ein Grosshirnschenkelherd mit secundären Degenerationen der Pyramiden und Haube.** *Thèse de Halle, 1884. Neurolog. Centrlb. 1885.*

Attaque d'apoplexie, mort 5 semaines plus tard.

Autopsie : Dans le pédoncule cérébral gauche existe un foyer hémorrhagique ayant détruit presque toute la calotte, ne laissant intact que 2 centimètres de la substance grise et n'épargnant, dans le pied, qu'une largeur de 2 centimètres environ.

Région inférieure de la protubérance annulaire : Dégénérescence de la pyramide gauche, des fibres passant entre l'olive supérieure et le raphé et du *Ruban de Reil moyen*.

Moelle allongée : La dégénérescence pyramidale et celle du ruban de Reil vont de pair. L'olive inférieure est très atrophiée. Le *Ruban de Reil médian* est complètement dégénéré.

Au niveau de l'entrecroisement du ruban de Reil, on voit, à gauche, la dégénérescence de l'olive, de la pyramide latérale et du stratum zonale. Les faisceaux compris à gauche dans l'entrecroisement sont dégénérés.

Dégénérescence du *noyau de Goll droit* et de la formation réticulée qui l'entoure. Le noyau de Burdach droit est un peu moins atteint.

Dans la *moelle* existe une dégénérescence des faisceaux pyramidaux croisé droit et direct gauche, mais les cordons postérieurs sont normaux.

Gebhart : **Secundäre Degeneration mit tubercul. Zerst. des Pons.** *Thèse de Halle, 1887, et Neurolog. Centrbl. 1888.*

Tumeur grosse comme une châtaigne comprimant presque tout le pont de Varole et s'étendant depuis l'aqueduc de Sylvius jusqu'aux premières stries acoustiques. Dégénérescence partielle des deux pyramides se poursuivant également dans les deux faisceaux pyramidaux croisés. Dégénérescence descendante des *deux rubans de Reil* jusque dans les *noyaux des cordons postérieurs* du côté opposé. Dégénérescence d'une partie de la formation réticulaire ne répondant pas aux faisceaux longitudinaux du ruban de Reil de la calotte et allant se terminer, en partie, dans les cordons antéro-latéraux de la moelle jusqu'à la région dorsale.

Werding : **Concrement in der rechten Substantia nigra Sœmmeringii mit auf - und absteigender Degeneration der Schleife,** *Med. Jahrb., 1888.*

Découverte accidentelle d'une concrétion ossiforme de 13^{mm} de long, siégeant, au niveau de l'isthme de l'encéphale, dans le locus niger, le long de l'aqueduc de Sylvius et s'étendant, depuis le tubercule quadrijumeau postérieur, jusqu'au milieu de l'émergence de la IIIe paire en interrompant le ruban de Reil qui a dégénéré *au-dessus.*

Au-dessous existe une dégénérescence descendante du ruban de Reil. A la hauteur de l'émergence du trijumeau, le *ruban de Reil* médian a complètement disparu, mais son faisceau latéral persiste. Vers l'acoustique le ruban de Reil, moins malade, est encore, cependant, très pauvre en tubes nerveux.

Les noyaux des cordons postérieurs paraissent intacts ainsi que les différents faisceaux de la moelle.

Schaffer : **Beitrag zur Lehre der secundären und multiplen Degenerationem.** *Virchow's Archiv. CXXII, 1890.*

Observ. II. — Enfant de 4 ans 1/2. Tuberculose pulmonaire double. Pleurésie tuberculeuse gauche.

Autopsie : Tubercule gros comme une fève siégeant à la hauteur du tubercule quadrijumeau postérieur ; il comprend le faisceau sensitif du pont de Varole, siège sur les fibres transverses profondes du pédoncule et occupe presque complètement le ruban de Reil médian droit, dont il n'y a que quelques fibres de conservées. Le ruban de Reil latéral droit est respecté.

Sur les coupes pratiquées au-dessous de ce tubercule on constate que le *ruban de Reil médian* fait défaut jusqu'à la moelle allongée, où une grande partie des faisceaux interolivaires sont absents. Il s'agit d'une dégénérescence descendante du ruban de

Reil que l'on peut suivre au-delà de leur entrecroisement jusqu'aux *noyaux des cordons postérieurs* du côté opposé dont les fibres afférentes sont raréfiées, mais· dont les cellules paraissent bien conservées.

DÉJERINE : **Sur un cas d'hémianesthésie de la sensibilité générale relevant d'une atrophie du faisceau rubané de Reil.** *Archives de Physiol. 1890.*

Hémiplégie droite et paraplégie, durant depuis huit ans, chez un homme de 58 ans. Contracture des membres paralysés. Diminution de la sensibilité générale dans toute la moitié droite du corps. Nystagmus. Mort.

AUTOPSIE pratiquée le 12 octobre, à neuf heures du matin. — Cadavre amaigri, sans atrophie musculaire véritable. Eschare sacrée du volume de la paume de la main. Broncho-pneumonie du lobe supérieur du poumon droit. Rien de particulier du côté des autres viscères.

Système nerveux. — *Encéphale.* Boîte crânienne normale. Dure-mère saine, pas de pachyméningite. Hémisphères : Corticalité normale, pas d'adhérences de la pie-mère, pas d'altérations des circonvolutions. — *Hémisphère gauche.* Coupe de Flechsig. Foyer lacunaire avec brides tapissé par une membrane de coloration ocreuse, occupant toute l'épaisseur du noyau lenticulaire et atteignant la face externe de ce dernier, mais respectant la capsule interne et l'avant-mur. Ce foyer présente un prolongement antérieur, constitué moins par une cavité véritable que par une fente cloisonnée par des brides fibreuses et occupant toute la partie antérieure ainsi que le genou de la capsule. Au niveau du genou de cette dernière, le foyer n'est séparé de la cavité ventriculaire que par l'épendyme, un peu épaisse à ce niveau. Le noyau caudé n'est pas atteint par la lésion. — *Hémisphère droit.* Rien de particulier à noter sur les coupes ; la capsule interne et externe, les ganglions, le centre ovale sont intacts. — Cervelet, rien de particulier. — Pédoncules, protubérance et bulbe : asymétrie très nette ; toute la moitié gauche est sensiblement moins développée que la droite. La dégénérescence secondaire occupe le deuxième quart interne de l'étage inférieur du pédoncule.

EXAMEN HISTOLOGIQUE pratiqué après durcissement des pièces pendant onze mois, dans le bichromate de potasse (méthode de Weigert). *Moelle épinière.* — Il existe une sclérose du faisceau pyramidal du côté droit dans toute la hauteur de la moelle épinière. A partir de la région dorsale inférieure, la sclérose latérale existe des deux côtés, et ce fait nous rend compte de la contracture intense existant dans les deux membres inférieurs, ainsi que de la paraplégie. Cette sclérose descendante diminue d'intensité, de haut en bas, comme toujours en pareil cas.

Bulbe rachidien. Coupes faites à sa partie inférieure immédiatement au-dessus de l'entrecroisement des pyramides. — A ce niveau, on constate l'existence d'une dégénérescence secondaire. Le faisceau pyramidal gauche est complètement détruit dans sa moitié interne. Les noyaux des cordons de Goll sont intacts, le gauche est un peu moins développé ; par contre, le noyau du cordon de Burdach du côté droit est beaucoup moins développé et beaucoup plus jaune que son congénère. La racine ascendante du trijumeau est normale des deux côtés. Les fibres des cordons postérieurs, qui arrivent dans les noyaux des cordons de Goll et de Burdach des deux côtés, sont normales.

Coupes faites au-dessus des précédentes, au niveau de la partie inférieure de *l'entrecroisement sensitif*. Asymétrie prononcée ; toute la moitié gauche du bulbe est moins développée que la moitié droite. Sclérose pyramidale gauche. Le noyau de Burdach du côté droit est très atrophié et jaune ; à un grossissement de 3oo on voit qu'il ne contient presque plus de cellules ni de fibres nerveuses. Les fibres qui en partent, pour aller s'entrecroiser sur la ligne médiane avec celle du côté opposé et constituer ainsi l'origine de la Schleife droite, sont extrèmement peu nombreuses. Le noyau du cordon de Goll est à peu près sain, et les fibres qui en partent, qui suivent le même trajet que les précédentes, sont à peu près aussi nombreuses qu'à l'état normal. Quant aux fibres qui, partant des noyaux des cordons de Burdach et de Goll du côté gauche, vont, après entrecroisement sur la ligne médiane, former l'origine du ruban de Reil du côté gauche, elles sont aussi nombreuses que d'habitude, et leurs noyaux ont leur structure normale. En résumé, on constate sur ces coupes : 1" Une sclérose du faisceau pyramidal gauche ; 2' une atrophie marquée du ruban de Reil du même côté ; 3o une atrophie prononcée du noyau de Burdach du côté opposé, ainsi que des fibres qui en partent ; 4" une atrophie légère du cordon de Goll également du côté opposé. Rien à noter sur le reste de la coupe.

Coupes passant par la *partie moyenne du bulbe*. — On constate les mêmes particularités, à savoir : 1o Sclérose de la partie interne de la pyramide gauche ; 2o Atrophie du ruban de Reil, du même côté ; 3' Atrophie du noyau de Burdach du côté droit, des fibres qui en partent, ainsi qu'une diminution du volume du corps restiforme du même côté et des fibres qui en partent. Les fibres qui partent de l'olive gauche paraissent un peu moins nombreuses que celles du côté opposé. Etat normal des autres parties.

Coupes passant par la *partie moyenne de la protubérance*. — Asymétrie très nette ; la moitié gauche est diminuée de volume, la sclérose du faisceau pyramidal gauche très manifeste, et, en arrière de ce faisceau sclérosé, atrophie très prononcée et sclérose du ruban de Reil (Schleife). Rien de particulier sur le reste de la coupe.

Coupes de la *protubérance au niveau des pédoncules cérébelleux supérieurs*. — Même asymétrie de la moitié gauche, même sclérose pyramidale dont les faisceaux sont ici séparés les uns des autres par les fibres du pédoncule cérébelleux moyen. En arrière, le plus interne des deux faisceaux du ruban de Reil, isolés à ce niveau et en forme de croissant, est très atrophié et du même côté que le faisceau pyramidal sclérosé. Rien à noter de particulier sur le reste de la coupe.

Coupes passant par la *région inférieure des pédoncules.* — Asymétrie très nette de l'étage inférieur qui est sensiblement diminué à gauche. A gauche, la sclérose descendante occupe le deuxième quart interne de l'étage inférieur dans toute son épaisseur. Les autres parties de cet étage inférieur sont saines. Étage supérieur : Atrophie marquée du ruban de Reil du même côté que la sclérose descendante. Cette atrophie est plus marquée dans la partie du ruban de Reil située immédiatement en arrière du locus niger (obere Schleife des Allemands) que dans la partie qui est située en arrrière et en dehors de la précédente (untere Schleife). Le locus niger est normal du côté gauche comme du côté droit. Pédoncule droit intact dans l'étage supérieur et inférieur. Le faisceau longitudinal postérieur et les noyaux rouges sont intacts des deux côtés.

Coupes passant par la *partie supérieure des pédoncules.* — Mêmes particularités pour la sclérose pyramidale et l'atrophie du ruban de Reil.

Coupes horizontales de la *capsule interne.* — La topographie de la lésion est la même que celle que l'on constatait à l'œil nu. Un peu plus de la moitié postérieure du segment antérieur de la capsule interne est détruit ainsi que le genou de cette capsule. Toute la capsule interne située en arrière du genou est intacte.

Les cas de dégénérescence du ruban de Reil (Schleife) connus jusqu'ici sont déjà assez nombreux. Dans le cas de Witkowski et de Bechterew seulement, la dégénérescence était descendante et relevait d'altérations encéphaliques. Dans les autres cas, la dégénérescence du ruban de Reil était tantôt à la fois ascendante et descendante, tantôt seulement dans l'un ou dans l'autre sens. Ces différentes particularités observées dans le sens de la dégénérescence tiennent à ce que le ruban de Reil n'est pas constitué par un seul et même système de fibres ayant le même centre de trophique et dégénérant toujours dans un même sens, mais bien à que ce faisceau rubané, comme l'ont montré les recherches embryologiques de Flechsig, Edinger, Monakow et Bechterew, est en réalité composé de plusieurs systèmes de fibres ayant des origines et des terminaisons différentes.

Dans le cas que je rapporte ici, la dégénérescence du ruban de Reil siégeait du même côté que la dégénérescence du faisceau pyramidal, et n'occupait guère que la partie de ce faisceau qui tire son origine du noyau de Burdach. On sait en effet qu'une bonne partie du ruban de Reil tire son origine des noyaux des cordons de Goll et de Burdach et que les fibres parties de ces noyaux s'entrecroisent sur la ligne médiane (entrecroisement sensitif) pour se recourber ensuite et se diriger verticalement en haut. On sait aussi que les fibres qui partent du noyau de Burdach sont beaucoup plus nombreuses que celles qui partent du noyau de Goll, et ce fait est la conséquence de la différence de volume qui existe entre ces deux noyaux.

Dans l'observation que je raporte ici, l'atrophie du ruban de Reil pouvait être suivie jusque dans la région sous-optique, mais je n'ai pu la retrouver dans la capsule interne. La dégénérescence existait donc dans toute la hauteur du ruban de Reil, mais, au niveau de la partie supérieure de la protubérance ainsi que dans le pédoncule, l'atrophie portait presque exclusivement sur la partie interne de ce faisceau, provenant des noyaux de Burdach et de Goll (obere Schleife, faisceau sensitif) se rendant à la région sous-optique et de là, au noyau lenticulaire en passant par l'anse du noyau lenticulaire, pour aboutir très probablement au lobe pariétal.

Il me reste maintenant à rechercher la cause de cette atrophie du ruban de Reil observée dans mon cas.

Nulle part, les coupes en séries que j'ai pratiquées sur toute la longueur de l'isthme encéphalique ne m'ont décelé l'existence d'une lésion en foyer pédonculaire, protubérantielle ou bulbaire, ainsi que l'ont observé dans des cas analogues plusieurs des auteurs précédemment cités. Pour expliquer la dégénérescence du ruban de Reil dans le cas actuel, on ne peut formuler que deux hypothèses :

1° Ou bien il s'agit d'une *atrophie primitive des noyaux de Burdach et de Goll,* du premier de ces noyaux surtout, ayant déterminé une dégénérescence *ascendante* du ruban de Reil ;

2° Ou bien il s'agit d'une *dégénérescence descendante* de ce faisceau, avec atrophie secondaire du noyau de Burdach et de Goll, relevant de la lésion du noyau lenticulaire rencontrée à l'autopsie, et intéressant les fibres du ruban de Reil, qui traversent le noyau lenticulaire.

M. Dejérine n'ajoute *pas un mot* de plus à la discussion de cette question pourtant si intéressante à éclaircir. Cet auteur, ainsi qu'on le voit, hésitait donc vivement à admettre dans ce faisceau la possibilité d'une dégénérescence descendante, qui aurait été en opposition formelle avec la loi de Waller, et mettait sur le même pied l'hypothèse d'une atrophie primitive des noyaux sensitifs.

Revenant tout récemment sur ce chapitre, dans une communication à la Société de Biologie (1), cet auteur s'est

(1) M. et M™ J. Déjerine. Sur les connexions du ruban de Reil avec la corticalité cérébrale. *Soc. de Biologie*, séance du 6 avril 1895.

absolument rallié à la dégénérescence rétrograde du ruban
de Reil ainsi qu'à la forme atrophique et à la marche
cellulipète de cette altération, en s'appuyant sur une partie
des travaux antérieurs que nous avons signalés dans les
chapitres précédents.

Notons encore en passant que dans cette observation
de M. Déjerine, détail que cet auteur ne fait pas ressortir,
malgré le foyer cérébral unilatéral gauche, le faisceau pyramidal croisé gauche est également touché, mais ceci *seulement à partir de la région dorsale*.

**MAHAIM : Ein weiterer Beitrag zur Lehre vom Verlauf der
Rindenschleife und centraler Trijeminusfasern beim Menschen.**
Arch. f. Psych XXV, 1893.

Femme de 69 ans, syphilitique. En 1870, attaque apoplectique avec paralysie et contracture du bras gauche et parésie de
la jambe gauche. Plus tard amyotrophie surtout marquée au
bras gauche, moins accentuée dans la jambe paralysée. Pas de
troubles sensitifs. Le facial paraît intact. Mort par pneumonie.

AUTOPSIE : Pas de lésions cérébrales. Circonvolutions normales ainsi que le cervelet. Pédoncule cérébral droit ainsi que
la pyramide droite plus petits qu'à gauche. *Foyer* dans le 1/3
antérieur de la calotte du pédoncule droit. En avant, il se prolonge jusqu'à la partie la plus postérieure de la couche optique
et atteint latéralement le segment postérieur de la capsule interne.
Ce foyer est constitué par un kyste hémorrhagique irrégulier
qui a détruit le corps genouillé interne et une partie du corps
genouillé externe. Sur la ligne médiane il s'étend jusqu'au
noyau rouge demeuré intact.

(Nous laissons de côté les dégénérescences secondaires ascendantes qui ne nous intéressent pas ici).

Sur les coupes on constate que le pied du pédoncule cérébral droit est plus petit que le gauche. Les deux parties du
faisceau principal du ruban de Reil, à la hauteur du noyau
rouge, manquent presque totalement à droite, sauf ses fibres les
plus supérieures qui sont conservées des deux côtés, tandis que
ses fibres moyennes, qui se portent aux tubercules quadrijumeaux et au thalamus, sont complètement dégénérées. — Dans
le *pont de Varole*, la pyramide droite est très réduite. Le
ruban de Reil droit montre une disparition presque totale de
ses éléments ; on n'y rencontre que de rares fibres constituant un
maigre faisceau le long du raphé et formant plus haut la petite
portion conservée que l'on retrouve dans le pédoncule. Le
ruban de Reil moyen, en tant que faisceau en rapport avec le

raphé, n'est plus reconnaissable. Le ruban de Reil latéral est intact. Le noyau sensitif gauche du trijumeau a complètement disparu.

Dans le *bulbe* les *noyaux des cordons postérieurs* gauches sont atrophiés. La pyramide droite est plus petite que la gauche. Les 9/10 des fibres qui partent des noyaux de Goll et de Burdach gauches, pour constituer l'entrecroisement supérieur des pyramides, ont disparu. Les faisceaux qui traversent la substance réticulée, entre le plancher du quatrième ventricule et l'olive, font défaut à gauche. La substance interolivaire droite est aux trois quarts plus petite que la gauche. Le reste du faisceau antéro-latéral parait normal.

HÖSEL : Ein weiterer Beitrag zur Lehre vom Verlauf der Rindenschleife. *Arch. f. Psch. XXV, 1893.*

Vieux foyer hémorrhagique siégeant dans le tiers antérieur de la calotte du pédoncule cérébral droit, atteignant le segment postérieur du thalamus, le pulvinar, la portion de la capsule interne, et côtoyant la partie la plus postérieure du noyau lenticulaire. Les faisceaux latéraux de la commissure postérieure, ainsi que le segment dorso-médian du corps genouillé externe, sont compris dans le foyer.

Au dessous de ce foyer, le pied du pédoncule cérébral droit est plus petit que le gauche.

À la hauteur du noyau rouge, le faisceau principal du ruban de Reil manque à droite et sa portion latérale, qui se porte des tubercules quadrijumeaux au thalamus, est dégénérée.

Plus bas le noyau sensitif du trijumeau a disparu. Le *ruban de Reil* droit est presque privé de fibres ; son faisceau latéral est intact, mais son faisceau médian, près du raphé, n'est plus reconnaissable.

La substance intérolivaire droite présente trois fois moins de tubes nerveux qu'à gauche ; les faisceaux qui traversent la substance réticulée font défaut à droite, ainsi que le faisceau de Meynert qui traverse la pyramide droite. Les fibres arciformes externes sont intactes.

La pyramide droite est plus petite que la gauche. Les *noyaux des cordons postérieurs gauches* sont atrophiés et les 9/10 des fibres qui en partent pour s'entrecroiser avec ceux du côté opposé ont disparu.

Dans la discussion qui suit cette observation, Hösel, après avoir rappelé la distribution anatomique du ruban de Reil, admet qu'il s'agit ici d'une *dégénérescence descendante de ce faisceau,* quoique ses cellules d'origine siègent dans les noyaux des cordons postérieurs.

C. Jacob : **Ueber einen F⸳⸳ vom Hemiple⸳. und Hemi-
anästhesie bei einseitiger Zerstorung der Thalamus opticus,
etc., etc.** *Deutsch. Zeitschrift f. Nervenheilk*, V, *1894*. *Neurolog.
Centralb., fév. 1895.*

Homme de 5o ans, bon état général. A l'âge de 32 ans,
il reçut un coup violent à la suite duquel il fut atteint d'une
hémiplégie droite. Quelque temps avant sa mort, qui survint
par suite d'une affection cardiaque, il présentait les symptômes
suivants :

Grande diminution de l'acuité visuelle des deux côtés ; ophtal-
moplégie complète interne et externe de l'oculo-moteur commun
gauche ; nystagmus horizontal ; immobilité de la pupille gauche.
A droite, paralysie complète du droit supérieur, partielle du droit
inférieur et de l'élévateur de la paupière ; conservation du réflexe
pupillaire à la lumière, abolition du réflexe à l'accommodation ;
nystagmus dans tous les sens.

Paralysie faciale de la langue à droite. Pas d'aphasie, mais
une grande lenteur dans la parole et de la difficulté à articuler
les mots.

Paresse considérable des muscles du bras droit, parésie
moins forte de la jambe droite. Pas d'atrophie musculaire.
Hémiparésie sensitive droite très accentuée, intéressant surtout
le tact et la température. Exagération des réflexes, mais pas de
phénomène du pied. Goût et odorat conservés.

Autopsie : Dans le cerveau, foyer considérable à la base
siégeant surtout à gauche où la couche optique, la plus grande
partie de la capsule interne et les deux segments internes du
noyau lenticulaire sont complètement détruits, ainsi que le
tubercule quadrijumeau antérieur gauche, la moitié antérieure
du droit, le corps genouillé interne et une partie du corps
genouillé externe. Tout le noyau de l'oculomoteur commun
gauche, la moitié antérieure de ce noyau droit sont détruits
ainsi que la région de la calotte à gauche jusqu'au bord supérieur de la protubérance.

La *dégénérescence descendante* comprend le *ruban de Reil*
gauche ainsi que les fibres arciformes internes droites, le pédoncule droit, une partie du gauche, la substance réticulée de la
calotte, surtout sa portion centrale, l'olive inférieure gauche et
la moitié inférieure de l'olive droite. La substance blanche de
l'hémisphère cérébelleux droit, le corps dentelé droit sont en
partie touchés ainsi que la racine descendante du trijumeau
gauche, le faisceau longitudinal postérieur gauche, le corps restiforme droit et le corps trapézoïde. Dans les noyaux on constate une atrophie discutable du noyau sensitif du trijumeau
gauche, mais les *noyaux* de Goll et de Burdach droits sont
sûrement atteints, ainsi que le faisceau pyramidal que l'on peut
suivre jusqu'à la région lombaire. Dégénérescence descendante
de l'oculomoteur gauche et droit, du nerf optique gauche, et
dégénérescence partielle du nerf optique droit. Les autres nerfs

périphériques ainsi que les cordons postérieurs de la moelle sont normaux.

Nous rapporterons plus bas, à l'occasion des cordons postérieurs, les observations de Wollenberg et de Greiwe (voy. p. 135) où existait également une dégénérescence descendante du ruban de Reil, consécutive à une lésion du pédoncule cérébral.

Toutes les observations précédentes concernent des foyers siégeant dans le mésencéphale ou les noyaux gris centraux. Mais dans quelques autres, le point de départ semble être plus éloigné encore et la suivante paraît concerner des lésions corticales plus ou moins étendues ayant entraîné la dégénérescence descendante du ruban de Reil.

O. Hösel : **Die Centralwindungen ein Centralorgan der Hintersträngen.** *Arch. f. Psych. XXIV, 1892.*

Dans l'hémisphère gauche existe un foyer de ramollissement intéressant toute la pariétale ascendante, ayant 1 centim. de large et s'étendant, en hauteur, de 1/2 centim. au-dessus de la scissure de Sylvius, jusqu'au lobule paracentral. Les autres circonvolutions sont normales. Les ventricules latéraux sont dilatés et le gauche présente une extension en rapport avec la lésion de la circonvolution affectée.

Le pédoncule cérébral gauche atrophié est plus petit que le droit. Dans la moelle allongée la pyramide gauche est le quart de la droite.

Sur les coupes on peut constater que le faisceau principal du *ruban de Reil* gauche a disparu presque totalement. Le noyau sensitif du trijumeau est également très altéré, mais la racine descendante de ce nerf est normale. La substance interolivaire gauche est le cinquième de celle du côté opposé. Le corps restiforne gauche est plus petit que le droit, mais les fibres qui en partent pour se porter à l'olive paraissent normales. Le faisceau fondamental antéro-latéral gauche contient moins de fibres que celui de droite. Des fibres arciformes externes, les postérieures sont atrophiées à droite et les antérieures à gauche. Presque toutes les fibres arciformes internes de la formation réticulaire, qui passent entre l'olive et le plancher du IV⁰ ventricule, manquent à droite. Les noyaux des cordons postérieurs droits sont atrophiés, particulièrement le noyau interne du faisceau de Burdach; le noyau de Goll l'est moins; quant au noyau externe du faisceau de Burdach, il paraît normal. Les fibres nerveuses qui partent de ces noyaux pour se porter vers la ligne médiane et s'entrecroiser ne peuvent être retrouvées qu'avec la plus grande difficulté.

Nous retrouverons plus loin l'observation de Hösel et Flechsig, dans laquelle, après lésion corticale, existait également une dégénérescence du ruban de Reil, mais qui se propageait jusque dans les cordons postérieurs de la moelle.

Comme tous les faits cliniques, ceux que nous venons de passer en revue peuvent prêter le flanc à une objection sérieuse. Il ne serait, en effet, pas absolument impossible que, chez ces malades, à côté du foyer mésencéphalique ou cortical, existât une lésion des noyaux bulbaires sensitifs, à laquelle on serait en droit de rapporter la dégénérescence du ruban de Reil, plutôt que de faire intervenir dans ce faisceau une dégénérescence descendante, contraire à la loi de Waller.

Mais *l'expérimentation*, en reproduisant exactement ces mêmes lésions secondaires, est venue confirmer pleinement cette dégénérescence cellulipète.

Homèn (295), étudiant en 1882 les dégénérescences secondaires aux altérations de l'écorce, avait déjà signalé exceptionnellement une dégénérescence descendante du ruban de Reil, à travers la protubérance et la moelle allongée.

Von Monakow : **Neue experimentelle Beiträge zur Anatomie der Schleife.** *Neurolog. Centrabl.,* *15 juin 1885.*

Chez un chat nouveau-né, extirpation des circonvolutions postéro-inférieures du lobe occipital droit. La curette intéresse également, dans la profondeur, le pont de Varole, près de l'origine du trijumeau, ainsi que la portion adjacente du ruban de Reil.

Ayant sacrifié le sujet six mois plus tard, on constate :

1° Une destruction presque totale du *ruban de Reil inférieur* et des faisceaux voisins jusque dans la moelle allongée. On peut en particulier poursuivre cette atrophie descendante dans un faisceau dépendant du ruban de Reil inférieur descendant dans le cordon antéro-latéral, au voisinage de la corne postérieure, pour se terminer quelque part dans la substance grise de la moelle. Ce faisceau n'est autre que le *faisceau latéral aberrant* de *Monakow* ou *faisceau latéral externe* de *Meynert* qui, d'habitude, dégénère de bas en haut à la suite de l'hémisection de la moelle.

2° Une atrophie de la portion *latérale droite du Ruban de Reil* qui peut être poursuivie dans la substance interolivaire, à travers le raphé, jusque dans les *noyaux* de Goll et de Burdach gauches également intéressés.

Le *faisceau de Goll* lui-même est plus petit que celui du côté opposé.

Marchi (314) (317), au cours d'une série d'expériences sur lesquelles nous aurons à revenir ultérieurement, signale une dégénérescence du ruban de Reil et des corps restiformes, à la suite de l'extirpation d'un lobe cérébelleux.

Ce même auteur, pratiquant avec Algeri (318) de nouvelles recherches que nous reprendrons avec plus de détails à propos des cordons postérieurs, a obtenu chez trois chiens et un singe, après destruction de l'*écorce motrice*, sur une étendue de 1,5 cent. des fibres dégénérées non seulement dans le pied du pédoncule, mais encore dans les *rubans de Reil moyens* des deux côtés, dans la substance réticulée et dans les corps restiformes.

Enfin Mœli (325), à la suite de lésions corticales, a pu également constater une dégénérescence descendante des faisceaux sensitifs mésencéphaliques, en particulier du ruban de Reil, et admet la direction cellulipète de ces lésions secondaires.

Tels sont les faits que nous avons pu rassembler concernant des lésions rétrogrades dans l'isthme de l'encéphale. Isolées, ces observations n'auraient qu'une faible valeur car on pourrait songer soit à une erreur d'interprétation, soit à la coïncidence d'une lésion cérébrale et d'une lésion bulbaire. Mais elles sont aujourd'hui assez nombreuses pour nous permettre d'admettre d'une façon indiscutable l'existence, dans certains cas, d'une *dégénérescence secondaire cellulipète de ces tubes nerveux, se propageant du point lésé vers la cellule d'origine et analogue à ce que nous avons relevé dans les nerfs périphériques sous le terme de dégénérescence rétrograde*. Nous ne pouvons entrer, ici, dans plus de détails sur toutes les dégénérescences secondaires cérébrales ; ce sujet nous entraînerait trop loin. Toutes celles, du reste, qui intéressent les voies sensitives dans le sens centripète ou les voies motrices dans le sens centrifuge, rentrent dans la loi habituelle et ne cadrent pas avec le plan de notre travail ; la plupart des autres se rapportent à des faisceaux dont le caractère moteur ou sensitif est encore mal établi ou ne se base, précisément, que sur le sens de ces dégénérescences secondaires. Enfin, toutes les voies commissurales comportent probablement un échange de fibres dans les deux directions et doivent, par conséquent, dégénérer normalement d'un côté et de l'autre. L'étude de ces lésions cérébrales n'aurait rien apporté à l'appui de notre thèse vu, précisément, la complexité de ces commissures de toutes sortes, aussi les avons-nous systématiquement négligées pour ne nous occuper que des dégénérescences descendantes dans les faisceaux actuellement reconnus comme sensitifs de par leur origine, leur terminaison et leur dégénérescence secondaire presque toujours ascendante.

Quant aux voies motrices, nous n'avons retrouvé aucune observation dans la littérature où l'on ait noté une dégénérescence ascendante du faisceau pyramidal dans le mésencéphale. Nous verrons plus bas qu'il n'en est pas de même dans la moelle.

Les faisceaux que nous venons de passer en revue sont, en effet, éminemment des faisceaux sensitifs et nous les avons choisis à dessein.

Les *fibres visuelles* le sont nécessairement.

Ainsi que nous l'avons déjà dit plus haut le *faisceau externe du pied du pédoncule* est considéré généralement comme la suite des pyramides sensitives bulbaires. Il se peut, ainsi que le soutient M. Déjerine, qu'il soit composé d'éléments à centre trophique supérieur ; mais il est également possible, ainsi que nous le disions plus haut, que les faits de cet auteur se rapportent à des cas méconnus de dégénérescence cellulipète. En tous cas, l'expérience de Lœwenthal où une dégénérescence descendante passant dans cette région aboutissait aux noyaux sensitifs du bulbe eux-mêmes malades, montre qu'il existe dans le pied du pédoncule des tubes nerveux d'origine bulbaire et que ces tubes nerveux peuvent, dans certaines circonstances, subir une dégénérescence secondaire descendante.

Quant au *ruban de Reil*, sa nature sensitive est actuellement établie sur des faits assez nombreux pour ne plus prêter à discussion. Mais, vu sa complexité, on pourrait objecter que dans les observations précédentes il s'agissait de tubes nerveux descendants ne faisant qu'accompagner les fibres ascendantes sur un plus ou moins long trajet. Cette objection est aisément réfutée par l'état des *noyaux de Goll et de Burdach* qui, presque constamment, ont été trouvés altérés, donnant ainsi la preuve de la nature indiscutablement sensitive des éléments lésés et de la marche cellulipète de la dégénérescence secondaire.

Le siège des foyers primitifs capables de déterminer cette dégénérescence descendante du ruban de Reil est actuellement une question à l'ordre du jour, car il s'y relie la détermination exacte des points où vient se terminer ce faisceau complexe.

Hösel et Flechsig, se basant sur l'intégrité des cellules de la couche optique dans les observations que nous avons citées plus haut, admettent que les éléments nerveux constituant le ruban de Reil moyen, partis des noyaux bulbaires sensitifs, se porteraient directement à l'*écorce* pour se terminer dans la région des circonvolutions centrales, sans s'arrêter au niveau des noyaux gris centraux (Rinden-Schleife). Cette opinion est, du reste, soutenue également par Edinger, Bechterew et Obersteiner. On comprendrait alors aisément qu'un foyer *cortical* puisse amener une dégénérescence rétrograde se poursuivant à travers le mésencéphale dans le ruban de Reil jusqu'aux noyaux sensitifs du bulbe.

Mahaim, au contraire, et von Monakow s'inscrivent en faux contre cette théorie. Pour eux, les fibres parties des noyaux bulbaires, après s'être entrecroisées, viennent se terminer dans la portion inféro-externe de la couche optique. Dans ce noyau peuvent prendre naissance d'autres fibres allant se ramifier dans l'écorce ; mais le trajet, des noyaux des cordons postérieurs d'un côté, à l'écorce cérébrale de l'autre, se ferait par *deux neurones* avec relai dans la couche optique.

Dans une communication toute récente, Mme et M. Déjerine se rallient à cette opinion en se basant sur plusieurs faits personnels dans lesquels, à la suite de lésions corticales anciennes, n'existait aucune altération du ruban de Reil. Pour eux, l'atrophie cellulipète de ce faisceau ne pourrait survenir que lorsque le foyer intéresse la couche optique.

Cependant von Monakow, Mahaim, Mœli ne sont

point aussi affirmatifs. Pour ces auteurs, l'écorce conserverait une influence sur la vitalité de ces voies sensitives qui
pourraient, lorsque les circonvolutions sont lésées, subir une
dégénérescence descendante cellulipète, depuis le centre
ovale jusqu'aux noyaux de Goll et de Burdach du côté
opposé. Mahaim admet donc la possibilité d'une *dégénérescence rétrograde des voies sensitives cérébro-bulbaires, même
à travers le relai de la couche optique*. En effet, l'interposition
d'un relai ganglionnaire n'arrête pas nécessairement les
progrès d'une dégénérescence secondaire et nous aurons
l'occasion de voir plus loin de nombreux faits dans lesquels
la dégénérescence s'est nettement propagée d'un neurone
au neurone suivant. En fait, l'opinion de Mahaim est
appuyée par les observations de Schrader, de Hösel et
Flechsig, de Hösel, etc., etc., et, ce qui est plus probant encore, par les expériences de Homèn, de Marchi
et Algeri, de Moeli, etc., etc., qui ont obtenu cette
altération secondaire des faisceaux sensitifs bulbaires à la
suite de foyers siégeant dans l'écorce et n'intéressant nullement les noyaux gris centraux.

CHAPITRE QUATRIÈME

DÉGÉNÉRESCENCES RÉTROGRADES CONSÉCUTIVES
A UNE LÉSION MÉDULLAIRE

Nous avions besoin de nous appuyer sur les notions précédentes avant d'entamer les observations concernant l'axe spinal. Il importait d'établir tout d'abord, à l'aide de données indiscutables, la possibilité d'une altération ascendante dans les voies motrices (ce que nous avons vu déjà à propos des nerfs périphériques) et descendante dans les voies sensitives (ce qui a fait le sujet du chapitre précédent) avant d'étudier ces lésions dans un centre aussi complexe que la moelle et dont l'anatomie est encore si mal élucidée.

La substance blanche médullaire n'est pas, en effet, composée de faisceaux ayant une entité parfaite, dans chacun desquels tous les éléments présentent une valeur physiologique identique.

L'enchevêtrement des fibres d'origine corticale, radiculaire ou directement médullaire, rend sa complexité extrême et les faisceaux, même les mieux déterminés, non seulement ont des limites assez diffuses, mais contiennent, en outre, des tubes nerveux ne faisant que les accompagner et ne partageant ni leur origine, ni leur terminaison. De cette disposition, bien établie par les recherches antérieures, résultait une tendance naturelle, chaque fois que l'on se trouvait en présence d'un phénomène ne cadrant pas avec les idées reçues, de l'attribuer à une lésion de la substance grise, des cellules des cordons, entraînant la dégénérescence d'une variété spéciale de fibres commissurales; aussi le développement d'une dégénérescence rétrograde était-il le plus souvent très difficile, sinon impossible, à démontrer d'une façon irréfutable.

Actuellement, à la suite des faits que nous venons de passer en revue dans les chapitres précédents, l'existence d'une dégénérescence secondaire cellulipète dans les différents cordons de la moelle ne saurait plus surprendre, puisque nous l'avons déjà rencontrée dans les nerfs périphériques et dans les faisceaux encéphaliques qui se prêtaient à cette étude. Nous devrons toutefois nous borner à un petit nombre d'observations concernant les cordons postérieurs et le faisceau pyramydal croisé qui, seuls, présentent des limites assez bien établies, une systématisation assez régulière, une individualité assez homogène pour pouvoir servir utilement à la démonstration que nous poursuivons dans notre thèse.

I

DÉGÉNÉRESCENCE DESCENDANTE DES FAISCEAUX SENSITIFS
DE LA MOELLE

Turck, en 1853, avait déjà signalé une dégénérescence descendante de faible étendue dans les cordons postérieurs à la suite d'une lésion médullaire. Westphal, en 1870, constata le même fait, expérimentalement d'abord, puis dans deux cas, l'un de compression par métastase sarcomateuse, l'autre de fracture de la colonne vertébrale dans la région dorsale. Il décrit cette dégénérescence sous forme d'un ovale siégeant à la partie moyenne des cordons postérieurs, et d'un coin situé dans la portion la plus postérieure des faisceaux de Goll.

Schiefferdecker en 1876, Strumpel, Kahler et Pick, en 1880, y reviennent à propos de compressions médullaires. Schultze, en 1882, en donne le premier une bonne description et laisse son nom à une des formes de ce faisceau descendant. Enfin Marie, l'étudiant sur la moelle de paralytiques généraux et de pellagreux, Gombault et Philippe, reprenant cette question en détail, dans une série d'observations récentes, insistent sur la triple localisation que l'on peut observer de ces fibres descendantes et décrivent, comme siège de ces altérations, la portion la plus postérieure du faisceau de Goll dans la région sacrée, la portion moyenne de ce faisceau, près du septum, dans la région lombaire et enfin le long de la partie moyenne du cordon postérieur, entre le faisceau de Goll et le faisceau de Burdach, dans la région cervico-dorsale.

La pathogénie de cette lésion avait été discutée. Schiefferdecker en faisait une dégénérescence traumatique, mais depuis les travaux plus récents de Tooth on admet d'une façon assez générale qu'il s'agit ici de fibres commissurales courtes descendantes d'origine médullaire.

Il faudrait, croyons-nous, séparer cette dégénérescence descendante, nettement fasciculée, de celle observée par Kölliker, Ramon y Cajal, Oddi et Rossi, Berdès, Marinesco, qui se rapproche davantage de la corne postérieure, est plus éparse, moins systématisée et qui, obtenue après section de racines postérieures, paraît dépendre de rameaux descendants de ces racines.

Un des principaux caractères de ces deux ordres de fibres descendantes est leur *brièveté*. Se portant d'un segment de la moelle à un segment très voisin, leur dégénérescence ne peut s'observer que sur une petite hauteur au-dessous du point lésé qui ne dépasse guère 4 centimètres et ne se propage jamais à plus de 5 à 6 centimètres.

Nous avons longuement insisté sur ce sujet dans la première partie de ce travail, aussi n'y revenons-nous ici que pour mémoire, car nous avons à nous occuper de quelques faits concernant une dégénérescence descendante beaucoup plus étendue, tant dans les cordons postérieurs que dans les faisceaux sensitifs des cordons latéraux. Cette dégénérescence, aussi bien par le nombre considérable de tubes nerveux qu'elle comprend, que par la grande hauteur sur laquelle on la retrouve, se différencie nettement du faisceau de Schultze ainsi que des fibres radiculaires descendantes et paraît, nous semble-t-il, relever d'une altération rétrograde de ces tubes nerveux mêmes qui, normalement, dégénèrent de bas en haut.

Westphal (365), en 1878, à la suite d'une compression de

la moelle par une tumeur non adhérente, ayant détruit presque toute la corne postérieure et le cordon postérieur droit, vers la cinquième paire cervicale, constate, au dessous, une dégénérescence descendante dans les cordons postérieurs qui, plus ou moins étalée suivant la hauteur de la coupe, comprenait, dans la partie inférieure du renflement cervical, immédiatement au-dessous du point comprimé, les deux cordons de Goll, et, au niveau de la *10me dorsale*, tout le faisceau de Burdach et les trois quarts les plus antérieurs du faisceau de Goll gauche. Dans les cordons latéraux, on rencontrait également une dégénérescence descendante répondant comme siège aux faisceaux cérébelleux et de Gowers, mais dans cette partie de la moelle les fibres sont trop entremêlées pour pouvoir affirmer la nature des éléments touchés. La substance grise était intacte. Cette dégénérescence descendante n'était pas régulière mais s'étalait par places, particulièrement à la hauteur de la 10me dorsale, où elle occupait une surface plus considérable que dans les coupes sus et sous-jacentes. Au niveau des points dégénérés il n'y avait plus trace de myéline ni de sections nerveuses et rien que du tissu conjonctif.

Kahler et Pick (305), dans une observation de compression par fracture au niveau de la 6me cervicale, poursuivent jusqu'à la région dorsale inférieure, où elle s'éteint peu à peu, la dégénérescence des cordons postérieurs qui intéresse les parties moyenne et postérieure des faisceaux de Goll et la zone intermédiaire entre les faisceaux de Goll et de Burdach.

Strumpel (354) dans un cas de myélite transverse siégeant entre la 3me et la 6me dorsale, trouve des fibres dégénérées descendantes dans tout le cordon postérieur quoique, à vrai dire, plus condensées au niveau du faisceau virgule, et peut les suivre jusqu'à la partie inférieure de la région dorsale où existe également une diminution des cellules de la colonne de Clarke, ce qui, ainsi que nous le verrons plus loin, ne plaide nullement contre l'hypothèse d'une dégénérescence descendante cellulipète.

Codeluppi (272), après compression au niveau de la 5me cervicale par une exostose, rencontre une *sclérose totale des cordons latéraux* se poursuivant jusque dans la moelle dorsale et lombaire ; dans les cordons postérieurs, les modifications ne descendaient qu'à 2 centim. au-dessous de la lésion. Ici, à n'en pas douter, les fibres ascendantes des *faisceaux cérébelleux directs et de Gowers* ont subi une dégénérescence descendante.

Nous ne ferons que signaler les observations de Barbacci (260) et de Daxemberger (274) concernant, la première un tubercule de la moelle au niveau de la 6me dorsale environ, et la seconde une compression par carie vertébrale dans la région cervicale inférieure. Dans ces deux observations existait une dégénérescence descendante des cordons postérieurs correspondant assez exactement par sa topographie, aux faisceaux de Schultze, au centre ovale de Flechsig et au coin de Gombault et Philippe ; mais elle se distinguait des autres faits analogues par son étendue considérable, car on pouvait, dans les deux cas, poursuivre cette dégénérescence des voies sensitives jusque dans la région lombaire. Enfin nous résumerons dans le paragraphe suivant l'observation de Schmaus, dans laquelle, à côté d'une dégénérescence ascendante du faisceau pyramidal, existait, dans les cordons postérieurs, une dégénérescence descendante très étendue présentant les caractères histologiques de la dégénérescence rétrograde.

Nous donnons avec plus de détails l'expérience de Lœwenthal, beaucoup plus concluante que tout ce qui précède.

Nous verrons plus bas que Gombault et Philippe, dans leur observation III, signalent également une dégénérescence descendante du faisceau de Gowers.

Lœwenthal. : **Note relative à l'atrophie unilatérale de la colonne de Clarke chez un jeune chat opéré à la partie inférieure du bulbe.** *Revue méd. de la Suisse Romande. Janvier 1886.*

Section du segment dorso-latéral de la partie inférieure du bulbe, du côté droit, sur un jeune chat de 12 à 14 jours, le 15 juin 1885.

Cinq jours plus tard, réunion de la plaie par première intention. On le sacrifie le 7 août, six semaines après l'opération.

A l'autopsie, cerveau et moelle d'apparence normale. Pas traces d'inflammation.

L'examen histologique du *bulbe* montre que la cicatrice a une direction obliquement ascendante... On constate que du cordon de Burdach il ne reste conservé que la partie profonde et interne, c'est-à-dire celle qui est dirigée vers la substance grise médiane. Le faisceau cérébelleux est presque totalement intercepté. Tout au plus sont conservées les fibres dispersées en dehors du noyau antéro-latéral. La solution de continuité du faisceau pyramidal n'est pas complète, car, au niveau de la partie inférieure de l'entrecroisement des pyramides, la région du processus réticulaire est encore en grande partie intacte; par conséquent, celles des fibres du faisceau pyramidal qui ont déjà subi l'entrecroisement à ce niveau ont dû nécessairement échapper à la lésion expérimentale.

Les parties de la substance grise atteintes au niveau de la cicatrice sont : le noyau du cordon de Burdach, la tête et le cou de la corne postérieure; la substance grise du processus réticulaire, la partie dorsale du noyau antéro-latéral au niveau de son extrémité inférieure.

⸱lons tout spécialement que le cordon grêle est seulement un ⸱⸱né, mais a échappé à la lésion.

⸱⸱ondaires descendantes : Outre le faisceau pyramidal ⸱⸱égénérescence et une atrophie très appréciable ⸱cale, c'est encore le cordon cunéiforme de ⸱nte une rétraction plus ou moins manifeste, ⸱éjà vers la partie inférieure de la région cervicale, ⸱mmencement de la région dorsale c'est le faisceau ⸱ul présente encore l'atrophie secondaire que l'on ⸱⸱à la partie supérieure de la région lombaire.

⸱ement du faisceau cérébelleux n'offre pas de diffé⸱ole des deux côtés.

⸱i fut une surprise pour nous-même, c'est la disparition ⸱is complète des cellules ganglionnaires de la colonne de ⸱ue l'on constate, du côté correspondant à la lésion, depuis ⸱ sixième paire dorsale jusqu'à la troisième paire lombaire.

⸱entre les 4e et 5e paires dorsales on ne peut méconnaître qu'il e.. ste une certaine différence dans le nombre et le développement des cellules de la colonne de Clarke de deux côtés. Cependant la chose reste équivoque, vu que ces cellules, chez le chat, ne forment pas à ce niveau un groupe bien circonscrit. Mais c'est depuis la première paire dorsale que l'atrophie de la colonne de Clarke du côté de l'opération devient frappante. Pour dissiper tout soupçon, j'ai fait de la moitié inférieure de la région dorsale et du commencement de la région lombaire une collection de 300 préparations. D'ailleurs, il ne s'agit pas de différences insignifiantes. Tandis que du côté sain on constate jusqu'à huit belles et grandes cellules qui, au point de vue de leur diamètre, ne le cèdent que peu aux cellules des cornes antérieures, du côté affecté, au contraire, on ne trouve pas une seule cellule pareille sur un grand nombre de préparations.

La colonne de Clarke présente sur les coupes une rétraction très marquée. La disparition des grandes cellules de la colonne de Clarke n'est cependant pas absolue ; çà et là on rencontre sur les coupes et du côté affecté, une, deux, rarement trois cellules, mais notablement plus petites que leurs congénères du côté sain. Les autres petites cellules arrondies de la colonne de Clarke que l'on trouve à côté de ces grandes cellules, ne diffèrent pas sensiblement des deux côtés. Sur des coupes longitudinales, la différence entre le nombre des grandes cellules de la colonne de Clarke est très bien marquée.

Sur plusieurs moelles de chats non opérés, je n'ai rien trouvé de semblable. Il semble bien que cette lésion localisée soit d'origine secondaire. Cette expérience parle contre l'hypothèse que le faisceau cérébelleux tire son origine des cellules ganglionnaires de la colonne de Clarke.

Dans cette expérience, il s'agit bien nettement d'une altération descendante atrophique de tout le faisceau de Burdach, et l'on ne saurait objecter que, seules, quelques fibres faisant partie de la virgule de Schultze ont été lésées. Du reste, la forme histologique même de cette altération prouve, ainsi que nous le verrons plus loin, que l'on se trouve en présence d'une dégénérescence *rétrograde* et non pas d'une dégénérescence Wallérienne. On peut en déduire également que le faisceau cérébelleux direct, au moins chez le chat, ne semble pas provenir du noyau de Clarke qui serait plutôt en rapport avec le faisceau de Burdach. Mais nous tenons à attirer particulièrement l'attention sur cette *disparition des cellules de la colonne de Clarke*, existant du côté opéré seulement et s'étendant jusqu'à la région lombaire.

Lorsque l'on se trouve en présence d'une dégénérescence des cordons postérieurs et d'une lésion de la colonne de Clarke, on en déduit généralement que la première est sous la dépendance de la seconde, que le point de départ est médullaire et que c'est la modification cellulaire qui a déterminé l'altération ascendante des voies sensitives. — L'expérience précédente vient prouver qu'il faut se garder de conclure trop rapidement dans ce sens en montrant que *la destruction des cellules de la colonne de Clarke peut être consécutive à une dégénérescence descendante cellulipète des cordons postérieurs et relever, comme celle-ci, d'un foyer beaucoup plus haut placé.*

La plupart des autres observations que nous avons résumées dans ce paragraphe ont été rapportées à l'altération des fibres commissurales descendantes. Il est possible qu'il en soit ainsi pour un certain nombre d'entre elles; cependant ces dégénérescences, qui se portent de la région cervicale à la région lombaire, nous ont paru bien étendues pour concerner les fibres commissurales courtes, constituant le faisceau de Schultze; en outre, d'autres portions des cordons postérieurs sont également intéressées le plus souvent. Mais, en tous cas, cette hypothèse devient inadmissible lorsqu'il s'agit d'une dégénérescence descendante presque compacte, comprenant *tout* un faisceau reconnu comme sensitif et dégénérant normalement de bas en haut.

II

DÉGÉNÉRESCENCE ASCENDANTE DES FAISCEAUX MOTEURS

Le faisceau de Turck, le tractus cérébelleux descendant de W. Mott, les fibres commissurales descendantes ont des limites trop incertaines ou sont constituées par des éléments trop disséminés pour pouvoir être utilisés dans cette étude.

Nous avons dû nous borner aux *faisceaux pyramidaux croisés*, les seuls dont la délimitation exacte et le siège bien connu permettent d'établir d'une façon certaine, dans quelques cas, la dégénérescence ascendante de leurs éléments.

Parmi ces observations, les premières en date sont malheureusement un peu concises. Quant aux plus récentes, très détaillées au contraire, nous ne pourrons en donner qu'un bref résumé, strictement limité au point que nous traitons dans ce chapitre :

MICHAUD : **Sur la méningite et la myélite dans le mal vertébral.** *Thèse de Paris, 1871. Observation II.*

Enfant de 2 ans, présentant à son entrée (1869), une paralysie avec contracture des membres supérieur et inférieur gauches. L'année suivante, la paralysie se complète et bientôt apparaît une gibbosité au commencement de la région lombaire. Mort en 1870.

Moelle. — Rien à l'œil nu. Sur les *coupes* au niveau de l'union des régions dorsale inférieure et lombaire supérieure, point où la moelle avait été comprimée, on constate une asymétrie énorme due à un aplatissement portant surtout sur la face droite et postérieure.

Au-dessus du point comprimé existe, outre une sclérose des cordons postérieurs, une sclérose des *cordons latéraux* peu marquée à droite, très manifeste à gauche, remontant jusqu'à la région *cervicale.*

Cette dégénérescence, d'après les figures annexées au texte, semble intéresser particulièrement le faisceau pyramidal croisé.

WERDING : **Ein Fall von disseminirter Sclerose des Rückenmarkes verbunden mit secundären Degenerationen.** *Med. Jahrb.*, *1888.*

Il s'agit d'un cas de sclérose en plaques chez un homme de 56 ans, ayant débuté par les membres supérieurs et ayant duré environ 4 ans.

A l'AUTOPSIE, *l'encéphale* paraît absolument *sain.*

Dans la *moelle*, on trouve plusieurs foyers de sclérose comprenant tant les cordons latéraux que les cornes et les cordons postérieurs. *Le plus élevé* siège au niveau de la 4ᵉ à la 5ᵉ cervicale et intéresse les deux cordons latéraux, la plus grande partie des cordons postérieurs et la corne postérieure droite.

Au-dessus existe une dégénérescence des cordons latéraux, intéressant surtout le faisceau pyramidal croisé et remontant plus haut que la 3ᵉ cervicale pour, en s'atténuant peu à peu, disparaître progressivement.

Il ne s'agit nullement, en ce point, d'un foyer de sclérose en plaques, et l'absence absolue de foyer sus-jacent, ainsi que la diminution régulière de cette dégénérescence à mesure que l'on s'élève, prouvent que l'on se trouve en présence non pas d'une dégénérescence descendante, mais bien d'une *dégénérescence secondaire ascendante du faisceau moteur.*

SCHMAUS : **Beitrag zur pathol. Anat. der Rückenmarkserschütterungen.** *Virchow's Arch. CXXII, 1890, Observation II.*

Homme de 29 ans. Chute violente. Commotion spinale. Mort 18 mois après.

AUTOPSIE.— Méninges normales. Dans la substance grise du renflement lombaire existe un foyer d'aspect poreux et de couleur foncée siégeant surtout à droite où il intéresse la corne antérieure. Pas d'autre foyer visible à l'œil nu.

Les *coupes* montrent sur toute la hauteur de la moelle les lésions suivantes :

Région lombaire. — Dégénérescence complète de tous les cordons postérieurs, mais un peu moins marquée au niveau des zones radiculaire et cornu-commissurale. Dans les cordons latéraux, la dégénérescence s'étend en avant jusqu'à la hauteur du canal central sur toute l'épaisseur du cordon. Dans la substance grise existent, au niveau des cornes antérieures, des pertes de substance dont le contour est limité par des éléments peu altérés.

Région dorsale inférieure. — Dans les cordons postérieurs, la dégénérescence plus étendue intéresse même la zone radiculaire; dans les cordons latéraux, elle s'étend jusqu'à la périphérie de la moelle et se porte en avant jusqu'à la corne latérale. Dans la substance grise existent des îlots de désintégration d'apparence gélatineuse contenant dans leur intérieur des débris de cellules ganglionnaires ainsi que des vaisseaux.

Dans la région dorsale la plus inférieure, cette lésion prend une plus grande importance et s'étend de la base des cornes postérieures à la pointe des cornes antérieures. En un point de la substance spongieuse de la corne postérieure, les fibres nerveuses ont disparu. Les colonnes de Clarke sont complètement dégénérées. (C'est, en résumé, *dans cette région que les lésions de la substance grise sont les plus considérables.*)

Région dorsale moyenne — (A ce niveau la *sclérose des faisceaux blancs est à son maximum.*) Les cordons postérieurs sont complètement dégénérés. Les cordons latéraux sont pris dans toute leur épaisseur jusqu'à l'angle de la corne antérieure, sauf dans la zone qui longe le bord postérieur de cette corne. La dégénérescence est un peu plus intense à gauche qu'à droite. En avant de la corne antérieure existent quelques petites taches dégénérées. Dans la substance grise existent encore quelques ilots de désintégration, mais bien moins importants que plus bas. Dans les colonnes de Clarke, au centre seulement, les fibres sont dégénérées.

Région dorsale supérieure. — Dans les cordons postérieurs les zones radiculaires et cornu-commissurales sont devenues saines. Dans les cordons latéraux, la dégénérescence est encore aussi étendue que plus bas, mais la substance grise est bordée d'une zone de fibres peu malades. La colonne de Clarke et la substance grise présentent les mêmes altérations que ci-dessus.

Renflement cervical. — Dans les cordons postérieurs, toujours dégénérescence complète, sauf la zone qui borde la commissure et les cornes postérieures. Cordons latéraux : triangle dégénéré s'étendant de la périphérie à la corne postérieure. Substance grise et colonne de Clarke normales.

Région cervicale supérieure. — Les cordons postérieurs présentent à peu près les mêmes lésions. Dans les cordons latéraux la dégénérescence, qui a diminué d'intensité mais non pas d'étendue, paraît plus légère à droite qu'à gauche. La substance grise et la colonne de Clarke sont normales.

Les *racines postérieures* sont dégénérées dans les régions dorsales moyenne et inférieure.

Dans les parties dégénérées on rencontre des cellules granuleuses, par places une hypertrophie des tissus interstitiels avec augmentation légère des noyaux, mais particulièrement une *atrophie simple des tubes nerveux et ceci surtout dans la partie inférieure des cordons postérieurs et dans la partie supérieure des cordons latéraux.*

Voici maintenant, en résumé, les conclusions dont cet auteur accompagne son observation, en laissant de côté ce qui a trait au mode de développement des foyers de désintégration post-traumatiques dans la substance grise.

On relève dans cette moelle une dégénérescence systématisée des cordons latéraux et postérieurs, une altération des fibres de la colonne de Clarke et de la substance grise, et enfin une dégénérescence de quelques racines postérieures.

Les cordons postérieurs sont atrophiés dans presque toute leur étendue, seules la zone de Lissauer et la zone radiculaire font exception dans les régions supérieure et inférieure.

La dégénérescence des racines postérieures dans les régions dorsales inférieure et moyenne et l'altération de la colonne de Clarke, suffiraient pour donner lieu à une dégénérescence ayant un caractère systématique, mais le seul point qui pourrait être l'origine de cette dégénérescence secondaire est la région dorsale inférieure; or, vu que au-dessus, jusqu'à la moelle allongée, les faisceaux pyramidaux sont dégénérés; vu que, au-dessous et des deux côtés, les cordons postérieurs sont atteints; vu qu'une lésion aussi étendue de ces cordons dans la région cervicale ne saurait relever d'un foyer placé si bas et que l'on ne trouve aucun autre foyer plus élevé pour l'expliquer, *l'hypothèse de dégénérescences secondaires peut être récusée avec certitude*.

Et l'auteur conclut à l'existence d'une *myélite systématisée combinée* identique aux observations rapportées par Strumpel, Westphal, etc., etc.

Cette opinion est loin d'être la nôtre. Il s'agit nettement ici d'un cas de *myélite transverse traumatique* des régions dorsale inférieure et lombaire, ayant occasionné de grands désordres dans la substance grise et probablement aussi des lésions dans les faisceaux blancs à ce niveau. Les racines postérieures ne sont indiquées comme malades que dans les régions dorsale moyenne et inférieure, mais les détails sont peu circonstanciés à leur sujet et l'auteur oublie de nous dire s'il existe ou n'existe pas de fracture des vertèbres. Il est possible que les racines de la région *lombaire* aient également souffert; d'autre part, l'altération des *cordons postérieurs* à ce niveau pourrait dépendre des seules lésions de la substance grise. Nous inclinerions cependant à faire intervenir ici la dégénérescence rétrograde, en nous basant sur les caractères histologiques relevés par l'auteur, qui signale expressément qu'en ce point on constatait bien plutôt une atrophie intense des tubes nerveux, qu'une dégénérescence Wallérienne ordinaire. Au-dessus, l'étendue de la dégénérescence des cordons postérieurs jusqu'à la région cervicale pourrait également dépendre, à défaut de lésions radiculaires, des foyers de poliomyélite que l'on relève jusque dans la région dorsale supérieure.

Nous n'avons pas à expliquer la dégénérescence ascendante absolument normale des faisceaux cérébelleux directs.

Quant aux *faisceaux pyramidaux croisés*, cette observation

nous paraît être un exemple indiscutable de leur *dégénérescence rétrograde ascendante*. La sclérose est trop intense pour pouvoir supposer que les éléments moteurs ont été épargnés. Il n'existe aucun foyer supérieur ayant pu déterminer leur dégénérescence descendante. Du reste l'atténuation légère de l'altération des cordons latéraux à mesure que l'on s'élève, sa presque disparition à droite, sont autant de preuves à l'appui de ce que nous avançons.

Enfin, l'auteur prend soin de faire remarquer que dans la partie supérieure des faisceaux latéraux, comme dans la partie la plus inférieure des cordons postérieurs, la lésion semble consister moins en une dégénérescence ordinaire qu'en une *atrophie* des tubes nerveux, ce qui précisément est un des caractères les plus fréquents de la *dégénérescence rétrograde*.

Si, ainsi que le fait observer Schmaus, la lésion ascendante des cordons latéraux est plus étendue que ne le comporterait le domaine des faisceaux pyramidaux et cérébelleux, il ne faut pas oublier que, vu les désordres de la substance grise, le faisceau de Gowers d'une part, les fibres commissurales d'origine médullaire d'autre part, ont souffert de la même façon, ce qui explique naturellement cette extension de la sclérose ascendante. Bouchard, du reste, avait déjà, dès 1866, interprété de la même façon le fait constant que l'aire de la dégénérescence descendante du faisceau pyramidal est moins étendue à la suite d'un foyer cérébral que lorsqu'elle dépend de lésions médullaires.

Cette observation nous paraît donc, contrairement à l'avis de son auteur, devoir être interprétée comme un cas de *myélite transverse traumatisme dorso-lombaire ayant déterminé, outre la sclérose des faisceaux cérébelleux et des fibres commissurales, une dégénérescence dans les deux sens (Wallérienne et rétrograde) des cordons postérieurs et des deux faisceaux pyramidaux croisés.*

Williamson (369), en 1893, dans un cas de myélite transverse de la région dorsale supérieure, signale, au-dessus de la lésion, une dégénérescence des faisceaux pyramidaux directs, que l'on peut poursuivre jusqu'à quatre pouces au-delà du foyer et qui s'arrête au tiers supérieur de la région cervicale. Mais dans les cordons antérieurs, les fibres de nature diverse sont trop mélangées pour que l'on puisse affirmer qu'il ne s'agit pas de ce que Marie nomme le faisceau sulco-marginal ascendant.

Daxemberger (274), dans le fait, rapporté ci-dessus, de compression de la moelle au niveau de la première dorsale par une carie tuberculeuse, a rencontré une dégénérescence ascendante, intéressant non seulement les cordons postérieurs et le faisceau cérébelleux, mais également le faisceau pyramidal croisé.

En 1893, Sottas (349) fait une communication à la Société de Biologie, dans laquelle il attire l'attention sur cette *dégénérescence rétrograde du faisceau pyramidal croisé*. Il présente des observations de paraplégiques dont la paralysie, due à une lésion médullaire transversale de la région dorsale, datait de 10 à 20 ans. Dans ces 4 cas, il y avait une dégénérescence ascendante du faisceau pyramidal, qui remontait en s'atténuant progressivement jusqu'à la partie supérieure de la moelle, où elle disparaissait. Cette dégénérescence, ainsi qu'il le fait remarquer, ne peut être attribuée à la lésion des cellules du cordon, car les fibres qui dépendent de ces cellules sont répandues dans toute l'épaisseur du faisceau antéro-latéral, et leur destruction n'aurait pas amené une sclérose limitée si exactement au siège du faisceau pyramidal.

F. Raymond : **Contribution à l'étude de la syphilis du système nerveux.** *Arch. de Neurolog., Fév. 1894. Observ. III.*

Syphilis en 1885. Paraplégie complète précédée de troubles urinaires en 1887 ; à cette époque, exagération des réflexes, épilepsie spinale, abolition de la sensibilité dans tous ses modes aux membres inférieurs. Amélioration progressive sous l'influence du traitement spécifique, disparition de l'anesthésie ; la marche redevient possible mais l'état spasmodique persiste. État stationnaire depuis 1890. — Mort par tuberculose pulmonaire.

Autopsie. — Endartérite peu intense de la terminaison des carotides internes et de la sylvienne gauche. Encéphalite vasculaire diffuse avec intégrité absolue des éléments nerveux. — Foyer de *myélite scléreuse* à la partie supérieure de la région dorsale.

Dégénérescence ascendante habituelle des faisceaux de Goll, de Gowers et cérébelleux directs.

Dégénérescence descendante et ascendante des *faisceaux pyramidaux croisés*. Cette dégénérescence très légère se poursuit cependant jusqu'au bulbe. Ce sont bien les fibres du faisceau pyramidal qui sont touchées, car, si l'on compare les coupes au-dessus et au-dessous du foyer de myélite, on peut s'assurer qu'il a disparu beaucoup plus de fibres au-dessus qu'il n'en reste de conservées au-dessous. Il ne s'agit donc pas de commissurales ascendantes, mais certainement des tubes nerveux moteurs eux-mêmes.

Histologiquement, dans la portion du faisceau pyramidal atteint de dégénérescence rétrograde, on trouve des corps colorés en rose qui sont des cellules araignées hypertrophiées, arrondies, dont le protoplasma gonflé est devenu trouble et dont les noyaux ont proliféré. C'est la lésion interstitielle qui domine. Les tubes nerveux présentent des dilatations fusiformes avec vacuoles.

GOMBAULT et **PHILIPPE** : **Contribution à l'étude des lésions systématisées dans les faisceaux blancs de la moelle épinière.** *Arch. de méd. expérim. Mai et Juillet 1894.*

OBSERVATION I. — Chute sur les reins d'une hauteur de 10 mètres. — Paralysie immédiate et permanente des mouvements et de la sensibilité dans les membres inférieurs ; intégrité de la partie supérieure du tronc et des membres supérieurs. Paralysie transitoire de la vessie. Mort de tuberculose pulmonaire deux ans plus tard.

AUTOPSIE : Fracture avec déplacement du corps de la 1re vertèbre lombaire. Écrasement du renflement lombaire sur une hauteur de 3 centimètres. État cicatriciel du foyer traumatique médullaire dans lequel il ne persiste plus d'éléments nerveux.

Dégénérescence au-dessous du foyer du faisceau pyramidal croisé et de la partie médiane du cordon postérieur.

Dégénérescence au-dessus du foyer : 1º des cordons postérieurs suivant la loi de Kahler et Pick ; 2º des faisceaux cérébelleux, de Gowers et *pyramidaux croisés* :

a) Immédiatement au-dessus du foyer (2e *dorsale*) : Dans les cordons latéraux les fibres font défaut, sauf au pourtour des cornes antérieures, où elles constituent une zone compacte mais étroite, et le long des cornes postérieures où elles sont en moindre abondance. Dans toute les régions où les fibres à myéline font défaut, il s'agit d'une véritable sclérose sans rétraction bien marquée ; les gaines périvasculaires sont élargies ou sclérosées et renferment des corps granuleux en abondance. On rencontre, en outre, surtout dans la région des faisceaux pyramidaux, un certain nombre de lacunes remplies par des détritus myéliniques et représentant certainement des fibres en voie de destruction.

b) 8e *dorsale*. Dans les cordons latéraux la zone cornu-marginale de fibres saines s'élargit en avant ; en arrière les fibres y deviennent plus nombreuses. Dans le reste du cordon, les fibres sont rares, surtout à droite, les lacunes représentant des fibres en voie de dégénération sont relativement abondantes.

c) 1re et 2e *dorsales*. Dans les cordons antéro-latéraux, toute la zone voisine du sillon antérieur est normale. La zone cornu-marginale s'est encore étendue. Les fibres, bien qu'encore raréfiées, deviennent plus nombreuses dans le faisceau pyramidal, elles y sont mélangées à un nombre notable de lacunes de dégénérescence. Les fibres réapparaissent également dans le faisceau cérébelleux.

d) 7ᵉ et 8ᵉ cervicales. Dans les cordons latéraux, la raréfaction des tubes à myéline est encore très manifeste et s'accompagne d'un certain degré de sclérose surtout dans la région du faisceau pyramidal croisé ; celui-ci ne renferme plus de fibres en dégénérescence.

e) 4ᵉ et 5ᵉ cervicales. Les cordons antéro-latéraux sont normaux à l'exception d'une zone concentrique au pourtour de la corne antérieure.

Cette observation nous montre le faisceau pyramidal sclérosé au-dessus du foyer de myélite. Plus marquée dans le voisinage immédiat de celui-ci, la sclérose se poursuit sur une étendue considérable, puisqu'elle est encore très appréciable au niveau de la région cervicale. Elle est donc *ascendante*. Par son mode de disposition, par le sens suivant lequel elle se propage, elle diffère complètement de la sclérose descendante classique qui se produit au-dessous de la lésion toutes les fois que le faisceau pyramidal est interrompu dans sa continuité.

Observation III. — Foyer névroglique siégeant entre la 3ᵉ et la 4ᵉ racine cervicale, ayant déterminé à son pourtour un œdème de la moelle avec formation cavitaire au début.

Au-dessous du foyer, dégénérescence du faisceau virgule de Schultze, du faisceau pyramidal croisé et du faisceau de Gowers.

Au-dessus du foyer, les coupes montrent que les lésions sont disposées à peu près de la même manière sur toute l'étendue du segment cervical supérieur. La moitié droite de la moelle est plus petite que la gauche. La réduction de volume porte sur la substance blanche. La substance grise est saine. Dégénérescence ascendante des cordons postérieurs. — Dans le faisceau antéro-latéral on trouve : 1° une zone scléreuse, bien marquée à droite ; elle part de l'angle postéro-externe de la corne antérieure, partout ailleurs elle est entourée par des tubes nerveux excepté à sa partie antérieure effilée, qui atteint la surface de la moelle un peu en arrière du point d'émergence des racines antérieures ; à gauche, cette plaque est moins volumineuse, moins bien marquée ; elle atteint la surface de la moelle mais reste, en dedans, distincte de la corne antérieure ; 2° une seconde plaque scléreuse, partant de l'angle rentrant que forment les cornes antérieures et postérieures et occupant à peu près la place du *faisceau pyramidal,* s'étend en dehors jusqu'à la surface de la moelle. A gauche, dans les mêmes régions, existe une zone de raréfaction des tubes nerveux dans le faisceau pyramidal et une seconde dans une partie du faisceau cérébelleux direct.

Observation V. — Symptômes de syringomyélie ayant débuté depuis plusieurs années, prédominants aux membres supérieurs, aux mains et à droite.

Autopsie. — Moelle aplatie, rubanée dans les régions cervicale et dorsale. A la coupe, cavité centrale limitée par une paroi très nette, s'étendant depuis la 4ᵉ racine cervicale jusqu'à la 9ᵉ dorsale.

Dégénérescence descendante du faisceau virgule de Schultze et du faisceau pyramidal croisé.

Dégénérescence ascendante des cordons postérieurs et des cordons latéraux.

a) 3e *cervicale*. — Dans le faisceau antéro-latéral, la sclérose, plus prononcée à droite, occupe, en arrière, la place du faisceau *pyramidal croisé*, respectant le faisceau cérébelleux direct ; sur le côté, elle intéresse le faisceau de Gowers et, en avant, une petite bande longeant le sillon médian antérieur et correspondant au siège du faisceau pyramidal direct.

b) 1re *cervicale*. — La zone de raréfaction des tubes contourne à distance la tête de la corne antérieure et se retrouve dans le faisceau pyramidal direct.

Observation VI. — Moelle fluctuante, cavitaire à partir de l'émergence de la 8e racine cervicale jusqu'à la région dorso-lombaire.

Dégénérescence descendante du faisceau pyramidal croisé.

Dégénérescence ascendante des cordons postérieurs et des faisceaux cérébelleux, de Gowers et pyramidaux croisés.

a) 7e *cervicale*. — Dans les cordons latéraux, seule la périphérie de la corne antérieure et de la base de la corne postérieure sont pourvues de fibres noires bien serrées. A la périphérie du cordon latéral, on trouve une zone décolorée au Pal, qui prend une teinte rosée avec le picro-carmin et l'éosine, et ne contient que de rares fibres nerveuses diffuses çà et là ; cette zone, plus large en arrière, où elle arrive au contact même de la corne postérieure au niveau de la substance gélatineuse de Rolando, va s'effiler à mesure qu'on examine plus en avant et elle se termine en pointe à peu près au niveau d'une ligne horizontale qui raserait le noyau antéro-interne de la corne antérieure. De plus, la région du *faisceau pyramidal croisé* a certainement subi une raréfaction considérable quant aux fibres noires. Cette raréfaction est bien plus marquée à droite qu'à gauche, mais elle est évidente des deux côtés. Le picro-carmin colore en rouge toute la région ; et cependant, à un fort grossissement, on rencontre un nombre considérable de cylindres-axes dont plusieurs sont moniliformes et situés dans les cavités élargies ; par la méthode de Pal, les gaines de myéline ne se colorent plus ou restent à peine teintées.

b) 2e *cervicale*. — Dans les cordons latéraux on voit toujours une raréfaction assez marquée des fibres du faisceau pyramidal croisé. Le faisceau cérébelleux direct s'est rempli de fibres.

Tels sont les faits que nous avons pu recueillir concernant la dégénérescence rétrograde cellulipète des différents faisceaux de la moelle consécutivement à des lésions de l'axe médullaire lui-même.

Si nous résumons les observations que nous avons rapportées dans ce qui précède nous voyons que Code-

luppi, Gombault et Philippe ont décrit indiscut[ablement]
une dégénérescence descendante du *faisceau d[e...]*
L'expérience de Lœwenthal a déterminé certai[nes]
dégénérescence descendante des fibres ascendar[...]
ceau de Burdach. Il en est probablement de [même pour]
les faits de Schmaus, de Strumpell et c[...]
toutefois, ici, la preuve ne peut pas en ê[tre faite de]
façon aussi évidente. Les cas de Kahler [et de Pel-]
bacci, de Daxemberger, plus douteux, s[e rapportent peut-]
être, au faisceau virgule de Schultze.

Les observations de Michaud, Wera[...]
Daxemberger, Sottas, Raymond, Gombau[lt et Phi-]
lippe, concernant la dégénérescence ascendante rétro[grade]
du *faisceau pyramidal croisé*, ne sauraient prêter à aucune discussion. L'intensité et la systématisation de la dégénérescence (sans compter ses caractères histologiques que nous
reprendrons plus loin) sont telles, que l'on ne saurait
admettre que les fibres motrices aient été épargnées.

Nous pouvons donc dire, en conclusion de ce chapitre,
qu'à la suite de lésions médullaires, *les différents faisceaux
blancs de la moelle, tant moteurs que sensitifs, peuvent subir
une dégénérescence cellulipète, distincte de la dégénérescence
Wallérienne*, au même titre que les nerfs périphériques
et les faisceaux encéphaliques. Cette *dégénérescence rétrograde*
ne paraît, du reste, pas aussi exceptionnelle que l'on serait
tenté de le croire au premier abord, et, si l'on ne l'a pas
signalée plus fréquemment, peut-être doit-on l'attribuer à
ce que sa possibilité était presque complètement ignorée, niée
même, et que son existence n'a été admise que depuis quelques rares travaux, très récents et encore peu répandus.

CHAPITRE CINQUIÈME

DÉGÉNÉRESCENCES RÉTROGRADES CÉRÉBRO-SPINALES

On nomme « Neurone », avec Waldeyer, l'ensemble
constitué par une cellule nerveuse et tous les prolongements
qui en partent.

Les *voies motrices* sont constituées par deux neurones : 1º l'un,
s'étendant de l'écorce cérébrale où siège la cellule d'origine,
jusqu'à la corne antérieure où vient se ramifier son cylindre-
axe ; 2º l'autre, naissant dans la cellule de la corne antérieure
pour prendre fin au niveau des terminaisons musculaires.

Dans les *voies sensitives*, les relais paraissent plus nombreux :
1º un premier neurone comprend le nerf sensitif jusqu'au
ganglion spinal ; 2º le second part des cellules (1) de ce ganglion et se termine à différentes hauteurs de la moelle en
s'épanouissant dans la substance grise, ou remonte se ramifier
dans les noyaux des cordons de Burdach, de Goll ou des
corps restiformes. Peut-être existe-t-il quelques fibres ne
subissant pas de relai à ce niveau, mais la chose n'est pas
encore démontrée et, en tous cas, elles doivent être peu
nombreuses ; 3º enfin, un troisième neurone s'étend des cellules

(1) Il est vrai que l'on regarde les cellules des ganglions spinaux comme
bipolaires, émettant un prolongement périphérique qui est le tube nerveux
sensitif et un prolongement central constituant la racine postérieure, mais
l'indépendance de ces deux prolongements paraît aussi complète que s'ils
appartenaient à deux neurones différents, car la section des racines postérieures
n'entraîne pas mieux la dégénérescence Wallérienne des nerfs périphériques
que l'interruption du tronc sensitif ne détermine celle de la racine postérieure.

des noyaux bulbaires directement à l'écorce (Hösel) ou aux noyaux gris centraux (Mahaim) et, dans ce cas, un dernier neurone (4°) partirait de ces noyaux encéphaliques pour se rendre aux circonvolutions et s'y terminer en fines ramifications péricellulaires.

La multiplicité de ces relais sur le trajet des voies sensitives (par opposition à la simplicité des voies motrices qui réclament seulement une transmission aussi prompte que possible), est très probablement en rapport avec la grande diversité des mouvements réflexes que doit pouvoir mettre en jeu l'excitation d'un de ces tubes nerveux (dans la moelle, mouvements de défense des membres suivant la loi de Pflüger; dans le bulbe, modifications pupillaires, ralentissement ou accélération de la respiration et des battements du cœur; dans l'écorce, sensations, idées, mémoires et tous les mouvements volontaires).

Jusqu'ici nous n'avons étudié que les dégénérescences secondaires descendantes affectant un seul neurone, reliant, par exemple, soit dans le pédoncule cérébral, soit dans le ruban de Reil, les noyaux de cordons postérieurs à la couche optique ou à l'écorce.

Les dégénérescences secondaires, en effet, ne s'étendent généralement que sur les différents éléments du neurone intéressé : dans la dégénérescence Wallérienne, tout le prolongement cylindre-axile après altération de la cellule d'origine, tout le bout périphérique après section d'un tube nerveux, se désagrège jusqu'aux arborisations terminales du cylindre-axe ; mais le processus ne se propage pas plus loin, et la cellule, autour de laquelle venait se ramifier ce cylindre-axe, demeurant normale, le neurone suivant ne subit pas de modifications.

C'est ainsi que dans la dégénérescence du faisceau pyramidal, les cellules de cornes antérieures paraissent saines, et l'atrophie musculaire ne s'en suit pas directement, au moins dans la plupart des cas. Dans les dégénérescences rétrogrades, le même phénomène s'observe le plus souvent ; l'altération remonte vers le noyau d'origine, la cellule de laquelle dépend le tube nerveux s'atrophie ou même disparaît, mais sans que les ramifications cylindro-axiles qui entourent cette cellule, en subissent nécessairement le contre-coup, et sans que la lésion se transmette forcément à l'unité nerveuse suivante. Toutefois, il n'en est pas toujours ainsi. Les relais ganglionnaires n'opposent pas à ces lésions secondaires une barrière infranchissable, et *les dégénérescences, tant Wallériennes que rétrogrades, peuvent se propager de proche en proche,* suivant, dans un sens ou dans l'autre, la voie de l'excitation physiologique, *et intéresser ainsi plusieurs neurones successivement.*

Nous avons constaté, dans la première partie de ce travail, que les lésions des nerfs périphériques franchissent parfois les ganglions spinaux pour remonter dans les cordons postérieurs ; il en est de même des dégénérescences descendantes sensitives d'origine cérébrale ou protubérantielle qui, au lieu de s'arrêter aux noyaux bulbaires, ainsi que nous l'avons vu jusqu'ici, les dépassent dans quelques cas et peuvent être suivies plus ou moins bas dans la moelle.

La possibilité de ce que nous avançons ici est, encore actuellement, vivement combattue par presque tous les anatomistes. Nous espérons, cependant, entraîner la conviction des lecteurs en nous appuyant sur de nombreux faits cliniques dispersés sous différents titres dans la littérature, et ayant souvent prêté aux interprétations les plus contradictoires. Nous y ajouterons deux observations qui nous sont personnelles, et nous verrons enfin que *l'expérimentation* confirme pleinement, par ses résultats, l'existence de ces dégénérescences rétrogrades *propagées,* dont la possibilité a été non seulement discutée, mais même niée jusqu'ici par la majorité des auteurs.

SCHULTZE : **Zur Lehre von secundären Degenerationen des Rückenmarkes.** *Centrbl. f. die med. Wissensch. 1876. Observ. III.*

Homme de 3o ans, ayant succombé à un sarcome de la portion antérieure du corps calleux. De l'histoire clinique, nous savons que les premiers symptômes de son affection n'apparurent que deux mois avant sa mort et que depuis lors il ne présenta jamais d'ataxie des extrémités.

Dans la moelle on trouve une dégénérescence des deux *faisceaux de Burdach* pouvant être poursuivie jusqu'à la région dorsale inférieure où deux légers traits parallèles à la corne postérieure marquaient encore les limites de cette dégénérescence qui, en aucun point, n'arrivait au contact du bord interne de cette corne. A un plus fort grossissement, on pouvait s'assurer qu'il y avait disparition de la plus grande partie de tubes nerveux du faisceau de Burdach et *atrophie* considérable des autres dont la myéline était fortement diminuée, tandis que la névroglie paraissait augmentée mais sans multiplication des noyaux. Les cordons de Goll étaient sains et la substance grise semblait absolument normale.

WESTPHAL : **Ueber die Beziehungen der Lues zur Tabes dorsalis** *Arch. J. Psych. XI 1879.*

Homme n'ayant jamais présenté de symptômes tabétiques.

A l'autopsie on trouve, à la partie postérieure de la face supérieure du corps calleux, deux gommes siégeant à droite et à gauche de la faux du cerveau et formant deux tumeurs proéminant dans le sulcus longitudinalis, à 2 centimètres en avant du vermis supérieur. Dans la moelle, à l'œil nu déjà, les cordons postérieurs et surtout les faisceaux de Goll paraissent malades.

Sur les coupes on constate, sur toute la hauteur de la région cervicale, une dégénérescence des cordons postérieurs intéressant particulièrement les faisceaux de Goll. Dans la région cervicale supérieure, le maximum de cette dégénérescence se montre de chaque côté sous forme de deux taches allongées d'avant en arrière et siégeant, l'une dans le faisceau de Goll près du sillon médian dont elle reste séparée par une zone saine, l'autre près du bord interne du faisceau de Burdach. Plus bas, ces deux taches se réunissent en avant et forment, dans chaque cordon postérieur, un V ouvert en arrière mais n'arrivant au contact, ni du sillon médian, ni de la commissure, ni du bord interne des cornes postérieures. Dans le renflement cervical, cette dégénérescence *s'étale*, intéresse presque tout le faisceau de Goll et la partie antérieure seulement du faisceau de Burdach, de telle sorte que les parties altérées dans les deux cordons postérieurs affectent grossièrement la forme d'un cœur de carte à jouer dont la pointe arrondie, dirigée en arrière, répond à la base des faisceaux de Goll. En aucun point, cette zone malade n'arrive au contact de la substance grise. *Les racines postérieures paraissent saines.* Dans les régions dorsale et lombaire, les cordons postérieurs sont normaux.

Histologiquement cette dégénérescence était caractérisée par une disparition de la myéline avec *conservation du cylindre-axe* et augmentation des tissus interstitiels.

Nous attirons ici l'attention sur l'*étalement* de la lésion dans le renflement cervical. Nous retrouverons cette disposition dans d'autres observations et même dans les faits expérimentaux où la marche descendante de la dégénérescence ne peut faire aucun doute.

Hösel et Flechsig (301), dans un cas de porencéphalie, ont observé une dégénérescence descendante gagnant les noyaux de Goll et de Burdach et se continuant dans les cordons postérieurs.

Schaffer (342), en 1891, publie (Observation III) un cas de gomme siégeant dans la moitié droite du pont de Varole. Dans la moelle, outre une sclérose du faisceau pyramidal, existaient des dégénérescences descendantes fasciculées, multiples, mais nulle part nettement systématisées.

Greiwe : **Ein solitärer Tuberkel im rechten Grosshirnschenkel, beziehungsweise in der Haube mit Degeneration der Schleife.** *Neurolog. Centrall. 1894. Nos 4 et 5.*

Homme tuberculeux âgé de 35 ans. Neuf mois avant son entrée à l'hôpital, apparition d'un affaiblissement du bras et de la jambe gauches, puis diminution de la sensibilité du bras gauche ; plus tard, parésie du facial et du grand hypoglosse gauche, exagération des réflexes de ce côté. Diminution de l'ouïe et de l'acuité visuelle avec névrite optique surtout marquée à droite ; diplopie passagère sans paralysie appréciable des muscles de l'œil.

Autopsie. — Le long des vaisseaux de la fosse sylvienne droite, nombreux tubercules miliaires.

À droite, tumeur jaune grosse comme une noisette, siégeant dans la calotte du pédoncule cérébral, appliquée contre la face postéro-interne de la couche optique et atteignant en arrière les tubercules quadrijumeaux. La portion de la calotte, sous-jacente au tubercule quadrijumeau antérieur, est en partie détruite. Le pédoncule gauche est absolument intact. La tumeur s'énuclée facilement du nid qu'elle s'est creusée dans le pédoncule. On constate alors que la partie postérieure et interne de la couche optique est ramollie, que les parties interne et moyenne de la calotte du pédoncule sont complètement détruites et qu'il ne persiste plus qu'un petit faisceau blanc de fibres conservées à la région supéro-externe de la calotte.

L'examen histologique montre qu'il s'agissait d'un gros tubercule développé autour d'un vaisseau.

Sur les coupes, on constate que le tubercule quadrijumeau antérieur a peu souffert. Les cellules du noyau de l'oculo-moteur commun sont moins nombreuses à droite ; les racines de ce nerf, à leur sortie du noyau, sont bien conservées quoique un peu diminués de nombre en arrière. Le noyau rouge droit est en partie détruit de sorte qu'il n'en reste que sa moitié interne. De ce point à la périphérie existe une grosse perte de substance due à la pénétration de la tumeur et au ramollissement avoisinant.

Pas de dégénérescence des voies pyramidales. Locus niger intact.

Au-dessous des tubercules quadrijumeaux, la dégénérescence comprend, surtout à droite, le faisceau longitudinal postérieur et le pédoncule cérébelleux supérieur, la formation réticulaire et le *ruban de Reil médian*. A gauche, le ruban de Reil médian et les formations réticulaires présentent une dégénérescence plus légère.

Un peu plus bas, les faisceaux latéral et médian du ruban de Reil sont dégénérés à droite seulement. Les altérations se restreignent à mesure que l'on s'éloigne de la tumeur. Près du pont de Varole, la dégénérescence du pédoncule cérébelleux supérieur, de la portion externe de la formation réticulaire, des faisceaux latéral et médian du ruban de Reil, est très évidente à droite. Le faisceau longitudinal postérieur, le locus cœruleus, le trijumeau sont intacts. Les fibres les plus médianes du ruban de Reil médian gauche sont également atteintes.

Au milieu du pont de Varole, la dégénérescence se restreint à la partie moyenne et externe de la formation réticulaire et aux fibres médianes du ruban de Reil médian.

Au *bord inférieur du pont*, l'altération du ruban de Reil est moins évidente.

Dans la portion supérieure de la *moelle allongée*, dégénérescence intense de l'olive inférieure droite (surtout de ses portions supérieure et inférieure) et du ruban du Reil. Le faisceau longitudinal postérieur est conservé.

Plus bas les fibres arciformes internes et externes sont conservées. La dégénérescence porte sur les fibres qui traversent la substance interolivaire en se rendant du raphé à l'olive droite et sur les faisceaux longitudinaux qui vont du faisceau longitudinal postérieur aux environs de l'olive droite.

Les noyaux de Goll et de Burdach sont intacts. Dégénérescence circonscrite siégeant à droite du corps restiforme près de l'émergence de l'acoustique.

Le faisceau pyramidal est intact dans tout le mésencéphale.

Dans la *moelle* on constate l'existence d'une dégénérescence considérable des deux *cordons postérieurs* s'étendant jusqu'à la région dorsale inférieure. Dans la région cervicale, elle se limite aux deux *faisceaux de Goll* et, dans la région dorsale, intéresse le cinquième postérieur des cordons postérieurs. A un fort grossissement, on trouvait, à ce niveau, du gonflement de la myéline, une disparition par places des cylindres-axes mais sans augmentation des tissus interstitiels.

Dans cette observation, la diminution de l'altération des faisceaux de Goll, à mesure que l'on se porte plus bas, leur intégrité dans la région lombaire et l'intégrité absolue du faisceau de Burdach sur toute la hauteur de la moelle, permettent, croyons-nous, non-seulement d'éloigner l'hypothèse d'un tabès supérieur concomittant, mais encore d'éliminer toute idée de dégénérescence ascendante.

Malgré l'apparence normale des noyaux de Goll et de Burdach, nous croyons qu'ici encore, comme dans les cas précédents, *l'altération des cordons postérieurs est secondaire au foyer mésencéphalique*. Nous retrouverons, du reste, cette anomalie dans des faits expérimentaux qui prouvent, d'une façon indiscutable, que, à la suite d'une lésion cérébrale, les tubes nerveux des cordons postérieurs peuvent s'altérer avant que les noyaux sensitifs bulbaires présentent de modifications appréciables à nos moyens actuels d'investigation.

C. Mayer : **Sur les lésions médullaires dans les cas de tumeur cérébrale,** *Jahrb. f. Psych.* XII 1894, et *Rev. de Neurolog. Déc. 1894.*

Observation I. — F..., 33 ans. Accès de maux de tête avec aphasie motrice, qui deviennent permanents ; parésie du facial inférieur droit, puis des extrémités droites ; papille étranglée. Somnolence, ptosis à gauche. Vomissements fréquents. Abolition des deux réflexes du genou, réflexe du tendon d'Achille normal ; pas de troubles de la sensibilité dans les membres inférieurs. Mort un mois après la perte des réflexes.

Autopsie. — Compression cérébrale. Tumeur grosse comme un œuf de poule (gliome) comprimant l'opercule et le pied de la 3e circonvolution frontale gauche. Aucune lésion macroscopique dans la moelle. Examen selon la méthode de Marchi et Algéri après durcissement de 15 jours. — Dans la moelle *lombaire* supérieure, dégénération de la zone d'entrée des racines (Lenhossek) dans les cordons postérieurs (zone cornu-radiculaire). La zone de Lissauer est complètement indemne dans toute la moelle lombaire ou sacrée. Colonnes de Clarke normales. — Dans toute la moelle *dorsale*, il y a des granulations noires le long du bord interne des cornes postérieures correspondant à la zone où pénètrent les racines postérieures dorsales. Dans toute la moelle dorsale, intégrité complète de la zone marginale à la pointe des cornes postérieures. — Dans la moelle *cervicale*, la dégénération est plus prononcée. Au renflement, les racines postérieures à leur entrée, les fibres qui pénètrent dans la corne postérieure et la zone radiculaire sont surtout dégénérées. A la hauteur de la cinquième racine cervicale, on voit deux régions dégénérées dans le cordon de Burdach, une externe, moins intense, correspondant à la zone radiculaire ; une interne, plus intense, comprenant la zone radiculaire postérieure médiane de Flechsig, séparée du cordon de Goll par une bande à peine dégénérée. La dégénération est disséminée dans le reste du cordon de Burdach. Dans les régions cervicale et dorsale supérieure, le cordon de Goll montre une dégénérescence légère mais très évidente. Dans toute la moelle cervicale la zone de Lissauer est aussi complètement indemne. Aucune dégénération des racines postérieures cervicales et lombaires. Par contre, les cellules des cornes antérieures du renflement cervical offrent de graves lésions. L'espace péricellulaire est très apparent, peu de cellules sont intactes. Leurs prolongements sont cassés, parfois en plusieurs segments. Un certain nombre de cellules n'ont plus de prolongement du tout et ont perdu leurs noyaux, leur protoplasma même est remplacé par un amas pigmentaire. On trouve les mêmes lésions dans la moelle lombaire et dorsale, quoique moins prononcées. Toutes ces dégénérations étaient si récentes qu'on ne les décelait pas par la méthode de Weigert-Pal.

Observation II. — H..., 46 ans, céphalalgie continue depuis des mois, vertiges, syncopes, somnolence, pas de symptômes de localisation. Stase papillaire. Réflexe du genou absent jusqu'à la mort dans le sopor.

Autopsie. — Endothéliome gros comme une petite pomme, comprimant les lobes frontaux ramollis dans leur partie antérieure. Moelle durcie dans le liquide de Müller. Examens de quelques segments, méthode de Marchi.

Intégrité du cordon antérieur sur toute la hauteur de la moelle. Les corpuscules noirs dégénérés commencent dans la région lombaire aux zones radiculaires des cordons postérieurs. Ils sont nettement prononcés à partir de la dixième dorsale et se retrouvent des deux côtés dans toute la moelle dorsale. Colonnes de Clarke absolument intactes.

Au haut de la région dorsale et dans la région cervicale, la dégénération de la zone radiculaire est plus intense à droite et se prolonge en avant vers la commissure dans une région qui répond problablement aux fibres ascendantes des racines dorsales inférieures. Le cordon de Goll cervical présente une légère altération dans sa portion la plus postéro-interne. Nulle part on ne trouve de dégénération dans la zone marginale de Lissauer. Pas de dégénération non plus dans les racines spinales postérieures extra-médullaires.

Il ne peut être question dans ces deux cas de tabès au début. L'intensité des lésions d'autant plus grande que l'on considère une région plus élevée et l'intégrité de la zone de Lissauer suffisent à réfuter cette supposition. Il n'y a pas non plus d'affection des méninges avec dégénération secondaire. Il est plus probable que l'augmentation de pression déterminée par la tumeur s'est fait sentir dans la moelle épinière et a provoqué une stage veineuse qui a produit à la longue une dégénération des fibres radiculaires postérieures les plus sensibles, puis des cellules des cornes antérieures.

Comme on le voit, Mayer repousse l'idée d'un tabès concomittant et admet une dégénérescence par trouble circulatoire. Mais la pression pathologique du liquide encéphalo-rachidien devait être la même à toutes les hauteurs de l'axe médullaire en sorte que, si l'on admet qu'une certaine catégorie seulement des tubes nerveux des racines postérieures n'ont pu résister et se sont altérés, cette dégénérescence devrait être la même pour toutes les racines, sur toute la hauteur de la moelle, ce qui ne semble pas être le cas. Du reste le tronc des racines est normal ainsi que la zone de Lissauer elle-même.

Si ce sont les collatérales intra-médullaires qui seules ont souffert, pourquoi le même phénomène ne s'est-il pas produit dans les cordons antéro-latéraux et surtout pourquoi n'affecte-t-il pas la même topographie sur toutes les coupes, du haut en bas de l'axe spinal. Quoique ces observations ne soient pas absolument concluantes, il nous paraît cependant vraisemblable qu'il s'agit encore ici d'une *dégénérescence descendante des cordons postérieurs consécutive au foyer cérébral*. Cette opinion est, enfin, corroborée par le fait que les lésions semblent d'autant plus intenses que l'on considère un segment plus élevé de la moelle.

Nous-mêmes avons eu l'occasion de rencontrer en 1893 un cas de dégénérescence descendante des cordons postérieurs à la suite de foyer cérébral. Cette lésion secondaire qui, à cette époque, était peu compatible avec les idées admises, a été le point de départ des recherches que nous avons faites sur ce sujet.

Nous donnons ci-contre avec quelques détails cette observation où nous avons pu, en outre, étudier comparativement les caractères histologiques différentiels des dégénérescences Wallérienne et rétrograde.

OBSERVATION I (personnelle) (1)

Foyer hémorragique dans la couche optique gauche empiétant légèrement sur la capsule interne. — Dégénérescence descendante du faisceau pyramidal et des deux cordons de Goll (2).

Les renseignements cliniques font malheureusement presque complètement défaut. Il s'agit d'un malade tombé sans connaissance sur la voie publique et qui fut apporté à l'hôpital Lariboisière, dans

(1) Cette observation a été communiquée en déc. 1894 à la *Soc. anatomique* et à la *Soc. de Biologie* en l'accompagnant des *conclusions* auxquelles nous étions arrivés concernant la *nature*, *l'évolution*, *les caractères de la dégénérescence rétrograde* et les principales *déductions* que nous avons cru pouvoir en tirer, concernant la pathogénie d'un certain nombre d'affections du système nerveux central.

(2) Nous devons à l'obligeance de notre collègue Mangin Boquet, qui a bien voulu nous les céder, la moelle et le cerveau de ce malade mort dans son service, à l'hôpital Lariboisière.

le service de M. le docteur Duguet. On put constater qu'il présentait une hémiplégie droite sans troubles apparents de la sensibilité, mais il ne reprit jamais complètement connaissance et mourut une douzaine de jours après son entrée à l'hôpital.

A l'AUTOPSIE, faite vingt-quatre heures après la mort, on constata la lésion suivante : Les méninges étaient saines, les circonvolutions paraissaient normales. En pratiquant la coupe horizontale de Brissaud sur l'hémisphère gauche, on aperçoit un foyer siégeant à l'union du 1/3 postérieur et de 2/3 antérieurs de la couche optique qu'il divise transversalement. Ce foyer, très étroit d'avant en arrière, presque linéaire, a environ 1 millimètre de profondeur et s'étend de dedans au dehors de la face interne de la couche optique (où une mince couche de tissu nerveux sain le sépare toutefois du ventricule) jusqu'à la capsule interne qui, sans être coupée, est cependant légèrement entamée dans sa portion motrice. Dans ce foyer existent quelques gouttes d'un liquide transparent très légèrement teint en jaune brun. Enfin les tissus avoisinants sont colorés en brun gris (couleur de la substance grise corticale) sur une épaisseur de 1 millimètre environ.

On ne peut constater aucune altération appréciable à l'œil nu ni dans cet hémisphère ni dans l'autre et en particulier pas d'autres foyers hémorrhagiques ni de ramollissement.

L'examen de la moelle à l'état frais montre des corps granuleux rares, paraissant provenir plutôt des cordons latéraux.

EXAMEN HISTOLOGIQUE DE LA MOELLE. — I. A un *faible grossissement* on peut facilement s'assurer de l'existence d'une dégénérescence descendante sur toute la hauteur de la moelle et en déterminer sa topographie exacte. Cette dégénérescence intéresse les faisceaux pyramidaux et les *cordons de Goll*.

1. A la hauteur de l'*entrecroisement des pyramides motrices* (voy. fig. I) les coupes colorées par la méthode de Pal, montrent une raréfaction des tubes dans la plus grande partie des cordons postérieurs.

Dans le cordon latéral droit, les tubes sont clairsemés mais ne sont pas tous atteints ; la lésion prédomine dans le tiers antérieur de ce cordon et à l'union de son tiers moyen et de son tiers postérieur où le quart des tubes nerveux paraît avoir disparu (voy. fig. I, 1) ; parmi ceux qui persistent, une partie présente une gaine de myéline qui ne se colore que très imparfaitement. A gauche, en avant de la corne antérieure, existe un espace très restreint où les tubes sont également rares (voy. fig. I, 4). Ces points contrastent avec le reste des cordons antéro-latéraux où les tubes nerveux sont larges et serrés les uns contre les autres.

Dans les deux cordons postérieurs, les 2/3 *postérieurs des cordons de Goll* sont fortement touchés et tranchent par leur décoloration sur le reste de la coupe (Voy. fig. I, 3). Les tubes nerveux grêles, entourés d'une gaine de myéline mince et souvent incomplètement colorée, sont largement espacés. Les tubes larges sont très rares. C'est à peine si l'on retrouve à ce niveau la moitié des tubes, dont la plupart ont une gaine de myéline absente ou dégénérée et ne prenant que partiellement la coloration. A la partie moyenne de cette portion altérée, existe un petit faisceau de fibres mieux conservées (Voy. fig. 1, 5) dont la topographie est très semblable à celle du centre ovale de Flechsig dans la moelle dorso-lombaire. Le tiers antérieur des cordons de Goll paraît relativement intact, étant composé de tubes nerveux plus fins que dans les cordons latéraux, ce qui est normal, et non clairsemés. Les cordons de Burdach sont sains, constitués par des fibres serrées et bien colorées, sauf dans la partie de leur bord postérieur qui touche immédiatement au cordon de Goll, où un certain nombre de tubes sont également absents.

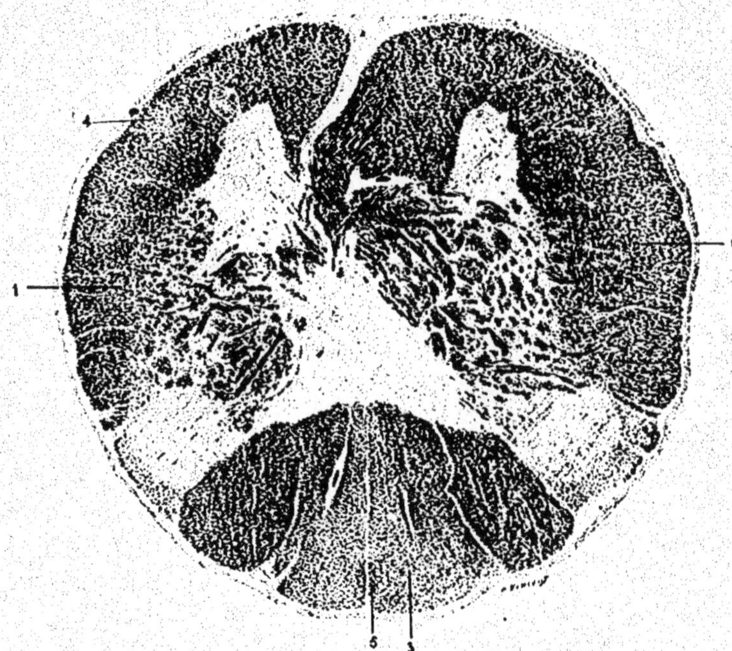

Fig. I. — Coupe au niveau de l'entrecroisement des pyramides.

1) Faisceaux pyramidaux.

3) Faisceaux de Goll dégénérés.

4) Petit faisceau de fibres malades dans la portion antérieure du cordon antéro-latéral gauche.

5) Petit faisceau de fibres mieux conservées au milieu des cordons de Goll malades.

2. Dans la moelle cervicale, jusqu'à la partie inférieure *du renflement cervical* (voy. fig. II, 1), le *faisceau pyramidal croisé droit* est, sur les coupes au Pal, sensiblement plus clair que le gauche qui, lui-même, paraît être légèrement touché (voy. fig. II, 2). Il en est de même du *faisceau de Gowers droit* où les tubes nerveux sont assez espacés (voy. fig. II, 4). Il, ne paraît pas y avoir de lésions dans les cordons antérieurs ni dans le reste des cordons latéraux. Les faisceaux cérébelleux directs sont représentés par une zone de tubes parfaitement conservés (voy. fig. II, 8).

Les *deux cordons de Goll* (voy. fig. II, 3) sont très dégénérés dans leurs deux tiers postérieurs, le droit, peut-être, d'une façon un peu

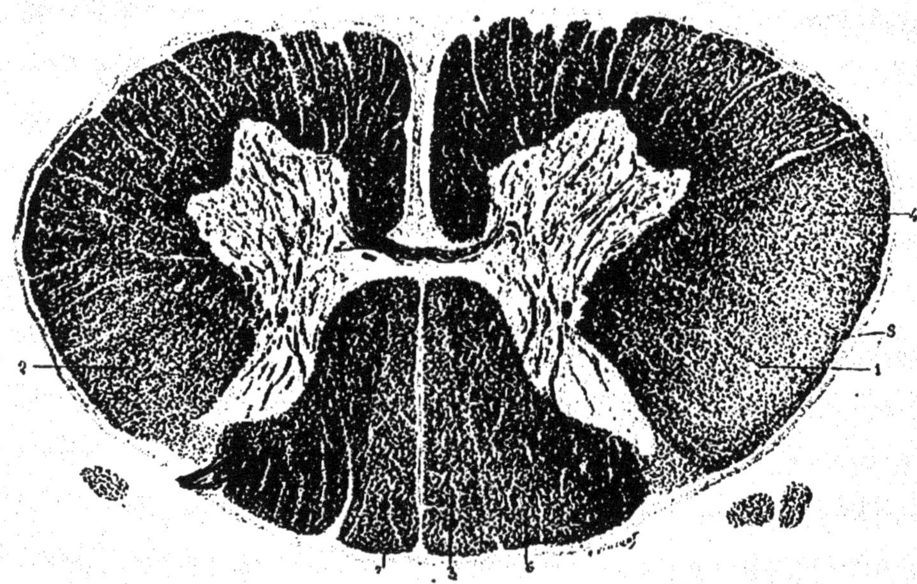

Fig. II. — Coupe au niveau de la région cervicale inférieure.

1) 2) Faisceaux pyramidaux croisés.
3) Faisceau de Goll.
4) Faisceau de Gowers droit.
6) Portion interne du faisceau de Burdach droit légèrement atteinte. (La lésion n'est nulle part plus accusée ni plus étendue que dans ce point).
7) Zone périphérique des cordons de Goll où l'on trouve des tubes nerveux sains plus nombreux.
8) Faisceau cérébelleux direct.

plus intense que le gauche. Cette zone altérée n'atteint pas cependant la surface de la moelle dont la sépare une très mince bordure de tubes bien conservés (voy. fig. II, 7). La portion du faisceau de Burdach droit immédiatement adjacente au faisceau de Goll est aussi très légèrement touchée (voy. fig. II, 6). Le faisceau de Burdach gauche, le reste du faisceau de Burdach droit et le tiers antérieur des faisceaux de Goll semblent absolument normaux.

3. Dans la *région dorsale*, l'altération du *faisceau pyramidal croisé droit* ainsi que celle du *faisceau de Gowers* ont diminué d'intensité.

Dans les *cordons postérieurs* le degré des lésions est également très atténué ; celles-ci ne sont guère perceptibles qu'au niveau de la partie moyenne des faisceaux de Goll dont les portions antérieure et postérieure paraissent saines, ainsi que les faisceaux de Burdach.

4. Dans la *région lombaire*, on observe encore une légère dégénérescence du faisceau pyramidal droit. Les cordons postérieurs ne présentent pas de lésions appréciables.

5. Dans le *cône terminal*, les coupes ne montrent pas d'altération reconnaissable.

Les coupes au *picro-carmin* n'offrent pas cette coloration rouge très dense que l'on observe dans le cas de vieilles dégénérescences. Examinés à un faible grossissement, les faisceaux sains et malades diffèrent peu, ce qui tient, comme on peut s'en assurer avec un objectif plus puissant, à l'absence de la sclérose qui n'a pas encore eu le temps de se développer.

II. L'étude des coupes à un plus *fort grossissement* permet de déterminer plus exactement la nature des lésions au niveau des points malades.

Il nous faut ici distinguer les faisceaux moteurs et les faisceaux sensitifs, car leurs modifications, quoique très semblables au premier abord, ne sont pas cependant absolument identiques.

1. *Faisceaux pyramidaux croisés*. Dans la région cervicale, où ce faisceau présente à droite les lésions les plus marquées, on constate par la méthode de Pal, non seulement que les tubes nerveux sont diminués de nombre, mais encore qu'une grande partie de ceux qui persistent sont malades. Ceux-ci présentent des altérations variables, intéressant soit la myéline soit le cylindre-axe.

Une partie des tubes nerveux paraissent absolument normaux. D'autres sont atteints de dégénérescence Wallérienne au début. La myéline ne se colore plus ou ne se colore que très incomplètement au niveau de sa circonférence externe (voyez fig. III, 3) ; gonflée et pâle dans quelques-uns, elle s'est segmentée et fait presque complètement défaut dans d'autres. Les cylindres-axes, dans les fibres les moins altérées, présentent parfois ces formes en croissant ou en *S* italique (voy. fig. III, 2) sur lesquelles Klippel a récemment insisté, tandis qu'ailleurs ils sont inégalement hypertrophiés (voy. fig. III, 1). Il semble enfin qu'une certaine quantité de tubes nerveux ait entièrement disparu. Entre ces éléments, irrégulièrement colorés par l'hématoxyline, dans les espaces clairs qui les séparent, on rencontre quelques blocs de substance réfringente d'un gris très pâle.

Dans les coupes au picro-carmin se retrouvent les mêmes altérations. La myéline qui se colore en rose très pâle, forme une gaîne très nette aux tubes sains. Les cylindres-axes prennent une coloration rouge foncé qui permet de les reconnaître facilement et rend surtout appréciable la tuméfaction d'un très grand nombre d'entre eux dont les plus hypertrophiés, totalement dépourvus d'enveloppe de myéline, ont presque décuplé de volume.

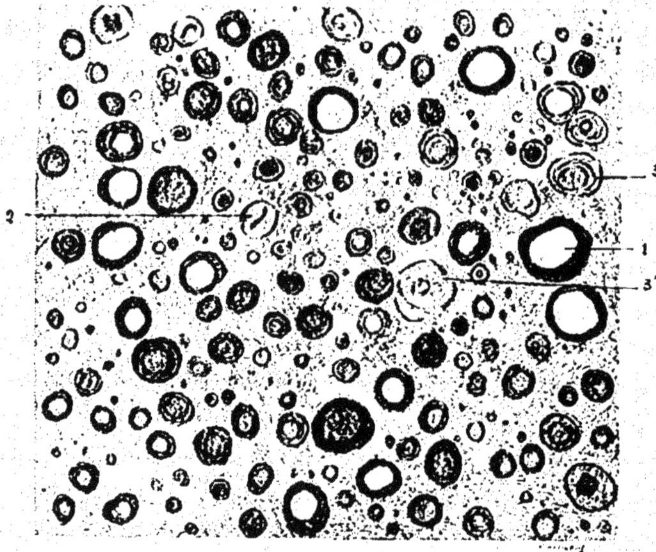

Fig. III. — Faisceau pyramidal croisé dans la région cervicale.

1) Cylindre-axe œdématié.
2) Cylindre-axe contourné.
3) Tubes nerveux dont la myéline ne se colore qu'incomplètement.

La substance interstitielle au milieu de laquelle les tubes nerveux sont disséminés présentait, dans les coupes au Pal, de nombreux petits grains plus foncés dont la nature restait indéterminée. Quelques-uns de ces points se colorant en rouge-foncé par le picro-carmin, peuvent être regardés comme des collatérales ou des cylindres-axes grêles plus ou moins totalement dépourvus de myéline.

Ces lésions ne sont pas franchement limitées comme dans les vieux cas de ramollissement cortical; plus considérables au centre du faisceau, elles s'atténuent à la périphérie.

L'altération du faisceau pyramidal s'étend jusqu'à la partie inférieure de la région lombaire. Mais à mesure que l'on descend, la proportion des fibres atteintes diminue progressivement, ainsi que l'intensité de leurs lésions, et, dans la région lombaire inférieure, il est difficile de retrouver des fibres en dégénérescence.

Dans le faisceau pyramidal croisé gauche existent également des tubes nerveux malades, mais en très petit nombre et très disséminés, ce faisceau ayant conservé une cohésion presque normale.

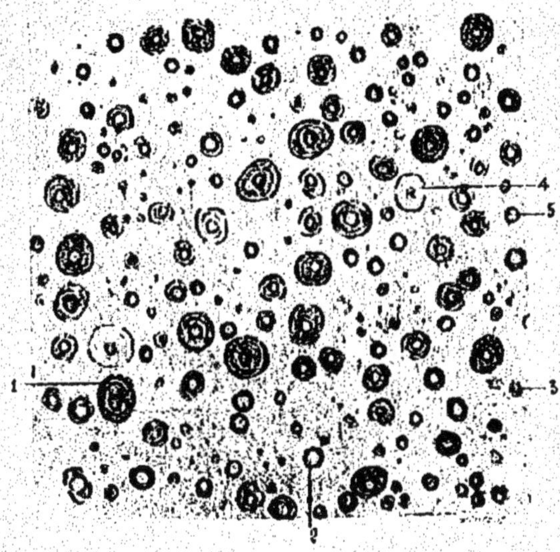

Fig. IV. — Faisceau de Goll au niveau du renflement cervical

1) Tubes nerveux à myéline conservée mais œdématiée.
2) Tubes nerveux à myéline atrophiée.
3) 5) Tubes nerveux presque absolument privés de myéline.
4) Tubes nerveux dont la myéline ne se colore qu'à la périphérie.

Dans le faisceau *de Gowers* droit, les altérations sont très semblables à celles du faisceau pyramidal ; peut-être les fibres dégénérées font-elles partie du faisceau cérébelleux descendant.

Les tubes nerveux du *faisceau cérébelleux direct* sont très compacts et remarquablement sains.

2. Dans les *faisceaux de Goll*, tant au niveau de l'entrecroisement des pyramides que dans la région cervicale inférieure (voyez fig. IV), les modifications histologiques ne présentent pas absolument les mêmes caractères. Par la méthode de Pal, dans les points les plus

malades, il est rare de rencontrer des fibres normales à large gaîne de myéline bien colorée. Si celle-ci existe, elle est élargie, tuméfiée, et alors se colore mal, sa portion externe seule devient bien noire tandis que sa zone interne ne prend qu'une coloration grise plus claire ou demeure incolore (voy. fig. IV, 4) ; parfois on observe deux cercles noirs concentriques plus ou moins fragmentés séparés par une zone moyenne pâle. Nous n'avons pas retrouvé de fibres présentant un espace vacuolaire entre la myéline et le cylindre-axe comme l'ont signalé Gombault et Philippe dans le faisceau pyramidal. La plupart des tubes qui se colorent ont une *gaîne myélinique très amincie comme atrophiée* (voy. fig. IV, 2, 3 et 5) et ceci est notable même lorsque l'on tient compte de la petitesse normale de tubes nerveux constituant les faisceaux de Goll par rapport à ceux qui occupent les autres parties de la moelle.

Tous les tubes colorés par le Pal sont très espacés. Dans les portions les plus atteintes, ils sont séparés les uns des autres par une distance équivalant parfois au diamètre de 4 à 5 tubes ordinaires et l'on a l'impression qu'il manque plus de deux tiers des fibres remplacées par une substance blanche, transparente, uniforme, mais légèrement granuleuse et présentant par places quelques rares gros blocs noirs qui semblent être de la myéline dégénérée.

En examinant les coupes au picro-carmin on est surpris de constater un nombre de tubes nerveux sensiblement plus considérable que dans celles qui ont été préparées par la méthode de Pal, quoique cependant il en manque encore une forte proportion. Les *cylindres-axes* se dessinent nettement en rouge foncé, les uns sont normaux, les autres très minces, mais aucun n'est gonflé et hypertrophié comme dans les faisceaux pyramidaux. Toutefois ces nerfs ne sont pas tous intacts.

Quelques-uns possèdent une gaîne de myéline encore bien constituée, ce sont ceux que révélait la méthode de Pal ; la plupart semblent privés absolument d'enveloppe myélinique et sont perdus dans une gangue rouge, mal différenciée, assez abondante, mais qui n'est pas encore de la sclérose. La proportion de cette substance interstitielle et du nombre de cylindres nus est d'autant plus forte que l'on considère les régions qui, par le Pal, paraissaient plus claires et dépourvues de tubes nerveux.

Comme celle du faisceau pyramidal, cette altération s'atténue à mesure que l'on descend dans la moelle, en affectant la topographie que nous avons décrite plus haut. — Dans la région cervicale inférieure, où la lésion des faisceaux de Goll est bien moins avancée que dans le bulbe, on retrouve cet amincissement, cette disparition de la myéline, mais les tubes nerveux complètement absents sont moins nombreux et la substance interstitielle moins abondante. L'existence d'une véritable dégénérescence en voie d'évolution est cependant prouvée indubitablement par la constatation, au moyen de la méthode de Marchi, de graduations noires, non seulement dans les cordons latéraux et postérieurs, mais encore dans les gaînes des vaisseaux qui parcourent le sillon médian postérieur. Dans la région dorsale supérieure, où les cordons postérieurs paraissent presque intacts avec un faible objectif, on en retrouve encore avec un plus fort grossissement, ce qui permet d'affirmer que la lésion se poursuit jusque là dans les faisceaux de Goll. A ce niveau et plus bas les faisceaux de Burdach sont indemnes de toute altération.

III. La *substance grise* ne semble présenter aucune modification pathologique. Il n'y a pas d'augmentation des noyaux ; les vaisseaux sont sains ; les cellules nerveuses, qui ne sont pas diminuées de nombre, se colorent parfaitement ainsi que leurs prolongements protoplasmiques et paraissent absolument normales.

Les racines antérieures et postérieures sont absolument saines sur toute la hauteur de la moelle.

Le malade ayant succombé douze jours environ après son attaque apoplectiforme, on peut se demander si celle-ci était bien due au foyer que nous avons rencontré dans la couche optique. Celui-ci, en effet, ne contenait plus qu'un liquide à peine teinté et l'on ne constatait de substances ocreuse ni à sa face interne, ni dans l'épaisseur de sa paroi. Mais nous n'avons trouvé aucune autre lésion macroscopique à laquelle on pût attribuer l'ictus et la mort, tandis qu'il est parfaitement possible que l'hémorrhagie, vu son petit volume, se soit résorbée complètement en ce court espace de temps.

Ces douze jours sont-ils suffisants pour permettre le développement de dégénérescences secondaires aussi accentuées ? Nous le croyons, car l'altération des tubes nerveux se manifeste dès le troisième ou le quatrième jour après la destruction de sa cellule d'origine, peut-être même plus tôt, et, au bout de huit à douze jours, les lésions sont déjà bien avancées. Du reste, dans notre cas, il n'y avait pas encore de sclérose, mais une simple dégénérescence en voie d'évolution, caractérisée, dans les faisceaux pyramidaux, par les modifications précoces du cylindre-axe et de la myéline, dans les cordons postérieurs, par une altération surtout de la *myéline, atrophiée ou disparue et par des granulations noires* que l'on pouvait observer à l'aide de la méthode de Marchi jusque dans les gaines vasculaires, aussi bien au niveau de la région dorsale supérieure que sur toute la hauteur de la région cervicale.

Il nous semble donc que l'on peut regarder le foyer de la couche optique comme ne remontant pas à une époque antérieure à celle de l'ictus et que rien n'empêche de considérer les lésions médullaires comme contemporaines ou plutôt postérieures au foyer cérébral.

Mais nous est-il permis d'interpréter ces dernières comme des dégénérescences descendantes secondaires à l'hémorrhagie de la couche optique? Si le faisceau pyramidal seul était en cause, personne n'émettrait de doute à cet égard. La dégénérescence incomplète correspond bien au foyer qui n'a intéressé qu'un petit nombre des fibres du segment pyramidal de la capsule interne, et la nature des lésions, l'absence de sclérose, indique également une dégénérescence très jeune. Pour ce qui est des cordons postérieurs, *l'intégrité absolue des racines et de la moitié externe des faisceaux de Burdach sur toute la hauteur de la moelle, l'intégrité de la substance grise,* permettent d'éliminer l'hypothèse d'une dégénérescence ascendante, d'autant plus que *cette altération va en s'atténuant et en diminuant à mesure que l'on examine les coupes d'une région plus inférieure,* ce qui paraît bien indiquer un processus descendant aussi bien dans les cordons postérieurs que dans le faisceau pyramidal. C'est, en outre, précisément à la suite de foyers siégeant dans les noyaux gris centraux et dans la capsule interne que Monakow, Rossolymo, Bechterew, Bruce, Déjerine, etc., etc.; ont constaté une dégénérescence descendante des faisceaux sensitifs bulbaires que nous avons vu s'étendre aux cordons postérieurs de la moelle dans les observations de Strumpel, Westphal, Schaffer, Greiwe, Meyer, etc., etc. Nous retrouverons, du reste, cette même propagation dans les expériences de Monakow, Langley, Bianchi et d'Abundo, Marchi et Algeri, Sandmeyer, etc., etc. Nous croyons avoir apporté dans ce qui précède un nombre suffisant de preuves pour pouvoir admettre ici *l'existence, à la suite de lésions cérébrales, d'une dégénérescence descendante dans les cordons postérieurs.* Nous ne poursuivrons donc pas davantage cette démonstration dans laquelle nous ne pourrions que répéter ce que nous avons déjà dit plus haut à maintes reprises en discutant d'autres observations concernant des dégénérescences rétrogrades.

Nous attirerons cependant l'attention sur la nature des lésions constatées dans les faisceaux pyramidal et de Goll, dont nous avons pu, dans nos coupes, étudier les caractères différentiels. Au niveau du *faisceau pyramidal* il s'agit d'une *dégénérescence Wallérienne.* Dans les fibres malades la myéline est atteinte, elle est tantôt gonflée, tantôt et plus souvent absente, mais c'est le *cylindre-axe* qui est particulièrement altéré, c'est lui qui réagit le premier et dirige la dégénérescence, aussi est-il rarement normal. Tantôt on constate qu'il est contourné sur lui-même en *S* ou en *U*, tantôt on en rencontre d'énormément *hypertrophiés*, décuplés de volume. Les fibres plus dégénérées paraissent détruites complètement et la coloration au picro-carmin ne révèle pas un nombre de tubes nerveux sensiblement plus considérable que la méthode de Pal.

Il en est tout autrement dans les *cordons postérieurs*, où nous avons affaire à une *dégénérescence rétrograde* cellulipète. Ici les cylindres-axes, parfois atrophiés, sont généralement normaux; on n'observe pas de ces cylindres tuméfiés comme dans le faisceau pyramidal. C'est la *myéline* qui est surtout atteinte ; elle ne se colore plus, s'amincit, s'atrophie, cède la place au tissu interstitiel et laisse à nu les cylindres-axes que fait ressortir le picro-carmin, en sorte que par ce dernier réactif on voit apparaître un nombre de tubes beaucoup plus considérable que par la méthode de Pal. La méthode de Marchi, au contraire, montre à ce niveau, tant dans les tubes nerveux que dans les espaces périvasculaires, des granulations noires caractéristiques d'une dégénérescence.

En résumé, dans le *faisceau pyramidal*, la première altération, et la plus importante, semble être la modification du cylindre-axe, c'est la *dégénérescence Wallérienne cellulifuge ;* dans les *cordons postérieurs* l'atrophie et la disparition de la myéline dominent, les cylindres-axes persistent intacts pour le plus grand nombre ; c'est une *dégénérescence rétrograde cellulipète*.

Nous tenions à constater, à propos de cette observation, les différences histologiques qui paraissent exister entre ces deux ordres de dégénérescences, mais nous n'insisterons pas davantage ici sur ce sujet, car nous aurons à y revenir plus longuement dans le chapitre où nous traiterons spécialement de l'anatomie patho-logique.

Quelque concordantes que soient les observations qui pré-cèdent, elles pouvaient, cependant, prêter à discussion, et l'on était en droit de se demander s'il ne s'agissait pas de lésions médullaires concomitantes. L'interprétation en serait peut-être longtemps encore demeurée douteuse, si l'*expérimentation*, venant en aide à la chirurgie, n'avait obtenu directement les mêmes dégénérescences médullaires sensitives à la suite de traumatismes cérébraux, sans que l'on pût invoquer l'existence d'une affection spinale antérieure.

Nous plaçons ici ces résultats expérimentaux dont nous aurons besoin plus loin pour appuyer l'interprétation de quelques observations plus complexes, que nous étudierons à la fin de ce chapitre.

Von Monakow (329), ainsi que nous l'avons vu plus haut, après avoir sectionné chez le chat le ruban de Reil, en enlevant le lobe occipital, avait constaté une dégénérescence descendante du ruban de Reil inférieur se continuant dans l'olive et allant se perdre dans la substance grise de la moelle après avoir passé dans le cordon latéral près de la corne postérieure. Il s'était aussi produit une dégénérescence descendante du ruban de Reil latéral qui franchissait le raphé et aboutissait aux noyaux de Goll et de Burdach de l'autre côté également dégénérés. Enfin le *faisceau de Goll* lui-même, plus petit que celui du côté opposé, était *atrophié.*

Langley et Sherrigton (308) ont décrit sous le nom de dégénérescence tertiaire, une dégénérescence de cordons postérieurs siégeant près de la corne postérieure et se montrant longtemps après la lésion cérébrale.

BIANCHI et D'ABUNDO : **Die in's Gehirn und Rückenmark herabsteigenden experimentellen Degenerationen.** *Neurolog. Centralb. 1886.*

Chienne adulte à laquelle on détruit 5 à 8 mm. des circonvolutions de la zone motrice droite, après s'être assuré électriquement de leur excitabilité.

Parésie des membres gauches. — L'œil droit étant fermé, le gauche ne cligne plus lorsque l'on approche le doigt ou une flamme. Avec cet œil également, l'animal se trompe sur les distances. Plus tard contracture post-hémiplégique des membres gauches avec hyperesthésie. On sacrifie le sujet au bout de 22 mois.

AUTOPSIE. — Dégénérescence partant du point lésé et se portant dans le centre ovale. Quelques-unes des fibres malades se rendent dans le corps calleux et le bourrelet du corps calleux, les unes du côté lésé, les autres du côté opposé. Le corps strié et le noyau lenticulaire sont amoindris avec augmentation des noyaux et de la névroglie. Très légère altération de la couche optique. Les faisceaux dégénérés se réunissent dans la couche optique où ils forment une tache de sclérose. Dégénérescence *presque complète du pied du pédoncule cérébral gauche:* dégénérescence plus légère du pied du pédoncule droit.

Dans le pont de Varole, le faisceau pyramidal seul est altéré, complètement à droite, légèrement à gauche. Dans la moelle allongée, outre la dégénérescence de la pyramide droite, celle de gauche est notablement lésée.

Moelle : Pas de modifications des faisceaux pyramidaux directs. Les *deux* faisceaux pyramidaux croisés sont dégénérés, mais le gauche plus que le droit. Le *faisceau de Goll* présente une *dégénérescence* qui s'étend jusqu'à la partie inférieure de la moelle.

Ces auteurs, à la suite de nombreuses expériences analogues pratiquées sur des chiens et des chats adultes ou nouveau-nés, sont arrivés aux conclusions suivantes :

Après destruction du lobe frontal, du girus sigmoïde avec la zone avoisinante et du lobe occipital, la symptomatologie est toujours très analogue. On observe une paralysie ou une parésie des membres du côté opposé, sans ataxie, avec peu ou pas de troubles de la sensibilité. Cependant, après lésions de la 2ᵉ circonvolution externe, on obtient parfois une hémiplégie homonyme avec amaurose du côté opposé. Les résultats sont les mêmes, que l'on intéresse ou non les fibres blanches sous-jacentes à l'écorce.

Parmi les fibres dégénérées, outre le faisceau pyramidal, quelques-unes se portent dans la circonvolution du corps calleux, d'autres se perdent dans le noyau lenticulaire et le corps strié qui sont toujours diminués de volume. Lorsque la lésion est d'assez ancienne date, on peut constater dans la *moelle* une dégénérescence non seulement au niveau des cordons latéraux des deux côtés, mais encore dans les *cordons postérieurs.*

MARCHI : **Sulla degenerazione consecutive all' estirpazione totale e parziale delle cerveletto.** *Rev. sperim. di fren. 1886.*

Ces recherches ont été pratiquées sur six singes et deux chiens auxquels Luciani avait, plusieurs mois auparavant, extirpé partie ou totalité du cervelet.

Voici quelles étaient les dégénérescences secondaires suivant le traumatisme effectué :

1° *Extirpation totale du cervelet.* — Atrophie de la substance grise au niveau de la pyramide de la protubérance. Atrophie de l'olive. Dégénérescence de tous les pédoncules cérébelleux et du *faisceau cérébelleux direct de Flechsig.*

2° *Extirpation d'un lobe latéral.* — Mêmes dégénérescences du côté lésé. Du côté opposé elles existent, mais moins accentuées.

3° *Extirpation du lobe moyen.* — Dégénérescence seulement de quelques faisceaux de fibres compris dans le *ruban de Reil* les *fibres arciformes* et le *faisceau cérébelleux direct.*

Dans une nouvelle série d'expériences, Marchi (315) obtint les mêmes résultats et conclut que l'extirpation d'une moitié du cervelet donne lieu à une dégénérescence descendante constante du *faisceau cérébelleux direct* (faisceau sensitif ascendant) et de quelques fibres du faisceau pyramidal du côté lésé. Dans l'autre moitié de la moelle on ne rencontrerait que quelques fibres malades disséminées. En outre, il existerait toujours quelques tubes nerveux dégénérés dans le *tronc des nerfs crâniens* et dans les *racines antérieures* du côté opéré.

Nous tenons à relever ce dernier point, qui est un fait d'altération secondaire propagée *à travers le noyau d'origine* de ces nerfs. Mais les recherches que cet auteur a pratiquées avec Algéri, sur des chiens et des singes, s'adressant à l'écorce cérébrale, nous intéressent plus directement ici.

Marchi et Algéri : **sulla degenerazione discendenti consecutive a lesion sperimentale in diverse zone della corteccia cerebrale.** *Rev. sper. di fren.,* 1886 et 1887.

Expér. I. — Extirpation chez trois chiens et un singe de *l'écorce motrice* d'un côté sur une longueur de 1,5 centim.
Hémiparésie. Diminution des sensibilités tactile, douloureuse, thermique et musculaire.
Dégénérescences. — Fibres dégénérées dans le pied des deux pédoncules cérébraux, le long du raphé et dans les deux rubans de Reil moyens, dans les racines ascendantes des deux trijumeaux, dans la substance réticulée et dans le *corps restiforme.*
Dans la pyramide, dégénérescence totale du côté lésé, incomplète de l'autre. Dégénérescence des deux faisceaux pyramidaux, plus forte dans le croisé.
Quelques fibres dégénérées dans le *faisceau de Burdach croisé.*

Expér. II. — Chez trois chiens, extirpation de la *zone intermédiaire* à 2 centim. en arrière du sillon crucial.
Hémiparésie et troubles sensitifs.
Dégénérescence du faisceau pyramidal croisé.
Dégénérescence étendue des deux faisceaux de Burdach.
Fibres dégénérées dispersées dans toutes les coupes de la moelle.

Expér. III. — Chez trois chiens extirpation de la *zone occipitale.*
Pas de troubles moteurs. Diminution de la sensibilité à la douleur ; amblyopie bilatérale.
Dégénérescence totale du faisceau de Burdach du côté opposé.
Du côté lésé quelques fibres dégénérées dans les faisceaux de Goll et de Burdach.

Expér. IV. — Chez un singe, extirpation de la *zone occipitale des deux côtés* et du tiers supérieur des deux circonvolutions ascendantes. 2 ans de survie.

Dégénérescence totale, sur toute leur longueur, des deux cordons postérieurs. Fibres dégénérées dans les autres faisceaux.

Conclusions. — Après l'extirpation d'une portion de l'écorce il ne se produit pas la dégénérescence d'un système, mais de *fibres* qui, se trouvant en majorité dans une portion de la moelle, lui donnent la signification fonctionnelle que l'on connait, quoiqu'il s'en trouve également, en moindre quantité, dans d'autres faisceaux.

Les centres moteurs et sensitifs ne sont pas absolument séparés et se retrouvent dans l'écorce.

Il n'existe pas d'entrecroisement complet moteur ou sensitif. Un petit nombre de fibres suit un trajet direct. Il doit exister déjà, dans le cerveau, un premier entrecroisement de quelques fibres pour expliquer les dégénérescences bilatérales observées au niveau du mésencéphale. Les altérations légères des faisceaux médullaires homonymes proviendraient d'un second entrecroisement que subirait une partie de ces tubes nerveux dans la moelle allongée.

Ces expériences établissent nettement que chez le chien et le singe, au moins, une dégénérescence intense des cordons postérieurs peut être secondaire à une lésion cérébrale, surtout lorsque celle-ci intéresse le lobe occipital.

Langley et Grünbaum (307) ayant sacrifié, en 1890, un chien auquel Goltz avait enlevé tout l'hémisphère gauche deux ans auparavant, trouvèrent non seulement une dégénérescence du faisceau pyramidal, mais, des deux côtés, quelques fibres en état de dégénérescence dans la portion des cordons postérieurs qui touche à la corne.

Sandmeyer : **Secundäre Degeneration nach Extirpation motorischer Centra.** *Zeitsch. f. Biologie, 1891.*

Chien I. — Agé de 6 mois. Extirpation, à gauche, des centres du facial et des 2 membres. Survie 5 mois et demi.

A l'œil nu, le pont de Varole et la moelle allongée sont atrophiés à gauche. Dans la moelle, on voit à droite une dégénérescence du cordon latéral. A gauche cette dégénérescence n'est perceptible qu'à partir et au-dessous du tiers inférieur du renflement cervical.

Coupes. Dans le pont de Varole et la moelle allongée, on peu suivre facilement la dégénérescence du faisceau pyramidal gauche. A droite, les voies pyramidales ne présentent que des fibres dégénérées éparses. Les *noyaux de Goll,* de *Burdach* et la substance interolivaire paraissent normaux.

Dans la *moelle,* la dégénérescence du faisceau pyramidal croisé droit s'étend jusqu'à la région lombaire. Le *faisceau pyramidal croisé gauche est sain jusqu'à la troisième cervicale :* au-dessous, il présente également une dégénérescence facile à reconnaître au microscope ; dans ce faisceau, la dégénérescence est plus étalée que dans celui du côté opposé, mais les tractus conjonctifs ne sont pas aussi prononcés. Il est évident que la lésion du côté opposé à l'opération est due à une altération plus intense des tubes nerveux, avec plus forte néoformation conjonctive que du côté homonyme. — Les coupes pratiquées dans différentes régions au-dessous de la 3e cervicale, permettent de reconnaître que le degré de la dégénérescence des voies motrices ne diminue pas régulièrement de haut en bas ; il y a des chutes brusques dans l'intensité de la dégénérescence.

Sur toute l'étendue des coupes de la moelle, mais surtout au milieu des cordons antérieurs et dans la *partie antérieure des cordons postérieurs*, on trouve des faisceaux nerveux à tous les degrés de la dégénérescence ; dans quelques-uns, il n'existe plus que des cylindres-axes tuméfiés, dans d'autres, manquent le cylindre-axe et la myéline qui sont remplacés par une substance homogène, incolore mais prenant facilement les colorations.

Dans le *faisceau de Burdach* la dégénérescence diminue notablement de haut en bas ; elle est au *maximum* dans la région cervicale et surtout *dans le renflement cervical ;* dans la région dorsale supérieure on ne trouve plus que des fibres dégénérées éparses.

Les nerfs périphériques sont sains.

Chien IV, de 6 mois. — Même lésion à *gauche* que chez le chien précédent. Sacrifié au bout de 3 mois. Dans la moelle, dégénérescence des deux *faisceaux pyramidaux croisés*, depuis l'entrecroisement des pyramides jusqu'à la 2e lombaire. Cette dégénérescence est plus intense à droite qu'à gauche. En descendant, son atténuation n'est pas régulière, présente des minima et des points de renforcement ; c'est ainsi qu'elle est aussi intense dans la région dorsale inférieure que dans la région dorsale supérieure et que son *maximum* siège, non pas vers les premières cervicales, mais dans *la région cervicale inférieure.*

Dans le faisceau pyramidal croisé droit on trouve des corps granuleux, des cylindres tuméfiés abondants. Il existe moins de tubes malades et moins d'hyperplasie conjonctive dans le faisceau pyramidal gauche. Au niveau de la commissure antérieure et dans la moitié antérieure des cordons antérieurs, se rencontrent de nombreuses fibres dégénérées dont plusieurs, hypertrophiées, ont des cylindres-axes œdématiés ; pas de prolifération interstitielle.

On observe les mêmes modifications dans la *moitié antérieure des faisceaux de Burdach*, ici, toutefois, les altérations disparaissent presque complètement dans la région dorsale, tandis qu'elles existent dans toute la hauteur de la moelle dans les cordons antérieurs. Les noyaux de Goll et de Burdach paraissent sains ainsi que la substance interolivaire et le ruban de Reil.

Dans tout le reste des cordons de la moelle existent des fibres malades mais très disséminées. Les cellules ganglionnaires de la substance grise et les racines sont normales.

CHIEN VII, âgé de 9 mois. — Extirpation à *droite* du centre du facial et de la patte antérieure. Sacrifié au bout de 6 semaines.

A l'œil nu, dans le pont de Varole et la moelle allongée, le faisceau pyramidal droit est fortement dégénéré ; on peut le suivre dans le cordon latéral gauche de la moelle jusqu'à la région lombaire. A droite, ce faisceau est, macroscopiquement, moins touché.

Sur les coupes, le ruban de Reil, la substance interolivaire, les noyaux de Goll et de Burdach ne semblent pas malades.

Dans la région des pyramides inférieures, le faisceau pyramidal du côté opéré montre une forte dégénérescence sous forme de gouttes et de granulations myéliniques tandis que celui du côté opposé se distingue par sa presque complète intégrité.

Dans la *moelle*, le faisceau pyramidal croisé gauche est atteint d'une forte dégénérescence jusqu'à la région lombaire ; le faisceau pyramidal homonyme ne présente que des traces légères, quoique indéniables, d'altération.

Dans les cordons antérieurs comme dans les *faisceaux de Burdach* on constate, par le Marchi, aussi bien à gauche qu'à droite, des granulations de dégénérescence plus abondantes que dans le reste de la substance blanche.

Sur les coupes au picro-carmin on distingue, dans les foyers dégénérés, des masses homogènes et des fibres nerveuses à myéline conservée mais à cylindres-axes tuméfiés. En outre, dans les cordons antérieurs et dans la moitié antérieure des *faisceaux de Burdach*, on aperçoit des modifications que le Marchi ne révélait pas. Il s'agit surtout d'un gonflement et d'une coloration défectueuse des cylindres et de la myéline, mais il est rare de trouver des fibres où la myéline et le cylindre-axe aient disparu. Les faisceaux antérieurs sont touchés sur toute la hauteur de la moelle.

Les faisceaux postérieurs sont touchés surtout dans la région cervicale, dans la région dorsale on ne trouve plus à leur niveau que de rares fibres malades.

Telles sont les *expériences que nous avons pu recueillir et qui prouvent d'une façon indubitable la possibilité d'une dégénérescence descendante des faisceaux sensitifs de la moelle (faisceau cérébelleux direct, faisceaux de Goll et de Burdach) consécutivement à une lésion cérébrale.* Nous insisterons, plus loin, davantage sur ces faits, mais nous voulons appeler dès maintenant l'attention sur deux points particuliers que l'on relève dans certaines de ces expériences :

Le premier point est *l'intégrité apparente, dans quelques cas, des noyaux* de Goll et de Burdach *intermédiaires* aux faisceaux sensitifs bulbaires et médullaires également dégénérés, phénomène curieux sur lequel nous nous réservons de revenir plus longuement dans un autre chapitre.

Le second, c'est *l'irrégularité de la lésion des cordons postérieurs et même des faisceaux pyramidaux* qui, au premier abord,
pourrait faire penser à une affection primitivement spinale, si
l'origine expérimentale ne permettait pas d'éliminer sûrement
cette hypothèse.

Leur dégénérescence, en effet, ne présente pas toujours
une intensité ou mieux une extension d'autant plus grande
qu'on la considère dans une région plus élevée. Son maximum ne correspond pas constamment à la portion cervicale
supérieure, mais souvent, au contraire, au renflement cervical,
ou plus spécialement, à l'union des régions dorsale et cervicale.

*La dégénérescence secondaire ne subit donc pas toujours, en
descendant, cette atténuation régulière* que l'on trouve indiquée
généralement dans les traités didactiques ; elle peut s'étaler
en certains points sans que pour cela on puisse nier son origine
cérébrale, ainsi que l'expérimentation en fait foi. Ce phénomène,
qui représente non pas une intensité plus forte mais un
étalement de la lésion, est vraisemblablement dû à ce qu'un
plus grand nombre de tubes nerveux quittent, à ce niveau, leur
direction primitive, pour se porter, soit du côté opposé, soit
dans la substance grise, soit vers les racines.

Ce détail anatomo-pathologique est important à retenir,
car on le considérait, à tort, comme caractéristique des scléroses
d'origine spinale et nous aurons l'occasion de le retrouver dans
quelques autopsies où les altérations de la moelle nous paraissent
indubitablement secondaires à une lésion encéphalique.

Nous avons réservé pour la fin de ce chapitre deux observations plus complexes pour l'interprétation desquelles il était
nécessaire d'avoir présents à la mémoire les faits expérimentaux
précédents. L'une est due à Wallenberg, l'autre nous a été
obligeamment communiquée par le Dr Klippel avec lequel nous
la publions en l'appuyant des faits que nous avions pu recueillir
sur la dégénérescence rétrograde et des conclusions auxquelles
ces recherches nous avaient conduit.

Wallenberg : **Veränderungen der nervösen Centralorgane in einem Falle von cerebraler Kinderlähmung.** *Arch. f.
Psych. XIX, 1888, p. 298.*

Mendiant de 49 ans. A l'âge de 6 ans, paralysie ayant apparu
à la suite d'un accident sans que l'on puisse savoir si elle a été
précédée de convulsions. Depuis lors bonne santé, sauf dyspnée.

A son entrée : Cardiaque asystolique. Parole normale ; intelligence diminuée. Ouïe et odorat normaux. Œil droit dévié en dehors ; réactions pupillaires normales. Pas de paralysie des autres paires crâniennes. Bras gauche atrophié, immobilisé en adduction et demi-flexion ; main en pronation, pouce étendu, autres doigts fléchis. La sensibilité, difficile à explorer, n'est pas normale; au moins à droite. Jambe gauche fléchie, pied équin ; mouvements difficiles, sensibilité normale ; atrophie moins forte que dans le bras gauche.

AUTOPSIE. — Les hémisphères sont normaux.

Dans le pédoncule droit, sous le tubercule quadrijumeau antérieur, existe une cavité de 8 mm. de long sur 5 mm. de large, remplie d'un liquide citrin, siégeant dans la calotte, mais atteignant le tiers moyen du pied du pédoncule droit. Pas de modifications apparentes du reste du mésencéphale. Dans la moelle, coloration grise des faisceaux de Goll, pyramidaux et cérébelleux.

Sur les *coupes*, on peut s'assurer que cette tumeur a détruit en haut les 2/3 antérieurs du noyau rouge de la calotte du pédoncule droit avant son entrecroisement avec le gauche ; la dégénérescence qui pourrait en résulter doit s'entrecroiser plus loin, et, en effet, la portion latérale du pied du pédoncule présente une dégénérescence évidente et un fort éclaircissement des tubes nerveux. La tumeur coupe également la portion du ruban de Reil, au voisinage du noyau rouge et plus bas le ruban de Reil supérieur. — La moitié supérieure des fibres radiculaires de *l'oculo-moteur* commun sont détruites avant leur émergence, leur *bout central* a dégénéré jusqu'au noyau d'origine situé en dedans de la tumeur et qui est intact, à part une atrophie et une diminution de ses cellules ganglionnaires.

Moelle. Entre la 2ᵉ et la 6ᵉ cervicale. — Les trois quarts postérieurs des deux *faisceaux de Goll* sont complètement dégénérés. A ce niveau on ne trouve plus de tubes à myéline.

Dans le cordon latéral gauche les *faisceaux pyramidal croisé* et *cérébelleux direct* ont perdu plus de la moitié de leurs fibres ; cette dégénérescence dépasse un peu, en avant, les limites de ces faisceaux. Dans le cordon latéral droit on observe une dégénérescence identique mais plus légère.

La substance grise et les racines sont normales. Si, dans quelques coupes, la zone de Lissauer semble un peu pauvre en tubes, les coupes en série montrent que cette apparence est due à un vice de coloration.

En descendant (*8ᵉ cervicale*), l'altération des cordons latéraux tend à diminuer. Dans le faisceau pyramidal gauche il ne reste plus qu'une tache grosse comme la tête d'une épingle, complètement dépourvue de fibres, mais la majorité des tubes des faisceaux cérébelleux sont toujours absents.

L'altération des faisceaux de Goll s'étale, mais devient moins intense, car le nombre des tubes malades diminue. La dégénérescence s'étend en avant et atteint la commissure, mais en arrière, des éléments normaux apparaissent dans la région postérieure de ces faisceaux et donnent à cette zone malade la vague silhouette d'une M. Les racines sont toujours intactes ainsi que la colonne de Clarke.

Entre la 2e et la 5e dorsale, la dégénérescence des cordons postérieurs diminue. Dans les cordons latéraux, la dégénérescence devient plus restreinte, mais plus nette. La zone radiculaire et les racines sont toujours normales. Les cellules du noyau dorsal sont un peu petites, arrondies et isolées.

Vers la 5e dorsale, les faisceaux de Goll sont devenus normaux. La portion dégénérée des cordons postérieurs vient se placer entre le faisceau de Goll et le faisceau de Burdach, puis se porte de plus en plus en dehors mais reste toujours séparée de la corne postérieure par une zone saine. Le maximum de la lésion est à gauche. Au-dessous de ce point les cordons postérieurs redeviennent normaux.

Les colonnes de Clarke semblent présenter une diminution de leurs fibres et de leurs cellules qui peut se poursuivre jusqu'à la 2e lombaire ; cette altération est peut-être un peu plus accentuée à gauche qu'à droite. Le reste de la substance grise est absolument normal dans tout le segment inférieur de la moelle, et les racines postérieures sont saines sur toute la hauteur du segment médullaire. La dégénérescence des faisceaux pyramidaux peut être poursuivie jusqu'à la 3e lombaire.

Nous faisons suivre cette observation des conclusions de l'auteur qui, ainsi qu'on va le voir, et quoique cette publication date de 1888, conclut à la nature descendante de toutes ces altérations médullaires, même de celles relevées dans les cordons postérieurs.

En résumé, les cordons latéraux présentent une dégénérescence dont le maximum d'extension est dans la région cervicale ; touchant en haut aux cordons antérieurs, elle se limite en bas plus exactement aux faisceaux pyramidaux croisés et cérébelleux directs. Le nombre des tubes détruits est au minimum dans le faisceau cérébelleux droit puis dans le faisceau pyramidal croisé droit, il est un peu plus abondant dans le faisceau pyramidal croisé gauche et présente son maximum dans le faisceau cérébelleux gauche.

Les *faisceaux de Goll* sont dégénérés jusqu'à la région dorsale moyenne. C'est dans la région cervicale supérieure que leur dégénérescence est la plus nette. Au-dessous de la région cervicale la lésion se modifie, prend la forme d'une M dont les branches se portent en dehors et disparaissent vers la 5e dorsale. A mesure que l'on descend, la lésion, d'abord très intense, diminue, tandis qu'augmente le nombre des tubes normaux.

La *colonne de Clarke* est saine dans la région cervicale. Dans la région dorsale supérieure, on observe des deux côtés une disparition de ses fibres transversales et une légère atrophie de ses cellules, plus légère encore à gauche qu'à droite. Dans la région dorsale inférieure, ce sont les fibres longitudinales qui ont diminué de nombre et il existe une atrophie presque totale des cellules que l'on peut suivre jusque la région lombaire supérieure.

Les *racines* sont normales du haut en bas de la moelle.

La discussion de cette observation permet d'éliminer facilement toute idée de *tabès* ou de *myélite* en s'appuyant tant sur la clinique que sur les constatations histologiques.

Contre la *sclérose systématisée* on peut invoquer la symptomatologie qui a été celle d'une hémiplégie avec contractures, et la limitation des altérations des cordons postérieurs. Enfin, on ne peut songer à une dégénérescence ascendante consécutive à une altération des cellules de la *colonne de Clarke*, car la dégénérescence systématisée est beaucoup plus faible à droite tandis que les deux colonnes de Clarke sont assez également intéressées.

L'auteur conclut en admettant que *ces lésions médullaires sont toutes des dégénérescences descendantes consécutives à la lésion unilatérale du faisceau pyramidal et du ruban de Reil.*

Nous n'avons pas grand chose à ajouter à ces déductions qui, bien avant que l'on ne parlât encore de dégénérescence rétrograde, avaient amené Wallenberg à admettre la possibilité d'une dégénérescence descendante des cordons postérieurs, consécutive à une lésion cérébrale. La dégénérescence *bilatérale des faisceaux pyramidaux* à la suite d'un foyer encéphalique unique est un phénomène trop fréquent pour nous arrêter. Nous aurons l'occasion de rencontrer souvent dans d'autres observations une dégénérescence descendante des *faisceaux cérébelleux*, secondaire à des lésions mésencéphaliques. Nous avons vu plus haut que les lésions des colonnes de Clarke peuvent être secondaires à une dégénérescence descendante des cordons postérieurs. Mais nous tenons à insister un peu sur la topographie des altérations dans les *cordons postérieurs*. Leur intégrité complète dans les régions lombaire et dorsale inférieure, plus haut, l'intégrité de la zone cornu-radiculaire, permettraient, même si l'on n'avait pas constaté l'intégrité des racines, d'éliminer à coup sûr toute idée d'origine radiculaire. L'atténuation des lésions à mesure que l'on se porte plus bas, prouve que cette dégénérescence a bien suivi une marche descendante. Enfin, la disposition même des zones malades montre qu'il ne s'agit pas ici du faisceau virgule de Schultze, car, dans ce cas, la lésion siégerait dans la région cervicale entre les faisceaux de Goll et de Burdach et se porterait, dans la région dorsale, près de la ligne médiane. Dans le cas particulier, cette dégénérescence suit, au contraire, et de la façon la plus nette, quoique en sens inverse, la *loi de Kahler et Pick*, en occupant, en haut, le faisceau de Goll, dont elle quitte peu à peu la partie postérieure pour se porter progressivement en avant, puis en dehors dans le faisceau de Burdach. Cette topographie est même si exacte que l'on serait tenté de croire qu'une racine malade a passé inaperçue dans la région dorsale inférieure, si l'atténuation progressive en étendue et surtout en intensité de la lésion à mesure que l'on descend, ne donnait au contraire la preuve que l'on se trouve bien en présence d'une *dégénérescence descendante rétrograde (cellulipète) de ces fibres mêmes des cordons postérieurs qui dégénèrent habituellement de bas en haut après altération des racines.*

OBSERVATION PERSONNELLE II (1)

Attaques apoplectiques. — Hémiplégie droite et aphasie. — Conservation des réflexes. — Pas de troubles sensitifs. — Autopsie : Foyers multiples dans l'hémisphère gauche (première frontale, insula, région occipitale). Trois faisceaux dégénérés dans le pied du pédoncule gauche. — Moelle : Dégénérescence du faisceau cérébelleux direct droit dans toute sa hauteur. — Dégénérescence du faisceau pyramidal croisé droit dans les régions cervicale et dorsale. — Dégénérescence légère du faisceau pyramidal croisé gauche dans la région dorsale seulement. — Dégénérescence des cordons postérieurs (faisceaux de Goll) dans les régions cervicale et dorsale. — Intégrité complète des cordons postérieurs dans la région lombaire. — Intégrité des racines et des zones radiculaires sur toute la hauteur de la moelle.

Le nommé Leg.., François, âgé de trente-cinq ans, chaudronnier, avait toujours joui d'une bonne santé et n'avait jamais été malade jusqu'en 1883, où il contracte la syphilis.

En 1885, à la suite, dit-il, de chagrins de ménage, il eut une *attaque apoplectique* avec perte de connaissance qui dura trois heures. Lorsqu'il revint à lui, il présentait une hémiplégie droite et une perte de la parole à peu près complète. A la suite de cette attaque, il est atteint d'une *diplopie* qui disparaît environ six mois plus tard. A ce

(1) Nous publions dans la *Revue de médecine*, en collaboration avec le Dr Klippel, à l'obligeance duquel nous la devons, cette observation en l'appuyant des principaux documents que nous avions pu recueillir sur les *Dégénérescences rétrogrades* et en la faisant suivre des déductions et des conclusions histologiques et pathologiques auxquelles cette étude nous avait conduit.

moment il commence à pouvoir écrire de la main gauche, mais sa parole est toujours très embarrassée.

Depuis cette époque, il souffre de maux de tête fréquents et a notablement perdu la mémoire.

En 1886, il est frappé d'une seconde *attaque*, avec perte de connaissance pendant deux heures environ, et, à son réveil, a de nouveau perdu complètement l'usage de la parole. La diplopie, qui était guérie depuis six mois, reparaît, mais par intervalles, d'une façon discontinue.

Six mois plus tard, alors que le malade était à peine rétabli de sa deuxième attaque, en survient une troisième, moins forte que les précédentes et qui ne lui enlève la parole que pendant deux mois.

Il entre à l'hôpital Laennec, dans le service du professeur Ball, le 25 juillet 1887, au lit 28 de la salle Béhier.

En l'examinant quelque temps après son admission, on constate qu'il est atteint d'une *hémiplégie droite* avec contracture du bras, surtout manifeste lorsque l'on voulait imprimer des mouvements passifs à l'articulation du coude et du poignet droits.

Le réflexe patellaire est très notablement plus fort à droite qu'à gauche et tous les réflexes tendineux sont, du reste, exagérés de ce côté, tant dans le membre supérieur que dans le membre inférieur.

La paralysie du bras droit n'était cependant plus complète. Le malade pouvait, avec quelque peine, le mouvoir dans tous les sens, mais on y remarquait alors l'apparition d'un *tremblement* d'autant plus marqué que l'effort était plus intense ou que le but était plus près d'être atteint.

Enfin, outre un amaigrissement général très prononcé, on observait une *atrophie musculaire* très évidente du membre supérieur, plus légère au membre inférieur.

Le malade ne se plaignait d'aucune espèce de douleur et l'on ne constatait aucun trouble de la sensibilité.

La parole était très imparfaite et il éprouvait une grande difficulté à se faire comprendre.

Aucun trouble du côté de la vue. La diplopie a complètement disparu. Du côté de l'ouïe, il existe une surdité très accentuée, mais le malade dit souffrir de cette infirmité depuis une époque bien antérieure à sa première attaque.

Son caractère est emporté et très irascible.

Depuis son entrée, il a présenté, à plusieurs reprises, une rétention d'urine qui a rendu l'usage de la sonde nécessaire. Les selles, par contre, étaient régulières, et il n'y avait pas de constipation. Dans les derniers jours apparut un peu de diarrhée.

En avril 1888, il fut atteint d'une pleurésie gauche avec épanchement, et à partir de cette époque, présenta toujours à l'auscultation quelques lésions pulmonaires qui allèrent en s'accentuant vers la fin de la maladie.

Au commencement de juin de la même année, on constata l'apparition de deux petites escharres au sacrum.

Enfin, huit jours avant la mort, il se développa un œdème des pieds assez notable. Le malade mourut par suite de ses complications pulmonaires le 18 juin 1888.

L'Autopsie, pratiquée 24 heures plus tard, donna les renseignements suivants :

Dans la cavité pleurale gauche, existait un épanchement purulent abondant refoulant et comprimant le poumon atélectasié et recouvert de fausses membranes.

Le poumon droit était sain.

Le cœur, petit, atrophié, a un myocarde brunâtre. La valvule mitrale présente un bord libre légèrement épaissi, mais elle est parfaitement suffisante. L'aorte est saine.

Le foie est normal quoique ischémié à la périphérie des lobules.

La rate est grosse.

On ne retrouve qu'un seul rein très volumineux ; l'autre paraît faire défaut.

Cerveau. Il n'y a pas d'adhérences cérébrales.

L'*hémisphère droit* est sain, tant à la surface des circonvolutions qu'à la coupe.

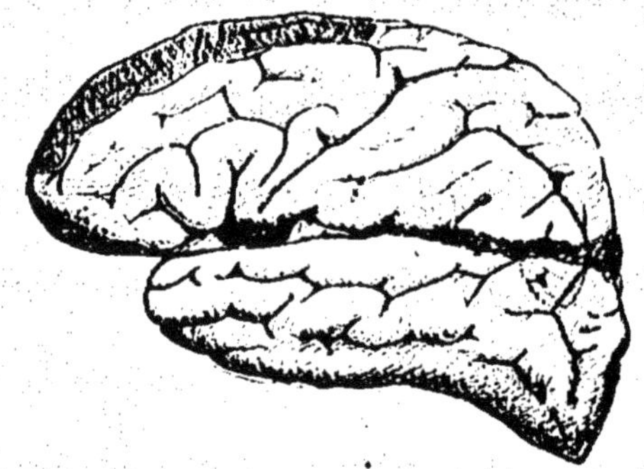

Fig. V. — Les trois foyers de ramollissement cortical (frontal, occipital et de l'insula) sont ombrés. Le pointillé indique le foyer profond sous-cortical de la région occipitale.

A la surface de *l'hémisphère gauche*, on remarque 3 foyers d'un aspect jaune ocreux, produits par un ramollissement de la substance grise sur laquelle la pie-mère, par places épaissie, présente quelques travées fibreuses (fig. V).

Un de ces foyers intéresse la *première circonvolution frontale*, depuis sa partie antérieure jusqu'à un centimètre en avant de la frontale ascendante, le pied de la première frontale étant demeuré intact.

Le second intéresse l'*insula* dans son lobe antérieur.

Le troisième, partant de la scissure perpendiculaire externe, se porte directement en avant, croise la première circonvolution occipitale et le sillon *occipital* supérieur à leur partie la plus supérieure, coupe perpendiculairement la deuxième circonvolution occipitale immédiatement au-dessous du pli courbe et va se jeter dans la scissure de Sylvius dont le fond et le bord sont ramollis dans le tiers postérieur de sa branche postérieure.

A la coupe, on constate que le foyer de l'insula est superficiel et ne consiste qu'en un ramollissement de la substance grise seule.

Les deux autres foyers sont plus profonds, et sur une épaisseur de un centimètre, la substance blanche sous-corticale est dure et ocreuse.

Le foyer occipital, enfin, est plus étendu dans la substance blanche qu'à la superficie. Sur l'écorce il se présente comme une traînée ocreuse peu large ; à la coupe on constate que la substance blanche sous-jacente à la deuxième occipitale, est intéressée dans une grande partie, formant un foyer gros comme une amande, alors qu'à ce niveau la substance grise est normale, sauf en un point très limité.

Les circonvolutions motrices sont saines dans toute leur étendue, car le pied de la première frontale est respecté, ainsi que nous l'avons vu.

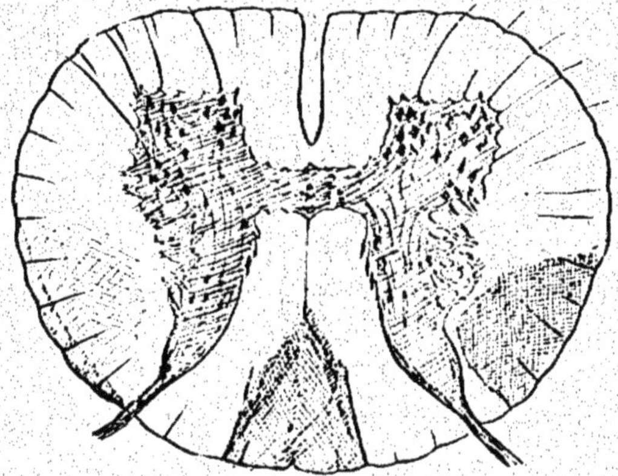

Fig. VI. — *Moelle cervicale.* — Dégénérescence des deux faisceaux de Goll, des deux faisceaux cérébelleux directs et du faisceau pyramidal croisé droit. Dégénérescence très légère du faisceau pyramidal croisé gauche.

Les noyaux gris centraux paraissent absolument sains.

Au niveau de la face inférieure du *pédoncule* cérébral on remarque trois traînées grises de dégénérescence. L'une longe le bord externe du pied du pédoncule, la deuxième siège à peu près à la partie moyenne de la face inférieure, la troisième est située à égale distance entre la traînée moyenne et le bord interne du pédoncule. A la coupe, on constate que les traînées interne et externe sont assez superficielles, tandis que la traînée moyenne, pénètre comme un coin jusqu'au locus niger.

La moelle présente à l'œil nu une dégénérescence du faisceau pyramidal droit jusqu'à la partie inférieure de la région dorsale, une dégénérescence de la portion interne du faisceau de Goll dans la région cervicale et, à la région dorsale, une dégénérescence à gauche du faisceau de Goll, à droite, de tout le cordon postérieur, du faisceau cérébreux direct et de la portion de la substance blanche qui sépare le faisceau pyramidal de la corne postérieure. La région lombaire macroscopiquement paraît saine.

Les muscles, à l'œil nu, sont pâles et très atrophiés.

MOELLE. — *Examen histologique* (1).

Région cervicale. (Fig. VI). — Dans les *cordons latéraux*, on constate à *droite* une dégénérescence du *faisceau pyramidal* s'étendant jusqu'à la périphérie de la moelle, et intéressant, par conséquent, également le *faisceau cérébelleux direct.*

À *gauche* on observe une zone de dégénérescence périphérique à la partie postérieure du cordon latéral s'étendant presque jusqu'à la corne postérieure. Il semble que presque seul le *faisceau céré-*

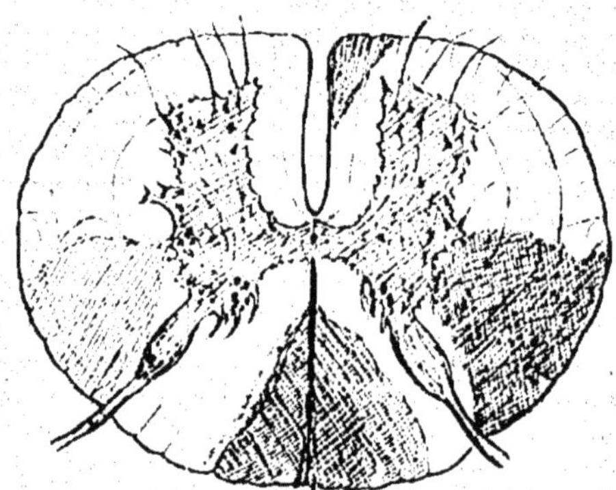

Fig. VII. — *Moelle dorsale.* — Dégénérescence des deux faisceaux de Goll et d'une partie du faisceau de Burdach droit. Dégénérescence des faisceaux cérébelleux directs et pyramidaux direct et croisé droits. Dégénérescence du faisceau pyramidal croisé gauche plus forte que dans la région cervicale.

N.-B. — Dans la région lombaire, les cordons postérieurs sont absolument sains, ainsi que le cordon latéral gauche.

belleux est malade, car, dans le faisceau pyramidal on ne rencontre que de très rares tubes nerveux malades.

Dans *les cordons postérieurs* on trouve une zone de dégénérescence intéressant également la partie postérieure des deux faisceaux de Goll. Elle se présente sous la forme d'un triangle dont la base périphérique mesure le bord postérieur des deux faisceaux de Goll, tandis que la pointe, dirigée en avant, s'arrête à peu près à la partie moyenne du sillon médian postérieur. Dans la *substance grise*, les cellules sont très granuleuses, mais cependant visibles.

Région dorsale (Fig. VII). — Dans les cordons latéraux on constate une dégénérescence du faisceau pyramidal droit et du faisceau cérébelleux ; la zone de sclérose atteint la périphérie de la moelle et va

(1) Nous tenons à remercier ici notre collègue Apert, à l'obligeance duquel nous devons les figures schématiques qui accompagnent cette observation.

rejoindre en arrière la corne postérieure. A gauche, il existe une dégénérescence dans les mêmes limites, mais l'intensité de l'altération est beaucoup moins considérable que de l'autre côté ; toutefois, la dégénérescence du faisceau pyramidal croisé gauche est notablement plus intense ici que dans la région cervicale. Le faisceau pyramidal *direct* est dégénéré à *droite* (même côté que le faisceau pyramidal croisé), tandis qu'il est sain à gauche.

Dans les cordons postérieurs, on constate, à gauche, une dégénérescence du faisceau de Goll un peu plus large à sa base qu'à la partie antérieure, mais n'atteignant pas la commissure postérieure.

A droite, le faisceau de Goll dans son entier et le faisceau de Burdach dans sa portion immédiatement avoisinante sont fortement dégénérés. Il y a toujours une notable zone saine bordant la commissure postérieure et le bord interne de la corne qui ne sont nulle part en contact avec les points malades.

Les cellules de la *substance grise* sont très granuleuses et rétractées. On distingue avec peine leurs noyaux.

Région lombaire. — Elle est saine, sauf une très légère sclérose atteignant la partie superficielle du cordon latéral droit dans sa moitié postérieure au point correspondant au faisceau pyramidal.

Il n'y a rien dans les cordons postérieurs ni dans les cordons latéraux gauches.

Les cellules de la *substance grise* sont très belles. Elles contiennent quelques fines granulations, mais les noyaux sont très distincts et bien colorés.

Les *racines* sont *normales* sur toute la hauteur de la moelle.

En examinant les coupes à un plus fort grossissement, on constate que l'altération dégénérative est caractérisée, dans les points malades, par la *disparition* du 1/3 environ des tubes nerveux. Ceux qui restent paraissent normaux.

Le tissu interstitiel se colore en rose intense par le picro-carmin. C'est du tissu conjonctif épaissi au milieu duquel persistent les tubes sains.

Çà et là on retrouve disséminées quelques gouttelettes graisseuses.

La pie-mère est notablement épaissie et l'on y rencontre quelques gros vaisseaux vides de sang.

Dans la moelle, les vaisseaux sont généralement remplis d'éléments figurés pressés les uns contre les autres.

MUSCLES. — Les muscles et l'éminence Thénar présentent une atrophie dégénérative très marquée avec augmentation du tissu conjonctif.

Dans les muscles de la jambe, les fibres musculaires ont un diamètre à peu près normal, mais la plupart sont atteintes de tuméfaction trouble, ne montrent plus de striation et sont remplies de gros noyaux disséminés ou réunis par groupes de trois. Ces noyaux sont allongés, très rouges et offrent à leur intérieur des granulations fines en volume variable. Le nucléole paraît noir et atrophié.

Après l'action de l'acide acétique, la striation n'apparaît que très vaguement et dans quelques fibres seulement. Toutefois on peut observer quelques rares fibres où la striation transversale est conservée quoique moins visible que normalement et dont les noyaux, également malades, sont notablement augmentés de nombre.

Il s'agirait donc d'un processus chimique qui aurait intéressé surtout la fibre musculaire dans son protoplasma non différencié et dans son noyau, n'atteignant qu'à un moindre degré son protoplasma différencié et laissant ainsi presque intactes les fibrilles primitives.

Quelle interprétation devons-nous donner à cette observation où l'on constate non seulement d'anciens foyers cérébraux mais encore, dans la moelle, une sclérose des cordons latéraux et postérieurs.

Dans plusieurs observations analogues, les auteurs, opposant la lésion unilatérale du cerveau à la bilatéralité des dégénérescences médullaires et à l'altération des cordons postérieurs, ont éliminé l'hypothèse de dégénérescences descendantes, pour admettre l'indépendance de la sclérose spinale et l'existence d'une myélite systématisée compliquant l'affection cérébrale.

Nous ne croyons pas qu'ici, pas plus que dans les autres cas rapportés précédemment, cette hypothèse soit exacte. Nous pensons, au contraire, que la lésion corticale est la seule primitive et que les scléroses médullaires multiples que l'on constate ne sont qu'une forme, moins exeptionnelle peut-être qu'on ne, le suppose généralement, de dégénérescences secondaires descendantes affectant également les faisceaux moteurs et sensitifs de la moelle.

Les noyaux gris, intercalés dans le bulbe sur le trajet de ces fibres, ne sont pas un obstacle à la propagation de cette dégénérescence qui peut les franchir après avoir altéré, d'une façon plus ou moins intense, leurs cellules nerveuses, ainsi que nous avons eu l'occasion de le constater, à plusieurs reprises, dans ce qui précède.

En effet, au point de vue clinique, ce malade était un apoplectique vulgaire. Il n'a jamais présenté de symptômes myélopathiques, n'a jamais eu ni douleurs, ni élancements, ni anesthésies. Les seuls phénomènes observés dans cet ordre d'idées ont été, pendant quelque temps, un peu de rétention d'urine, et, à la fin, une atrophie musculaire notable. Mais ces phénomènes se rencontrent également chez les vieux hémiplégiques cérébraux arrivés à la période ultime.

On peut objecter que l'intégrité apparente de la zone motrice n'explique pas la dégénérescence pyramidale ; mais à ceci nous pouvons répondre que l'insula était détruit, que le faisceau pyramidal n'est intéressé que dans le tiers de ses fibres, que l'on connaît encore incomplètement l'aboutissant de tous les tubes nerveux passant par ce faisceau, et qu'enfin, ainsi que nous le savons, on a observé des tubes nerveux dégénérés dans les voies pyramidales, alors que les lésions cérébrales paraissaient respecter la zone dite motrice.

On pourrait relever encore une autre irrégularité, c'est l'existence d'une sclérose légère du faisceau pyramidal croisé gauche et du faisceau de Turck droit accompagnant celle du faisceau pyramidal croisé droit, alors que les lésions cérébrales ne siègent que dans l'hémisphère gauche, et, en outre, ne se montrant que dans la région dorsale (ces points sont en effet respectés dans les régions cervicale et lombaire). Nous réfuterons cet argument en rappelant les expériences de Langley et Sherrington, de Sandmeyer, etc., etc., qui, à la suite d'ablations unilatérales de l'écorce, ont observé, outre la sclérose du faisceau pyramidal croisé du côté opposé, des fibres dégénérées dans le faisceau pyramidal croisé homonyme et ceci à certaines hauteurs de la moelle seulement, alors que ce faisceau était sain au-dessus et au-dessous.

Nous avons également relevé, dans l'observation de M. Déjerine sur la sclérose secondaire du Ruban de Reil, à la suite d'un foyer cérébral unilatéral gauche, l'existence d'une dégénérescence descendante du faisceau pyramidal croisé droit sur toute la hauteur de la moelle et du *faisceau pyramidal croisé gauche, à partir de la région dorsale inférieure seulement*.

Il est actuellement prouvé que les voies pyramidales ne possèdent pas, au point de vue de leurs rapports avec les différentes zones corticales, un exclusivisme aussi absolu qu'on l'a pendant longtemps supposé. Chacun des faisceaux pyramidaux affecte des connexions avec les deux hémisphères et des entrecroisements multiples se font probablement sur toute la hauteur de la moelle.

Cette sclérose anormale ayant été expérimentalement

obtenue, ne saurait donc être invoquée contre l'hypothèse que nous soutenons ici.

Reste la sclérose des cordons postérieurs et des faisceaux cérébelleux directs. Laissant de côté l'étude clinique qui, quelque incomplète qu'elle soit, parle toutefois en faveur de notre supposition, on ne saurait invoquer le tabès pas plus qu'une dégénérescence ascendante secondaire à une lésion quelconque des racines postérieures, car celles-ci sont normales sur toute la hauteur de la moelle ainsi que la zone cornu-radiculaire, et les cordons postérieurs sont absolument intacts dans la région lombaire, alors que les faisceaux de Goll sont intéressés dans la région dorsale.

On pourrait, à vrai dire, invoquer l'existence d'une affection de la substance grise, à la suite de laquelle ces faisceaux auraient subi la dégénérescence ascendante. Mais nous ferons constater que les cellules de l'axe gris sont d'autant plus altérées qu'on les examine dans une portion plus élevée de la moelle. Assez malades dans la région cervicale, elles le sont moins dans la région dorsale et paraissent absolument saines dans la région lombaire, tandis que les faisceaux cérébelleux sont atteints du haut en bas des cordons latéraux et les faisceaux de Goll jusqu'à la région dorsale inférieure. En outre, le maximum des lésions de la substance grise dans la région cervicale ne coïncide pas avec une augmentation correspondante de la sclérose des cordons postérieurs. Ces faits plaideraient même en faveur d'une dégénérescence descendante, ces cellules étant intéressées d'autant plus tardivement qu'elles siègent plus loin de la lésion primitive et que les tubes nerveux qui les en séparent suivent un plus long trajet. Les expériences de Loewenthal que nous avons relatées plus haut, appuyent du reste fortement cette manière de voir.

Enfin, si l'on veut bien se reporter à ce qui précède, on peut s'assurer que notre observation cadre absolument avec les résultats obtenus expérimentalement par Bianchi et d'Abundo, Sandmeyer, Marchi, Algéri, Barbacci, etc., etc.

Nous pensons donc que, dans notre cas, *la lésion cérébrale est la seule lésion primitive et qu'il faut regarder comme des dégénérescences secondaires descendantes toutes les lésions médul-*

laires que nous avons rencontrées, tant dans les cordons latéraux
que dans les cordons postérieurs.

Telles sont les observations sur lesquelles nous voulions
attirer l'attention, concernant des faits de dégénérescence secondaire des faisceaux sensitifs de la moelle (faisceaux cérébelleux
et surtout cordons postérieurs), consécutivement à des foyers
encéphaliques, et comparables, à l'étendue près, à ce que
nous avons vu plus haut, relativement aux faisceaux sensitifs
du bulbe.

Nous devons réfuter ici une objection qui nous sera
sûrement posée. Est-ce que ces fibres qui subissent la dégénérescence descendante sont bien des fibres sensitives et sont-
elles les mêmes que celles qui, d'habitude, dégénèrent de bas
en haut ? — Dans les cordons postérieurs, en effet, la dégénérescence ne comprend parfois que quelques fibres éparses
qui, d'autres fois, se réunissent en un faisceau occupant la
partie moyenne du faisceau de Burdach et représentant, à
peu près, la forme et la disposition d'un faisceau virgule de
Schultze, se portant de la moelle allongée à la région
dorsale ou plus loin, ainsi que dans l'observation de Strümpel
et une de celles de Westphal. Quoique cette dégénérescence
s'étende sur une bien grande hauteur pour relever d'un
système considéré jusqu'ici comme constitué par de courtes
commissures, il se pourrait, cependant, que, dans ces cas,
nous ayons bien affaire à une dégénérescence descendante
ordinaire, et qu'il ne s'agisse ici que d'une variété du faisceau
de Schultze. Il n'est pas, en effet, impossible qu'un système
de fibres descendantes non encore décrites, analogue à celui
que l'on observe dans la moelle, existe entre le mésencéphale et la région cervico-dorsale dans l'intérieur des cordons
postérieurs. Toutefois, cette hypothèse ne saurait expliquer
que les observations où les fibres dégénérées sont en très
petit nombre, car l'expérimentation et la clinique s'accordent
pour nous prouver que la majorité des tubes nerveux compo-
sant les cordons postérieurs, suivent une direction ascendante·

Mais le plus souvent il n'en est pas ainsi ; la zone du
faisceau de Schultze reste saine ou, au contraire, la plus

grande partie des cordons postérieurs est atteinte. Dans les observations de Sandmeyer, la moitié antérieure du faisceau de Burdach est prise ; dans celles de Hirsch, de Greiwe, c'est le cordon de Goll qui est intéressé dans sa presque totalité ; dans les expériences de Marchi et Algéri, pour nous en tenir aux faits expérimentaux qui sont toujours les plus probants, à la suite de lésions occipitales, le faisceau de Burdach croisé a presque totalement dégénéré, ainsi qu'une partie du faisceau de Goll.

Dans tous les cas, cette dégénérescence est trop complète pour ne porter que sur un système de fibres spécial, en respectant les fibres ascendantes d'origine radiculaire qui, dans cette région, constituent la majorité des tubes nerveux. Dans le tabès dorso-lombaire, en effet, tout le cordon de Goll cervical est sclérosé et, lorsqu'on y constate quelques tubes conservés, ceux-ci sont en bien moins grand nombre que ceux qui sont atteints dans les observations de sclérose descendante. Il faut donc nécessairement admettre que cette dégénérescence intéresse en effet des fibres qui, normalement, à la suite de lésions radiculaires ou médullaires, subissent une dégénérescence ascendante.

Au point de vue de la substance grise, nous ferons remarquer ici en passant que, si dans la généralité des cas la dégénérescence sensitive se poursuit à travers le bulbe jusque dans la moelle, en traversant les *noyaux des cordons postérieurs* eux-mêmes atrophiés ou dégénérés, dans quelques expériences (Sandmeyer) et quelques observations (Strumpel, Greiwe), ces noyaux sont notés comme sains, quoique les tubes nerveux qui en partent ou qui en proviennent soient malades. *L'altération du neurone supérieur pourrait donc occasionner une dégénérescence rétrograde du neurone inférieur, en agissant sur les arborisations terminales qui viennent se ramifier autour de ses cellules d'origine, avant que ces cellules présentent elles-mêmes des signes de régression notable au microscope.*

Si maintenant nous résumons rapidement ici ce que nous venons de passer en revue dans ce dernier chapitre, nous voyons que Strumpel, Wallenberg, Hösel, Flechsig, Scheffer, Greiwe, Jacob, Meyer, etc., etc., ont publié des faits cliniques dans lesquels, à la suite de lésions, tant de l'écorce que du mésencéphale, s'était développée une dégénérescence descendante des faisceaux sensitifs de la moelle que l'on doit regarder comme secondaire au foyer encéphalique. Nous apportons nous-même deux observations concernant, l'une un foyer de la couche optique, l'autre des foyers corticaux muliples, ayant déterminé également cette même altération des cordons postérieurs. D'autre part, les expériences de Monakow, Langley, Sherrington, Grünbaum, Bianchi, d'Abundo, Marchi, Algéri et Sandmeyer, en reproduisant chez les animaux ces mêmes dégénérescences à longue portée, viennent prouver qu'il n'est, en effet, nullement nécessaire d'invoquer dans ces cas la présence de lésions radiculaires ou médullaires. Tout ce que nous avons vu dans ce qui précède concourt à établir, de la façon la plus évidente, non seulement l'existence de *dégénérescences rétrogrades médullaires d'origine encéphalique, mais encore, pour ces dégénérescences, la possibilité, jusqu'ici vivement contestée, de franchir, dans des conditions encore mal déterminées, les relais nucléaires, pour se propager plus ou moins loin dans le neurone voisin en suivant en sens inverse la direction des excitations physiologiques.*

Ce phénomène est peut-être plus fréquent et plus général qu'on ne le suppose. La propagation des dégénérescences secondaires d'un neurone au neurone suivant ne se rencontre, en effet, pas uniquement dans les voies sensitives et a été relevé souvent dans le système moteur. Forel, qui en parle sous le nom d'*atrophies indirectes*, y voit une erreur d'observation. Cependant Homén, en 1882, après lésion corticale et dégénérescence descendante des faisceaux pyramidaux, a constaté une dégénérescence des racines antérieures et une atrophie légère des cornes, sans qu'il y ait encore à ce niveau de modifications appréciable des cellules. Marchi, en 1888, après extirpation d'une moitié du cervelet, a observé des faisceaux dégénérés dans les nerfs cérébraux et dans les racines antérieures du côté opéré. L'année précédente il avait relevé, à la suite de la destruction de la zone corticale motrice, l'existence de fibres dégénérées dans la racine ascendante du trijumeau. Enfin, en mars 1892, après extirpation des diffé-

rents lobes du cervelet, il rencontre constamment une dégénérescence d'un grand nombre de fibres des iii⁰, v⁰, viii⁰ et
xii⁰ paires, c'est-à-dire dans des nerfs crâniens aussi bien
moteurs que sensitifs.

Nous pouvons en rapprocher des faits qui, depuis longtemps, avaient attiré l'attention, nous voulons parler des cas
d'atrophie musculaire chez les hémiplégiques. Parmi les observations qui en ont été publiées, celles de Pierret, de Carrieu, de Brissaud, de Babinski, de Burresi, de Roth,
de Déjerine, de Muratoff, de Darkschewitsch, de Joffroy et Achard, de Quincke, etc., etc., se distinguent
par l'absence de toute lésion appréciable des cellules des
cornes antérieures. Quincke, Borghérini, Marie, attribuent, dans ces conditions, l'atrophie musculaire à un trouble trophique par lésions cérébrales ; Roth et Muratoff, à
un trouble circulatoire d'origine cérébrale ; Charcot l'explique par une altération dynamique des cellules des cornes
antérieures ; Joffroy et Achard émettent l'hypothèse d'une
irritation et d'un trouble dynamique de ces cellules, analogues
à ce que Raymond, Duplay et Cazin admettent dans les
faits d'atrophie musculaire réflexe consécutive aux arthropathies sur lesquelles nous avons plus haut longuement insisté à
propos des nerfs périphériques. Pour Guizetti[1] et Steiner[2],
l'action trophique des centres médullaires serait troublée par
les lésions des centres corticaux. Enfin, pour Goldscheider
(285), ce serait par le seul fait de leur non fonctionnement,
conséquence de la lésion cérébrale, que les cellules des cornes
antérieures perdraient leur action trophique sur les cylindres-
axes placés sous leur dépendance.

Nous ne faisons que signaler ce point qui ne rentre pas
dans le plan de notre travail, mais il nous semble que l'on peut
rapprocher ces atrophies musculaires post-hémiplégiques des
dégénérescences secondaires qui, ainsi que nous l'avons vu,
se transmettent parfois d'un neurone au neurone suivant ou
précédent, en suivant les voies physiologiques, sans amener,

(1) Guizetti. Rev. sper. di freniatr. 1893.
(2) Steiner. Deutsch. Zeitsch. f. Nervenheilk., III. 1893.

pendant un certain temps du moins, de modifications *visibles* des cellules nucléaires intermédiaires. L'observation de Déjerine[1], où il existait une altération des nerfs périphériques, plaiderait en faveur de cette hypothèse.

De tout ce qui précède il découle que *l'écorce cérébrale paraît posséder une action encore mal connue en tant que centre trophique des faisceaux sensitifs* et présenter, pour la sphère sensitive, des localisations analogues à celles du domaine moteur, quoique moins absolues. Ce sont, en effet, surtout les lésions du *lobe occipital*, un peu celles du *lobe pariétal inférieur* qui déterminent la sclérose la plus compacte des faisceaux de Burdach et particulièrement des faisceaux de Goll; les lésions de *l'insula* et du pied des circonvolutions frontale et pariétale ascendantes donnent lieu à une dégénérescence moins forte de ces faisceaux. Les expériences de Marchi et Algéri semblent indiquer que plus le traumatique cérébral siège en arrière, plus les cordons postérieurs de la moelle sont fortement atteints. Pour ce qui est du corps calleux, sa portion antérieure répondrait particulièrement aux faisceaux de Burdach et sa portion postérieure aux faisceaux de Goll (Strumpel, Westphal, Greiwe).

Ces faits cadrent assez bien, du reste, avec les tendances nouvelles sur les localisations sensitives de l'écorce. Après les découvertes des localisations motrices, on supposa l'existence de centres sensitifs corticaux également bien limités; mais, si les centres sensoriels sont chaque jour mieux déterminés, les centres de la sensibilité générale et particulièrement de la sensibilité tactile n'ont pas encore pu être nettement circonscrits : Ferrier les plaçait dans la circonvolution de l'hippocampe ; Horsley et Schaffer, au niveau de l'ourlet, Hösel, Flechsig, Ballet, Golgi, voient dans la zone rolandique un centre également sensitif et moteur; Schiff, enfin, allant plus loin, regarde la zone psycho-motrice comme purement sensitive et, d'après lui, les paralysies qui succèdent à sa destruction sont dues à la perte de la sensation du mouvement possible. D'autre part, dans

(1) Déjerine, Soc. de Biol. 1889.

l'hémorrhagie cérébrale et dans le ramollissement intéressant les centres dits moteurs, on constate parfois de l'anesthésie musculaire, souvent une diminution passagère de la sensibilité générale, parfois même une véritable anesthésie tactile. Dana (273) a pu obtenir expérimentalement une anesthésie tactile et musculaire en excisant la zone motrice corticale et le lobule pariétal inférieur. Quoiqu'il en soit, il paraît probable que cette portion de l'écorce joue un rôle dans la sensibilité des membres et que, malgré que la sensibilité générale soit régie principalement par l'écorce du lobe occipital, sans présenter peut-être de centres aussi exactement limités que dans la sphère motrice, la zone rolandique aurait également une action, quoique moins prépondérante, sur les sensibilités générale et musculaire.

Cette action se propagerait à la périphérie par des voies différentes des voies motrices, en particulier par les cordons postérieurs, où la répartition, ainsi que l'entrecroisement des fibres sensitives de l'encéphale, paraissent plus complexes que celles des fibres motrices. Marchi et Algéri, après lésion unilatérale du cerveau, ont rencontré des tubes dégénérés dans les *deux* rubans de Reil, quoique en plus grand nombre du côté opéré, et il est presque de règle, lorsque cette sclérose descendante existe, de trouver des altérations dans les deux cordons postérieurs, altérations prédominantes d'un côté, il est vrai, mais plus ou moins légères de l'autre.

Cette complexité répond à la disposition probable des voies de la sensibilité générale dans l'économie. En effet, les fibres sensitives de chaque segment du corps, après avoir remonté le long des cordons postérieurs, doivent se mettre en rapport avec un très grand nombre de régions corticales ; les fibres d'une racine postérieure doivent aboutir à un grand nombre de cases de l'échiquier cérébral afin de pouvoir, lorsqu'elles sont irritées, réveiller des mouvements, des idées, des mémoires très divers. Inversement, à chacune de ces cases cérébrales viendra aboutir une partie des terminaisons sensitives de différents points de l'organisme. — Si, par exemple, on considère, dans les cordons postérieurs, un petit faisceau de fibres provenant d'une racine déterminée, il se termine en grande partie dans le lobe occipital ; mais le reste, constitué peut-être par les collatérales des cylindres-axes, ira se ramifier dans les autres portions de l'écorce cérébrale. Un autre faisceau, provenant d'une autre racine, subira une distribution analogue et ira se distribuer dans des centres, dont quelques-uns, au moins, lui seront communs avec le faisceau précédent. — Plusieurs points de l'écorce doivent donc se trouver en rapport avec les ramifications terminales des fibres sensitives du même segment de l'organisme, et, inversement, chaque point de l'écorce se trouve également en rapport avec les ramifications sensitives provenant de diverses régions de l'individu.

Il en résulte forcément qu'une lésion cérébrale *limitée* intéressera, non pas tous les tubes nerveux provenant d'une racine postérieure déterminée, mais une partie des tubes nerveux correspondant à plusieurs racines. On comprend dès lors que, dans la moelle, ces dégénérescences descendantes sensitives d'origine corticale soient souvent diffuses (ce qui les rend bien plus difficiles à constater et leur permet de passer souvent inaperçues) et qu'elles ne sauraient jamais être aussi compactes, aussi nettement fasciculées que les dégénérescences ascendantes, tout en intéressant un trop grand nombre de fibres pour que l'on puisse admettre, à ce niveau, l'existence d'un système particulier de tubes nerveux descendants.

CHAPITRE SIXIÈME

ANATOMIE PATHOLOGIQUE

Lorsque l'on cherche à compulser les différents travaux que nous venons de passer en revue pour y chercher des renseignements exacts sur la nature intime des lésions histologiques constatées dans les dégénérescences rétrogrades, on se trouve bientôt en face d'un nombre excessivement restreint de documents utilisables. En effet, pour les nerfs, sauf dans les recherches les plus récentes, les auteurs se contentent de noter l'absence de dégénération dans le bout central, fait conforme aux données admises, sans chercher à y découvrir une lésion d'un autre ordre que la dégénérescence Wallérienne. Dans les centres nerveux, les détails sont encore plus rares, et l'on ne rencontre généralement que les termes vagues de sclérose, de dégénérescence, indiquant, il est vrai, la présence d'une altération de la myéline, puisque les coupes se colorent mal ou ne se colorent pas à ce niveau, mais sans que l'on puisse en retirer des notions suffisantes sur l'état des tubes nerveux, de leur myéline, des cylindres-axes, etc. Cependant quelques examens histologiques, pratiqués plus soigneusement dans le cours de ces deux ou trois dernières années, ont fourni des constatations intéressantes, mais bien peu nombreuses encore et qui n'avaient guère permis que d'édifier des hypothèses plus ou moins probables. Nous nous sommes efforcé de les rapprocher, de les coordonner, de les comparer, afin de mettre en évidence leurs points communs, de discuter leurs divergences et d'en faire ressortir, d'élucider, autant que ces données le rendent possible, la nature intime, le mode de début et l'évolution du processus que nous avons entrepris d'étudier ici.

I. — Dans les NERFS MIXTES, après les amputations, quoique le plus grand nombre des auteurs soutienne l'absence de dégénérescence centripète, nous retrouvons fréquemment sous le terme d'*atrophie* l'indice d'un état anormal du bout central. Erlenmayer, Genzmer, Homèn, Vanlair, Vanderwelde et Hemptinne parlent simplement d'une atrophie légère, de nombreuses *fibres grêles* que constatent également Hayem et Gilbert, Cossy et Déjerine, et ce dernier auteur, dans l'observation qu'il publie avec Mayor, note un degré plus avancé, car, dans les nerfs du moignon, la plus grande partie des tubes nerveux sont transformés en *gaines vides* ou présentent une *myéline amincie*. En remontant le long du tronc, les gaines vides diminuent de nombre et finissent par disparaître bientôt, à une certaine distance de la cicatrice.

Pour ces auteurs, il s'agit toujours d'une atrophie simple, et ils s'inscrivent en faux contre l'hypothèse de Bérard et de Dickinson qui, ayant décrit une atrophie du bout central avec disparition de quelques éléments, y voyaient les traces d'une ancienne *dégénérescence ascendante*. D'autres auteurs, par contre, et surtout parmi les plus récents, décrivent une véritable *dégénérescence Wallérienne ascendante* avec transformation en boules de la myéline, qui est bientôt résorbée, et disparition du cylindre-axe. Cette altération se montrerait, pour Friedlander et Krause et Marinesco, dans une grande partie des tubes nerveux du bout central et remonterait jusqu'aux racines en s'atténuant à mesure que l'on se rapproche davantage de la racine du membre. Tout récemment, au contraire, Marie, à la suite d'amputation et de névrectomie, a observé des altérations plus accentuées dans les fibres radiculaires postérieures intra-médullaires que dans les fibres contenues dans le tronc des racines, ce qu'il explique par une dégénérescence plus lente des tubes nerveux eux-mêmes que des collatérales qui en partent et se dispersent au niveau de la pénétration dans la moelle.

Redlich, employant pour ses recherches la méthode de Marchi, constate, chez des cobayes récemment amputés, tout le long du bout central et, si la survie est assez longue, jusque dans les racines antérieures et postérieures, des granulations noires caractéristiques de l'altération de la myéline. Pour lui, il s'agit d'une dégénérescence identique à celle de Waller, malheureusement cette technique se prête peu à l'étude du cylindre-axe.

Enfin, une dernière catégorie de travaux signalent une lésion un peu spéciale : Krause et Friedländer, dans quelques expériences, Moschaew, Reynolds, ont observé une diminution ou même une *disparition de la myéline avec conservation du cylindre-axe*. Celui-ci est généralement encore reconnaissable, mais souvent se colore mal. Il ne s'agirait donc pas, dans ce cas, d'une dégénérescence Wallérienne, car dans celle-ci, non seulement la myéline, mais le cylindre-axe disparait, soit qu'il se désagrège complètement selon l'opinion admise par la plupart des auteurs, soit que, suivant Schiff, il persiste mais perde ses réactions colorantes et ne puisse plus être mis en évidence par les procédés habituels. Ici, au contraire, le cylindre-axe n'est pas détruit, ce qui distinguerait cette dégénérescence de la dégénérescence centrifuge. Nous retrouverons souvent cette variété de lésions dans les dégénérescences rétrogrades des centres nerveux.

II. — Dans les nerfs purement MOTEURS, les altérations constatées dans le bout central sont généralement beaucoup plus intenses. Wallenberg a observé une dégénérescence du bout central de l'oculo-moteur commun. Dans les expériences de Forel, le plus grand nombre des fibres du trajet intra-bulbaire du facial ont disparu complètement. Quelques-unes cependant sont simplement atrophiées et présentent une diminution de volume portant également sur le cylindre et sur la myéline. Selon l'époque à laquelle on a sacrifié l'animal, on pouvait rencontrer encore, sur le parcours du nerf, des cellules granuleuses chargées probablement de résorber les produits de dégénérescence et qui, presque seules, indiquaient le siège primitif des faisceaux nerveux. Suivant cet auteur, il s'agirait bien ici d'une véritable *dégénérescence*, mais qui passerait forcément inaperçue, si elle intéressait un faisceau de fibres moins volumineux à topographie moins exactement déterminée, et si l'examen était pratiqué assez tard pour que tous les produits de dégénération fussent complètement résorbés.

En 1892, Darkschewitsch, expérimentant sur la VIIe paire et le sciatique, Darkschewitsch et Tichonow, l'année suivante, dans un cas clinique de lésion pétreuse du facial, constatent dans le bout supérieur de ce nerf et jusque dans les racines antérieures du sciatique, la présence de nombreuses granulations noires caractéristiques de la désagrégation de la myéline. Quelques fibres ont subi une atrophie simple ; toutefois, selon ces auteurs, cette altération, qui serait une véritable dégénérescence Wallérienne, présenterait son maximum d'intensité, non pas dans le voisinage immédiat du point traumatisé, mais au niveau des racines antérieures du sciatique et dans les fibres radiculaires du facial.

Enfin, Bregmann, Bikelès, le premier sur des animaux, le second à propos d'une autopsie, relèvent également par la méthode de Marchi, dans le bout central du facial, la présence d'une véritable dégénérescence démontrée par l'existence de nombreuses granulations noires indiquant une fragmentation de la myéline. Contrairement à ce qui a été noté par les auteurs précédents, les altérations étaient d'autant moins fortes que l'on se rapprochait davantage du noyau et répondaient, par conséquent, absolument à une dégénérescence ascendante. Dans toutes ces observations, la myéline est évidemment malade, se désagrège, disparaît, mais la méthode de Marchi se prête malheureusement mal à établir l'état du cylindre-axe, et ne permet guère d'affirmer sa disparition.

III. — Dans les CENTRES NERVEUX, nous retrouvons généralement la même obscurité pour ce qui se rapporte à la nature exacte de la lésion. Le terme de sclérose est souvent prononcé, celui d'atrophie plus rarement. Presque tous les auteurs parlent de dégénérescence ou de disparition des fibres, et paraissent regarder ces altérations comme identiques à celles que observe dans la dégénérescence ordinaire des faisceaux nerveux. Dans quelques observations, cependant, les détails sont plus circonstanciés.

C'est ainsi que Westphal, Langley et Sherrington, Scheffer, Sandmeyer dans les cordons postérieurs, Homén, Spitzka, Greiwe, Monakow, Marchi dans le ruban de Reil, parlent du gonflement, de la fragmentation de la myéline et de la disparition du cylindre-axe. Il s'agit bien ici de phénomènes analogues à ceux qui se produisent dans la dégénérescence Wallérienne. D'autre part, Westphal, dans un cas de lésion du corps calleux, signale dans les cordons de Goll la disparition de la myéline avec conservation du cylindre-axe. Schmaus insiste sur la présence, non pas d'une véritable dégénérescence, mais plutôt d'une *atrophie* particulière des éléments nerveux, intéressant surtout leur gaine de myéline spécialement dans les points qui, selon nous, correspondraient à une dégénérescence ascendante du faisceau pyramidal et descendante des cordons postérieurs. Sandmeyer, à la suite de ses ablations expérimentales de l'écorce, trouve, comme altération des cordons postérieurs, un gonflement des cylindres-axes avec modification des réactions colorantes pour les divers éléments du nerf et parfois désagrégation de la myéline. Dans les points les plus avancés, le cylindre-axe et la myéline ont complètement disparu. Enfin, dans l'observation de Greiwe, où les cordons postérieurs ont dégénéré à la suite du ruban de Reil, la lésion était également caractérisée par un gonflement de la myéline et la disparition par places du cylindre-axe.

Raymond, dans son cas de dégénérescence ascendante du faisceau pyramidal croisé, tout en y voyant surtout un processus interstitiel, y décrit cependant des tubes nerveux vacuolisés et présentant des dilatations fusiformes.

Gombault et Philippe, dans leurs observations où existait une dégénérescence ascendante et descendante du faisceau pyramidal, se sont efforcés de différencier nettement les deux ordres de lésions et ont les premiers étudié avec soin les caractères histologiques de la dégénérescence rétrograde : « A ce niveau, disent-ils, l'aire du faisceau pyramidal est littéralement criblée de lacunes de dimensions variables se détachant, dans les coupes traitées par le procédé de Pal et le carmin, sur un fond rouge ponctué de quelques points noirs correspondant à des fibres saines. Examinées de plus près, ces lacunes apparaissent comme autant de fibres nerveuses agrandies. Dans beaucoup d'entre elles, le cylindre-axe est encore nettement reconnaissable, souvent tout à fait normal, parfois gonflé et peu coloré. Par contre, la gaine de myéline y est toujours modifiée surtout aux dépens de sa couche interne. Souvent on n'en trouve plus trace et l'espace peri-axile est occupé soit par des débris dont il est difficile de définir la nature, soit par de véritables corps granuleux ; parfois la couche externe de la gaine est encore visible et colorée, mais il existe entre elle et le cylindre un large espace tout à fait vide. Au voisinage immédiat du foyer, la sclérose domine, les fibres élargies et saines ont à peu près complètement disparu ; à mesure qu'on s'élève, les fibres élargies augmentent de nombre et le tissu interstitiel diminue de quantité ; elles deviennent de plus en plus rares à mesure que l'on remonte vers la région cervicale pour être remplacées par un nombre toujours plus grand de fibres saines et finir par disparaître. »

Enfin, nous-même, dans une de nos observations personnelles, avons pu étudier comparativement la dégénérescence Wallérienne du faisceau pyramidal et la dégénérescence rétrograde du cordon de Goll. Dans le faisceau pyramidal prédomine la lésion des cylindres-axes qui presque tous sont lésés, plusieurs détruits, un grand nombre considérablement déformés, contournés en S ou hypertrophiés. Dans les faisceaux de Goll, au contraire, c'est la *myéline* qui est surtout atteinte ; nous n'avons pas retrouvé la vacuolisation de Gombault et Philippe, mais cette gaine est altérée, atrophiée ou disparue. Relativement au nombre des tubes nerveux malades il ne manque que peu de cylindres-axes et nulle part on n'en rencontre de gonflés, d'œdématiés, comme dans la dégénérescence Wallérienne. Ce qui semble distinguer cette variété de dégénérescence serait donc précisément cette longue intégrité du cylindre-axe si rapidement atteint et détruit dans la dégénérescence Wallérienne ; les modifications histologiques porteraient d'abord et surtout sur la gaine de myéline.

IV. — Les NOYAUX, dont partent les tubes nerveux atteints de dégénérescence rétrograde, sont eux aussi généralement affectés, ainsi que nous l'avons vu dans le cours de ce travail, mais leurs lésions ne sont pas toujours identiques.

Après section des nerfs mixtes, Véjàs signale une dégénérescence des ganglions spinaux, qui ferait défaut après la section de la racine postérieure. Joseph, dans les mêmes conditions, observe dans ces ganglions, une augmentation de noyaux autour des cellules nerveuses elles-mêmes remplies de vacuoles et présentant un protoplasma rétracté. Homèn a constaté une atrophie des fibres nerveuses et des cellules ganglionnaires.

Dans les centres nerveux, Gudden, le premier, avait relevé l'atrophie des centres trophiques qu'il considérait comme une atrophie par inactivité. Loeventhal, Hösel, Monakow, ont trouvé les noyaux de Goll et de Burdach *atrophiés* à la suite de la dégénérescence descendante du ruban de Reil. Schrader, dans les mêmes conditions, Monakow, Hösel et Flehsig, dans leurs observations où une lésion encéphalique avait déterminé une dégénérescence des cordons postérieurs, relèvent une dégénérescence de ces noyaux. Déjerine, Bruce, spécifient la disparition des cellules des ganglions des cordons postérieurs, Spitzka la disparition de leurs fibres et Mahaim la disparition des fibres et la dégénérescence des cellules nerveuses de ces noyaux, à la suite de la sclérose descendante du ruban de Reil.

A côté de ces faits positifs, il est important de placer les faits négatifs : Marinesco, après névrectomie, obtient une dégénérescence ascendante remontant jusqu'à la moelle par les racines postérieures avec intégrité, au moins apparente, des ganglions spinaux. Strumpel, Sandmeyer, Griewe, notent également les ganglions des cordons postérieurs comme intacts, alors qu'une lésion cérébrale avait occasionné une dégénérescence descendante des faisceaux sensitifs se propageant dans la moelle jusque dans les cordons de Goll et de Burdach.

Ces constatations sont intéressantes car elles prouvent que *ces altérations secondaires peuvent se propager d'un système de fibres dans le suivant, bien avant que les cellules qui les unissent physiologiquement, présentent des lésions histologiques appréciables.* Ces cellules, cependant, doivent être affectées, doivent avoir subi des modifications importantes, mais ces altérations échappent à nos moyens d'investigation, alors qu'elles sont assez intenses pour pouvoir, à distance, ou par contact, déterminer la dégénérescence du neurone voisin.

Après l'arrachement ou la section des nerfs moteurs, les résultats positifs ont été constants : Forel, dans ses expériences, observe régulièrement une dégénérescence du noyau dont les cellules diminuent considérablement de nombre et de volume, perdent leurs prolongements, deviennent plus transparentes. Quelques-unes se transforment en petites cellules granuleuses et dentelées et disparaissent complètement au bout d'un certain temps.

Darkschewitsch, après section du facial, constate que le noyau est considérablement plus petit que celui du côté sain. Les cellules nerveuses ramifiées ont presque totalement disparu ou ont subi une transformation globuleuse; l'on ne retrouve presque plus que des cellules arrondies, elles-mêmes altérées, se colorant plus fortement et présentant un espace péricellulaire exagéré. Dans l'observation clinique que cet auteur publie l'année suivante avec Tichonow, le réseau nerveux qui entoure le ganglion est fortement atrophié. Dans le noyau lui-même, il n'y a plus que très peu de cellules normales, presque toutes présentant des altérations variant depuis la disparition des prolongements protoplasmiques jusqu'à la transformation de la cellule en éléments informes. Les espaces péricellulaires sont si nets que le noyau prend un aspect criblé. Du reste, dans toutes ces observations le tissu interstitiel, les vaisseaux, la névroglie sont absolument sains. Il s'agit surtout d'une atrophie sans aucune trace d'inflammation.

Après section du sciatique, ces auteurs observent également une atrophie de la corne antérieure mais moins prononcée que celle des cellules nucléaires du facial.

Enfin Nissl (224), qui a étudié spécialement l'altération du noyau après arrachement du facial, établit comme suit la marche du processus :

Vingt-quatre heures après l'arrachement, les éléments chromatiques des cellules nucléaires se dissocient. Au bout de 2 ou 3 jours, ils s'effritent et se résolvent en petits grains incolores.

Le 4ᵉ jour, il y a tuméfaction de la cellule qui devient globuleuse et présente des prolongements homogènes.

Le 6⁰ jour, elle perd ses prolongements, le noyau se place à la périphérie et bientôt quitte la cellule.

Le 10⁰ jour, celle-ci est transformée en une masse irrégulière, pâle, décolorée, sans noyau ni prolongement.

Ces altérations commencent par les cellules de la périphérie du noyau et se propagent peu à peu vers le centre.

Vers le 18⁰ jour toutes les cellules sont malades.

V. — ÉVOLUTION HISTOLOGIQUE. — Telles sont les données que nous avons pu recueillir sur les lésions histologiques des dégénérescences rétrogrades qui semblent répondre à des stades divers dans l'évolution de cette dégénérescence.

a) Dans les *noyaux,* lorsque ceux-ci sont atteints d'une façon appréciable, il s'agit non seulement d'une *atrophie* mais d'une véritable *dégénérescence* des cellules nerveuses. Leur protoplasma perd ses granulations, devient plus transparent, les prolongements protoplasmiques disparaissent également et le corps cellulaire, transformé en un élément globuleux que, d'après Nissl, quitterait bientôt le noyau lui-même, se trouve réduit à une masse informe et méconnaissable destinée à une désagrégation et à une résorption plus ou moins rapide.

Les vaisseaux, la névroglie demeurent intacts et ne participent en aucune façon à la destruction du noyau, ce qui permet d'éliminer l'hypothèse d'un phénomène inflammatoire.

Lorsque l'altération est moins intense, les cellules nerveuses persistent pour le plus grand nombre, mais sont plus petites. On peut constater une atrophie de ces éléments qui n'entraîne pas encore leur mort définitive. Cette atrophie pouvant être plus ou moins accusée, on doit supposer qu'elle existe déjà légèrement, mais encore insuffisamment pour être appréciables, dans les noyaux que quelques auteurs ont relevés comme *sains.*

b) Dans les *faisceaux nerveux,* les altérations décrites par les auteurs paraissent très variables et peu comparables au premier abord. Tantôt on signale une *atrophie simple* caractérisée par la conservation du cylindre-axe et l'amincissement de la gaine de myéline qui peut même faire défaut complètement. Tantôt il existe une destruction de tous éléments du nerf, une *désagrégation* de la myéline qui disparaît ainsi que le cylindre-axe lui-même.

Même diversité au point de vue de l'*extension* de ces lésions qui peuvent s'arrêter à quelques centimètres, ou remonter jusqu'au centre trophique également atteint.

Doit-on voir dans ces altérations diverses des processus dissemblables dépendant soit de la nature de la lésion primitive, soit de la nature du faisceau nerveux lui-même, ou pouvons-nous rapporter ces apparences multiples à un seul et même processus plus ou moins intense et surpris dans les différents stades de son développement ? C'est à cette dernière hypothèse que nous nous rattacherions le plus volontiers, d'autant plus que la dégénérescence Wallérienne centrifuge étant toujours identique à elle-même, quelle que soit la cause qui la détermine et le rôle physiologique du nerf intéressé, il se comprendrait difficilement que dans le cas de lésions centripètes, les troncs nerveux moteurs et sensitifs, par exemple, pussent chacun affecter un mode particulier de dégénérescence.

Dans les cas qui ont pu être étudiés peu de temps après la section du nerf, dans les dégénérescences des cordons postérieurs dépendant d'une altération relativement récente des centres nerveux, on constate surtout un gonflement de la myéline qui, contrairement à ses réactions normales, se colore en rose-foncé par le picro-carmin.

Dans la suite, cette *myéline* semble subir d'autres modifications. Elle disparaît, *se résorbe* en partie, ce que prouve abondamment la méthode de Marchi, qui montre de nombreuses granulations noires indiquant une destruction de cette enveloppe. Cette destruction n'affecte généralement pas ici l'aspect d'une fragmentation en grosses boules qui, elles-mêmes, se fragmentent en plus petites ; il s'agit le plus souvent d'une *désagrégation moléculaire* beaucoup plus délicate que dans la dégénérescence Wallérienne. En effet, la myéline ne paraît pas être intéressée de prime-abord dans toute son épaisseur. C'est la *portion interne* en contact avec le cylindre-axe qui s'altère surtout et disparaît peu à peu, alors que la zone externe persiste plus longtemps, d'où résulteraient, dans le centre nerveux, lorsqu'une sclérose avoisinante ne vient pas repousser les restes de cette enveloppe contre le cylindre-axe, ces espaces vides séparant le cylindre de la gaine sur lesquels ont insisté

Gombault et Philippe. Dans les troncs nerveux périphériques, chaque tube nerveux étant pourvu d'une gaine de Schwann indépendante, celle-ci revient plus aisément sur elle-même à mesure que la myéline diminue et l'applique contre le cylindre-axe conservé, d'où l'apparence de fibres à *couche myélinique amincie* et *atrophiée* mais encore reconnaissable.

A la longue la gaine de myéline disparaît complètement donnant lieu à ces *fibres sans myéline* si souvent signalées. A ce moment on constate encore parfois, autour du cylindre-axe conservé ou déjà légèrement atrophié, une mince zone se colorant en rose par le picro-carmin, qui est soit une trace de myéline, soit peut-être la gaine de Mauthner non encore disparue.

Tel est le processus que l'on observe le plus fréquemment. L'altération caractérisée par cet *amincissement*, cette disparition de la *myéline*, arrivée à ce stade n'évolue plus, reste presque indéfiniment stationnaire, au moins lorsqu'il s'agit d'individus adultes. C'est en particulier ce que l'on observe chez les amputés. Quelquefois cependant, et ceci surtout lorsque le sujet est jeune, on peut constater les modifications suivantes :

Le *cylindre-axe* demeuré plus ou moins longtemps indemne, soit qu'il subisse finalement le contre-coup de la privation de son enveloppe isolante, soit par suite de l'altération des cellules nucléaires, s'atrophie également de plus en plus et finit par disparaître à son tour sans paraître passer par cette phase d'hypertrophie que l'on observe dans la dégénérescence Wallérienne.

Ainsi s'expliqueraient les différents aspects constatés, qui, dans le cours de l'évolution du processus, se succéderaient dans l'ordre suivant :

1° *Fibres presque saines avec une atrophie plus ou moins forte de la myéline.* — Dans ce cas, il peut être fort difficile, par les méthodes ordinaires, de reconnaître la lésion lorsqu'elle est peu avancée, car l'on retrouvera des cylindres-axes entourés d'une zone de myéline prenant le Pal. Celle-ci n'étant pas fragmentée en boules, à moins qu'il ne s'agisse de très jeunes sujets chez lesquels le processus évolue d'une façon beaucoup plus aiguë, il faudra qu'elle soit déjà bien notablement amincie pour que l'on puisse affirmer son atrophie. Ici la méthode de Marchi acquiert toute son importance, car la myéline malade prend une coloration noire contrastant avec la couleur jaune-brun de la myéline saine et l'on pourra constater, d'une façon très précoce, des granulations noires sériées plus ou moins volumineuses situées soit dans l'intérieur des tubes nerveux, soit *le long des vaisseaux*, indiquant la régression et l'élimination d'une partie de cette enveloppe. C'est une des rares circonstances dans lesquelles cette technique doit être préférée aux techniques habituelles, car elle révèle des lésions encore à leur début, non seulement en faisant ressortir les gouttelettes graisseuses, mais encore en colorant d'une façon différente la myéline saine et celle qui ne présente encore que des altérations chimiques. Le fin précipité que l'on obtient parfois et qui pourrait gêner l'examen ou fausser les résultats, est évité par des lavages prolongés et en ajoutant, suivant le conseil de Vanlair, au liquide de Marchi, quelques gouttes d'acide nitrique qui ne gênent en rien les réactions.

2° *Tubes nerveux formés d'un cylindre-axe normal ou plus ou moins altéré mais sans myéline*. — A cette période, mais seulement si l'évolution a été assez rapide et si la disparition de la myéline ne remonte pas à une époque trop ancienne, on pourra parfois, au moyen de la méthode de Marchi, reconnaître encore des chaines de granulations noires, témoins d'une élimination de myéline altérée. Cette constatation, quand elle est possible, sera très utile lorsque, dans un faisceau, quelques fibres seulement auront disparu. Il serait difficile, en effet, de constater leur absence si, le long des vaisseaux ou dans des gaines vides, des trainées de gouttelettes noires ne venaient en donner la preuve et ne permettaient ainsi de constater une lésion qui, sans cela, aurait passé presque forcément inaperçue. Mais cette recherche demeurera nécessairement sans résultats, lorsque, une trop longue période s'étant écoulée depuis l'opération, la résorption de la myéline sera complètement achevée depuis longtemps.

3° *Disparition du cylindre-axe lui-même, gaines vides*. — C'est la dernière étape de toute dégénérescence nerveuse, soit que le cylindre-axe soit vraiment entièrement détruit, soit qu'il perde ses caractères de réfringence et ses réactions colorantes d'une façon trop absolue pour pouvoir être décelé par nos moyens actuels d'investigation.

Cette période très tardive fait souvent défaut chez les sujets adultes. Il est possible même que le cylindre-axe ne disparaisse que lorsque la dégénérescence rétrograde a atteint les cellules nucléaires et a déterminé leur destruction à peu près complète, au moins au point de vue fonctionnel.

Durant toute l'évolution de cette dégénérescence nous relèverons enfin un caractère général très important : *l'intégrité du tissu conjonctif, des vaisseaux et l'absence absolue d'augmentation des noyaux* aussi bien dans les centres que dans les troncs nerveux. Il ne s'agit donc pas d'un phénomène inflammatoire et, dans les nerfs, on ne saurait lui appliquer le terme de névrite vu ce défaut de toute lésion réactionnelle.

VI. — Propagation de la lésion. — Jusqu'où s'étend cette dégénérescence rétrograde et comment se propage-t-elle ? L'altération des noyaux montre qu'elle peut intéresser tout l'élément nerveux atteint. Nissl a constaté des lésions très précoces dans les noyaux du facial. Pour Forel ce serait même le noyau d'origine qui le premier subirait le contre-coup de la lésion du nerf ; il s'atrophierait par inactivité et la dégénérescence en bloc du bout central, simultanément dans toute sa longueur, en serait la conséquence. Mais les faits de Déjerine et Mayor, de Vanlair, de Bregmann, de Bikelès, de Sottas, de Gombault et Philippe, etc., vont absolument à l'encontre de cette théorie. Dans les observations de Bregmann, de Bikelès, de Déjerine et Mayor, de Vanlair sur les troncs nerveux, la dégénérescence était d'autant plus forte qu'on se rapprochait davantage du point sectionné. Dans les observations de Schmaus, de Wallenberg, de Schultze, de Sottas, de Raymond, de Gombault et Philippe, le faisceau pyramidal présentait, au-dessus du foyer de myélite transverse, un état de sclérose presque complète ; plus haut l'altération semblait être plus jeune, allait en s'atténuant peu à peu et finissait par disparaître complètement.

Enfin, dans notre seconde observation ainsi que dans plusieurs autres que nous avons rapportées chemin faisant, les altérations des faisceaux de Goll paraissaient, non seulement moins étendues, mais aussi moins avancées à mesure que l'on examinait une portion plus inférieure, car, dans la région dorsale, si l'on retrouve encore de nombreuses fibres à myéline très atrophiée, les fibres privées absolument de gaine myélinique sont beaucoup plus rares et l'on ne constate plus que la disparition d'un très petit nombre de cylindres-axes, alors que cette lésion est beaucoup plus accentuée dans la région cervicale, et à son maximum dans le bulbe.

Nous croyons donc, contrairement à presque tous les auteurs précédents qui admettaient une altération secondaire du noyau entraînant une dégénérescence de tout le bout central, qu'il s'agit bien ici d'une *dégénérescence centripète remontant de proche en proche* et plus ou moins loin *à partir du point primitivement atteint* où l'on retrouve les lésions les plus étendues et les plus avancées, tandis que plus haut elles sont de plus en plus jeunes et de moins en moins intenses.

CHAPITRE SEPTIÈME

—

ÉVOLUTION

Il nous reste maintenant à rechercher si, au moyen des documents qui précèdent, il est permis de se faire une idée de la marche de ces lésions, du temps qu'elles mettent à apparaître et à évoluer.

Tous les auteurs sont d'accord pour les regarder comme plus tardives que la dégénérescence Wallérienne.

Pour Hösel, l'altération du ruban de Reil secondaire aux lésions cérébrales se développerait postérieurement à celle du faisceau moteur. Bechterew observe la dégénérescence du faisceau sensitif du pédoncule sept ans après l'ictus symptomatique du ramollissement. Langley, Sherrington, en décrivant les dégénérescences des cordons postérieurs consécutives aux destructions de l'écorce, les rangent parmi leurs dégénérescences tertiaires qui n'apparaissent que longtemps après la lésion originelle. Celle-ci, en effet, dans l'observation de Langley et Grunbaum, remontait à deux ans déjà. Les observations de Sottas sur la dégénérescence rétrograde du faisceau pyramidal concernent des affections médullaires ayant présenté dix ans au moins de survie. Enfin, dans la première observation de Gombault et Philippe, où il s'agit d'une myélite transverse produite presque dans des conditions expérimentales, l'accident était survenu deux ans avant la mort.

Cependant d'autres faits prouvent que cette dégénérescence peut se développer beaucoup plus rapidement. Rossolymo a constaté une dégénérescence du faisceau externe du pied du pédoncule seize mois après l'attaque apoplec-

tique. Dans l'expérience de Herzen et Lœwenthal, où
il y avait en outre une atrophie du faisceau de Goll (292), il
ne s'était écoulé que sept mois depuis l'extirpation de
l'écorce. Dans celle de Griewe, il existait une dégénérescence du ruban de Reil étendue jusque dans les cordons
postérieurs de la moelle au bout de huit mois.

Homèn obtient chez de jeunes chiens une dégénérescence des racines postérieures cinq ou six mois après
l'opération.

Forel observe la dégénérescence ascendante du facial et les
altérations du noyau chez des cobayes nouveau-nés sacrifiés
4 1/2 et 9 mois après l'arrachement du nerf. Pour cet auteur
la lésion évoluerait plus lentement chez des adultes, mais la
désagrégation des cellules nucléaires devrait suivre de très
près le traumatisme du tronc nerveux.

Krause et Friedländer notent une dégénérescence
ascendante des nerfs mixtes trois mois après leur section.

Sandmeyer, consécutivement à l'extirpation de l'écorce
cérébrale, observe une dégénérescence des cordons postérieurs
2 1/2 et 6 mois plus tard et même, dans un cas, déjà au bout
de 50 jours seulement, tandis que le faisceau pyramidal était
altéré dès le huitième jour.

Schrader trouve une dégénérescence du ruban de Reil
cinq semaines après le ramollissement cérébral.

Lœwenthal signale une dégénérescence descendante des
cordons postérieurs avec disparition des cellules de la colonne
de Clarke, six semaines après hémisection du bulbe, et Barbacci quarante jours après hémisection de la moelle.

Bregmann, enfin, constate la dégénérescence ascendante
du facial 2 1/2 mois après sa section.

Moschaew obtient une dégénérescence des racines antérieures et postérieures avec altération des ganglions spinaux
trois semaines après la ligature du sciatique.

Dans les expériences de Redlich, dix-huit jours après
section des nerfs mixtes apparaît une dégénérescence des racines
antérieures, tandis que cette altération ne peut être décelée dans
les racines postérieures qu'au bout de 36 jours. La lésion ascendante semble donc progresser plus rapidement dans les nerfs

moteurs que dans les sensitifs, ou, ce qui est plus probable, subit un arrêt momentané au niveau des ganglions spinaux.

Dans une de nos observations, le foyer hémorrhagique qui a déterminé une dégénérescence descendante des faisceaux de Goll paraît ne remonter qu'à douze jours avant la mort.

Enfin nous avons vu que Nissl, étudiant la chronologie des lésions nucléaires sur le facial, constate que toutes les cellules sont atteintes au dix-huitième jour et que leur altération semble débuter déjà vingt-quatre heures après le traumatisme.

Les résultats précédents nous montrent donc que la dégénérescence descendante du faisceau sensitif du pédoncule cérébral a été observée sept mois, celle du *ruban de Reil* cinq semaines et celle des *cordons postérieurs* cinquante jours et même peut-être déjà douze jours après une lésion cérébrale. L'expérimentation sur des troncs nerveux donne des résultats analogues quoiqu'un peu plus précoces, puisque Moschaew a pu relever une dégénérescence des racines médullaires trois semaines seulement après la ligature du sciatique.

Pour ce qui est du faisceau pyramidal, les observations qui s'y rapportent ont présenté une survie trop prolongée pour que l'on puisse estimer le moment où apparut cette dégénérescence ascendante.

Ainsi, contrairement à ce que l'on supposait, non seulement le bout central d'un faisceau nerveux peut dégénérer, mais encore *cette dégénérescence rétrograde peut se montrer dans un temps relativement fort court après le traumatisme*, temps qui se chiffre non pas par années, mais par jours, 18 jours pour les nerfs moteurs, 50 jours et même 15, dans les cordons postérieurs.

Cette altération, peut-être plus tardive que la dégénérescence du bout périphérique, semble se développer également dans les tubes nerveux sensitifs et dans les tubes nerveux moteurs (et ceci aussi bien dans les faisceaux cérébro-spinaux que dans les nerfs périphériques), car si, comme l'a constaté Redlich après la ligature du sciatique, les racines antérieures dégénèrent plus tôt que les racines postérieures, on peut l'attribuer à l'interposition, sur le trajet des voies sensitives, des ganglions spinaux qui doivent occasionner un temps d'arrêt nécessaire aux cellules pour subir les altérations atrophiques et régressives plus ou moins intenses, dont nous avons parlé plus haut.

Il est difficile, sinon impossible, de fixer, même approximativement, avec les données que nous possédons aujourd'hui, la durée de l'évolution des dégénérescences rétrogrades depuis leur début, jusqu'à la disparition complète des éléments nerveux. Cependant, si nous nous reportons à tous les faits précédents pour les comparer, on peut, nous semble-t-il, en conclure que cette évolution varie éminemment selon deux facteurs au moins : le siège de la lésion et l'âge du malade.

La dégénérescence rétrograde semble être d'autant plus rapide que la section du tronc nerveux a porté plus près du centre trophique. C'est ainsi que les expériences sur les nerfs, comme le sciatique et le facial, paraissent donner des résultats plus constants et plus précoces que celles sur les centres nerveux. Peut-être cela tient-il à ce que la lésion ascendante, intéressant d'abord la myéline seule, atteint plus rapidement le centre trophique et détermine plus promptement dans ses cellules nucléaires des altérations régressives qui amèneront la destruction définitive du cylindre-axe respecté jusque-là.

L'importance de l'âge du sujet est non moins grande. *La dégénérescence est,* sans contredit, bien *plus prompte et beaucoup plus complète chez les jeunes sujets* que chez les adultes. Chez les nouveau-nés, où les échanges se font avec une activité bien plus considérable, la myéline subit une véritable fragmentation, laisse des traces aisément reconnaissables de sa résorption, et le cylindre-axe disparaît au bout d'un certain nombre de semaines. Chez les adultes, au contraire, le processus est beaucoup plus insidieux. La myéline paraît plus consistante, sa désagrégation se fait presque insensiblement, on constate avec peine la présence des granulations, la résorption étant presque moléculaire ; c'est une disparition lente de cette enveloppe, donnant l'impression d'une atrophie plutôt que d'une dégénérescence ou présentant l'aspect vacuolaire décrit par Gombault et Philippe. Le cylindre-axe subit également quelques modifications, mais, plus résistant, peut être retrouvé plusieurs années encore après la névrectomie, quoiqu'il disparaisse probablement à la longue ou tout au moins devienne invisible par les moyens habituels de coloration. La lenteur du processus, la conservation presque indéfinie du cylindre-axe doivent être probablement mises sur le compte de la plus grande force de résistance de ces éléments et particulièrement des cellules nucléaires arrivées à leur parfait état de développement.

C'est ce qui explique, croyons-nous, les résultats si différents obtenus par les auteurs, et la grande divergence des opinions.

Longtemps, le bout central des nerfs a été considéré comme demeurant absolument sain, même lorsqu'il n'y avait pas de régénération, car on n'y constatait pas la fragmentation de la myéline en boules, et l'atrophie de cette enveloppe est bien délicate à établir lorsque l'attention n'est pas attirée sur ce sujet.

Dans les amputations cependant, des fibres atrophiées, des gaines vides en grand nombre sont fréquemment notées, mais pas de dégénérescence. Remarquons que, dans ces cas, il s'agit de malades, généralement adultes, ayant été opérés de longues années auparavant. La dégénérescence rétrograde était terminée depuis longtemps, il ne pouvait plus exister de traces de myéline en voie de régression, et les tubes nerveux que l'on décrivait étaient peut-être dus en partie à une néo-formation postérieure. Les recherches étaient trop tardives pour donner des résultats positifs. En examinant des amputés plus récents, Marinesco, Darkschewitsch, Redlich, Moschaew, Marie, ont pu déceler des granulations de myéline en voie de régression et des traces évidentes de dégénérescence.

Il importe donc, lorsqu'on étudie le bout central des nerfs, pour obtenir les résultats les plus complets, d'expérimenter, si possible, sur de jeunes sujets et de pas renvoyer les constatations à une époque trop éloignée, si l'on veut constater encore la présence de myéline en désagrégation par la méthode de Marchi. Plus tard, on se trouverait en présence de gaines vides, de fibres grêles sans myéline ou avec myéline atrophiée, et il devient fort difficile d'établir la marche et l'évolution du processus.

CHAPITRE HUITIÈME

DIAGNOSTIC

Après avoir établi l'existence et la nature de la dégénérescence rétrograde, nous devons nous demander si elle se rapproche par quelques points de la dégénérescence Wallérienne, si même elle en diffère, ou si l'on peut y relever des caractères assez tranchés pour les distinguer histologiquement. Ce point est d'autant plus important à élucider que la plupart des recherches sur le système nerveux se basent précisément sur le sens des dégénérescences secondaires. C'est à l'aide de ce moyen précieux que l'on a pu édifier les notions que nous possédons actuellement sur la topographie cérébro-spinale, et c'est en s'appuyant sur lui, en particulier, que l'on a déterminé l'origine, la terminaison, l'individualité même, des divers faisceaux nerveux.

1° — Il nous semble que, tant par leur évolution que par la nature du processus, les dégénérescences Wallérienne et rétrograde présentent d'assez notables différences. La DÉGÉNÉRESCENCE WALLÉRIENNE apparaît dans le segment séparé de son centre trophique d'une façon très précoce. Quatre ou cinq jours déjà après la section du nerf ou l'extirpation de la zone motrice, on voit survenir soit dans le bout inférieur, soit dans le faisceau pyramidal, les premiers symptômes de dégénérescence qui sont marqués, non pas par une altération de la myéline, mais par la déformation, par le *gonflement, l'altération du cylindre-axe*. Plus tard, par suite de la prolifération excessive de la lame protoplasmique, de la gaine de Mauthner et de son noyau, qui s'infiltrent dans les incisures de Lancisi, la myéline, prise à son tour, est désagrégée dans toute son épaisseur à la fois, transformée en grosses boules puis en plus petites, enfin s'émulsionne et se résorbe complètement. Le cylindre-axe, par lequel le processus a commencé, survit le dernier, mais il semble bientôt subir une dégénérescence granuleuse et ne tarde pas à disparaître à son tour. Il est vrai que, selon Schiff, le cylindre-axe persisterait et n'aurait fait que perdre ses réactions histo-chimiques, ce qui empêcherait de le reconnaître au milieu des tissus, au sein desquels il est plongé, mais en tout cas, qu'il soit complètement détruit ou seulement profondément modifié, il devient promptement invisible, et le faisceau nerveux, remplacé par du tissu conjonctif, est transformé en un tractus fibreux.

Quoique la dégénérescence Wallérienne puisse être considérée comme une réaction de l'organisme détruisant et éliminant un organe mortifié et inutile tel que la portion d'un nerf séparée de son centre trophique, elle n'affecterait pas simultanément, avec la même intensité, tous les points du bout périphérique. On constate souvent, en effet, que les différents tubes nerveux d'un même faisceau ne sont pas tous atteints absolument au même degré. Selon Ritter, cette dégénérescence suivrait une marche assez constante, débutant à la périphérie des nerfs sensitifs pour remonter peu à peu vers le point détruit, tandis que dans les nerfs moteurs elle s'étendrait de proche en proche du point lésé vers la périphérie, et Schaffer (343) a déclaré récemment que les divers faisceaux de la moelle prennent, pour dégénérer, des laps de temps différents.

2° — Probablement *plus tardive* que la dégénérescence Wallérienne, sans que l'on puisse exactement déterminer l'époque précise de son apparition, la dégénérescence rétrograde ne devient généralement reconnaissable que vers le 10ᵉ ou 20ᵉ jour au plus tôt, lorsqu'il s'agit de jeunes animaux, c'est-à-dire dans les conditions les plus favorables pour son développement précoce et son évolution rapide.

Histologiquement, ce qui paraît la caractériser, c'est le *début du processus par la myéline* et non par le cylindre-axe qui demeure parfois très longtemps intact, et ne subit pas ces modifications, ce gonflement, si constants dans la dégénérescence

Wallérienne, au moins tant que les cellules du centre trophique ne sont pas altérées. Lorsque la dégénérescence rétrograde évolue rapidement, la myéline peut subir une *désagrégation* appréciable et se fragmenter en partie. Lorsqu'elle progresse plus lentement, ce qui est le cas le plus fréquent, la fragmentation de la myéline n'aurait pas lieu, et serait remplacée par une *désintégration presque moléculaire*, commençant au pourtour du cylindre-axe pour se porter à la périphérie du tube nerveux. Dans ce cas, la méthode de Marchi pourra souvent être utilement employée, et, en montrant le long des vaisseaux et dans le tissu conjonctif interstitiel des séries de granulations noires, donnera la preuve d'une dégénérescence. Par les méthodes usuelles, en effet, les nerfs paraissent simplement plus ou moins atrophiés, et il est bien difficile d'estimer un amincissement parfois léger de la gaine myélinique, car on ne constate pas toujours, surtout dans les troncs périphériques, l'espace vide décrit par Gombault et Philippe, entre le cylindre-axe et la zone externe de myéline.

La myéline peut disparaître ainsi complètement. Le cylindre-axe, au contraire, persiste, normal ou légèrement altéré, et cette conservation, dont la durée est très longue, peut être regardée comme une des caractéristiques des dégénérescences rétrogrades. Toutefois, après un temps variable, ce cylindre-axe lui-même finit par disparaître à son tour.

A ce moment il nous semble impossible de distinguer une ancienne dégénérescence Wallérienne d'une ancienne dégénérescence rétrograde, mais dans le cours de l'évolution du processus, la conservation du cylindre-axe et son intégrité relative par rapport à l'atrophie, ou à la désagrégation de la myéline reconnaissable au moins par la méthode de Marchi, paraissent des phénomènes assez caractéristiques de la dégénérescence rétrograde. Cette persistance du cylindre-axe est, du reste, bien explicable, car la cellule, dont il n'est que le prolongement, vit encore. Il ne s'agit pas d'une véritable mortification comme dans la dégénérescence Wallérienne, mais de l'altération lente d'une unité nerveuse rendue définitivement inactive, où les échanges fonctionnels ne peuvent plus se produire normalement, et subissant conséquemment une régression progressive dans tous ses éléments.

3º — Le début par la myéline, la longue intégrité du cylindre-axe pourraient faire penser à une NÉVRITE. Mais la névrite est une affection inflammatoire ou irritative, elle est éminemment caractérisée par la multiplication des noyaux et nous avons vu plus haut que, tant dans les nerfs périphériques que dans les centres, on ne constatait aucune trace de réaction inflammatoire aiguë ou chronique au cours de l'évolution des dégénérescences rétrogrades, que le nombre des noyaux ne semblait nullement augmenté et que les vaisseaux pas plus que les tissus interstitiels ne paraissaient affectés. On ne saurait donc invoquer ici l'existence d'une névrite proprement dite, même parenchymateuse. Toutefois la signification du mot névrite tend à devenir singulièrement compréhensive depuis ces dernières années, puisque quelques auteurs y font rentrer même la dégénérescence Wallérienne, ce qui réduit ce terme à la vague signification de lésion des nerfs. Alors que l'on devrait réserver cette appellation aux affections irritatives des tubes nerveux, on a décrit sous ce nom des altérations nerveuses très diverses et dans certaines observations où l'on ne rencontre, en effet,aucun caractère inflammatoire, les descriptions histologiques se rapprochent de quelques-unes des lésions dont nous venons de parler. Mais sont-ce bien là des névrites vraies, et n'a-t-on pas eu affaire dans ces cas à une dégénérescence des troncs nerveux secondaire à une destruction des terminaisons périphériques? Il faudrait reprendre complètement, à l'aide de ces données nouvelles, l'étude encore si incomplète des névrites ascendantes, afin de dégager nettement de l'inflammation de l'irritation des tubes nerveux, de la névrite proprement dite, ce qui a trait simplement aux dégénérescences rétrogrades. Mais nous ne pouvons ici que signaler ce point sans y insister davantage.

CHAPITRE NEUVIÈME

PATHOGÉNIE

La pathogénie de cette dégénérescence rétrograde est encore très obscure. Parmi les premiers auteurs, Schief- ferdecker l'expliquait par un traumatisme, Westphal y voyait un trouble circulatoire, une stase veineuse ou capillaire d'où un œdème qui aurait déterminé la dégénérescence. Puis est survenue la théorie microbienne à laquelle on a fait également jouer un rôle. Mais toutes ces théories ne cadrent nullement avec la *systématisation* que nous retrouvons si nettement dans les centres nerveux. Langley l'attribuait, dans les cordons postérieurs, à une dégénérescence tertiaire. Gudden croyait à une atrophie du noyau par inactivité. Selon Goldscheider (40) et Marinesco (213) l'action trophique des cellules d'origine d'une fibre nerveuse n'est pas une fonction automatique, mais une fonction biologique produite et entretenue par les excitations continuelles venant des extrémités du nerf et déterminant dans les cellules ganglionnaires des modifications, probablement d'ordre chimique, ayant une influence trophique sur les tubes nerveux qui proviennent de ces cellules. Si l'extrémité périphérique d'un nerf est séparée du bout central, ces excitations ne sont plus transmises à la cellule, le réflexe ne se produit plus dans cette dernière et le nerf dégénère dans son bout central quoiqu'il reste en contact avec l'élément ganglionnaire.

Pour Darkschewitsch et Tichonow, la dégénérescence rétrograde est due à une atrophie de la cellule par inactivité et Forel admet une véritable dégénérescence descendante du bout central occasionnée par l'atrophie et la mort de la cellule nucléaire. Comparant la cellule et son prolongement à un animal inférieur: si l'on extirpe, dit-il, une faible partie de son individu, il persiste à vivre comme auparavant, la partie séparée seule se mortifie, tandis que, si l'on en prélève une fraction trop importante, l'organisme dépérit tout entier et meurt rapidement. La dégénérescence rétrograde ne serait donc autre que la mort d'un neurone dont on aurait supprimé une portion trop étendue, des collatérales trop nombreuses; la cellule nucléaire s'altérerait alors très promptement et la dégénérescence du bout central ne serait, en somme, qu'une variété indirecte de dégénérescence secondaire descendante.

Mais ceci n'expliquerait l'altération du bout central que lorsque la section porte sur un point très rapproché des noyaux d'origine, ce qui n'est pas toujours le cas: en outre, elle devrait se produire d'une façon constante, en affectant toujours l'apparence histologique de la dégénérescence Wallérienne et d'une façon égale sur toute l'étendue du bout central.

Monakow, Golgi, Ramon y Cajal, van Gehuchten se sont rattachés à cette théorie et admettent que toute lésion portant, en un point quelconque, sur l'individualité histologique constituée par les cellules nerveuses et le prolongement cylindro-axile, amènera une destruction de l'élément tout entier, rapide dans la portion séparée du centre, plus lente, mais inévitable, dans celle qui demeure en relation avec le corps cellulaire.

Ces théories, assez satisfaisantes au premier abord, ne sauraient s'appliquer à tous les cas. Si nous considérons, en effet, les observations de dégénérescence rétrograde du faisceau pyramidal, nous voyons la lésion *s'atténuer* à mesure qu'elle s'élève vers le bulbe sans jamais, même dans les cas très anciens, pouvoir être poursuivie dans l'isthme de l'encéphale ou le cerveau. Elle se conduit comme une véritable dégénérescence *ascendante*, intense près de la lésion, *diminuant d'intensité à mesure qu'elle se rapproche du centre trophique en même temps que les modifications pathologiques paraissent plus jeunes et moins avancées.*

Quoiqu'elle ait été toujours constatée dans les dégénérescences ascendantes du facial, la nécessité de la lésion cellulaire est donc loin d'être démontrée. *L'altération des tubes nerveux*

*peut, en effet, ne se manifester que dans la portion la plus périphé-
rique du bout central,* s'élever plus ou moins haut, mais ne
pas l'envahir tout entier et *respecter*, pendant un espace de
temps variable, *la cellule d'origine et la partie adjacente de la
fibre nerveuse.* Toute théorie qui invoque une modification
même dynamique de la cellule trophique comme élément essen-
tiel de la dégénérescence rétrograde se butera donc nécessairement devant ces faits de dégénérescence partielle du bout
central.

Le segment inter-annulaire d'un tube nerveux peut être
comparé à une cellule adipeuse traversée par un cylindre-axe,
prolongement d'une cellule nerveuse, car la myéline n'est
qu'une goutte de graisse contenue dans une enveloppe protoplasmique, la gaine de Mauthner. Ces deux éléments, le
prolongement nerveux et la cellule nerveuse, étroitement unis,
dépendent intimement l'un de l'autre.

Si la gaine de myéline vient à disparaître, on constate tous les
défauts de conductibilité qui se manifestent, par exemple, dans
les névrites périphériques ou la sclérose en plaques.

Mais, par contre, cette cellule adipeuse spéciale, pour se
nourrir, pour persister, a besoin d'un courant nerveux qui la
traverse incessamment et que l'on peut comparer soit à un
courant électrique, selon l'usage, soit à un courant sanguin.

Lorsque l'on sectionne un nerf, le *bout périphérique* n'étant plus
en rapport avec sa cellule, le cylindre-axe meurt ; la myéline,
privée de tout influx nerveux, est désagrégée de suite par un
protoplasma exubérant et par des leucocytes chargés de faire
disparaître tous les éléments ayant cessé d'être utiles. C'est la
dégénérescence Wallérienne.

Le *bout central* reste en rapport avec sa cellule trophique mais,
séparé de ses arborisations terminales, il n'a plus d'aboutissant.
L'influx nerveux, né dans la cellule d'origine, n'existe plus, dans
ce fragment du cylindre-axe, qu'à l'état stationnaire, il ne circule
plus ; c'est le fil qui n'est en rapport qu'avec un seul pôle de la
pile, le circuit est ouvert, le courant ne passe plus, l'électricité est
à l'état potentiel et il en résulte, en particulier, la suppression de
tous les courants induits de voisinage ; c'est enfin un vaisseau
oblitéré par ligature, dans lequel, quoique sa lumière demeure en

rapport avec la circulation générale, le sang ne se renouvelle pas et stagne ; les parois du vaisseau, les tissus nourris par ce sang immobile, subiront évidemment une dégénérescence, car leur nutrition devient bientôt insuffisante, mais cette dégénérescence sera plus tardive que celle des tissus dépourvus totalement de liquide sanguin et la mortification n'aura lieu que si la circulation ne peut se rétablir assez promptement.

Il en est de même de l'enveloppe protoplasmique et adipeuse du cylindre-axe. Privée du passage incessamment renouvelé du courant nerveux, qui développe peut-être en elle des phénomènes biologiques assimilables aux courants induits (et dont on ne tient pas assez compte dans la théorie de l'action trophique), en rapport seulement avec une tension nerveuse stagnante, cette cellule dépérit, sa graisse *se brûle et ne se renouvelle pas*, se détruit, se résorbe avec une rapidité et une intensité d'autant plus grandes que le sujet est plus jeune et que les échanges se font avec une plus grande activité. Le cylindre-axe, au contraire, toujours en contact avec sa cellule trophique, continue à végéter jusqu'à ce que, soit par suite de la destruction myélinique sur toute la longueur du tube nerveux, soit par défaut de fonctionnement, soit par toute autre cause survenant *ultérieurement*, cette cellule s'altère à son tour et détermine alors la disparition finale du cylindre-axe. Ces lésions feront évidemment défaut ou se répareront si, par suite de la régénération, le courant nerveux a pu se rétablir avant l'altération trop avancée de la cellule nucléaire. La marche des lésions est d'autant plus rapide que l'on considère un point plus rapproché du niveau de la section, car, à mesure que l'on s'en éloigne, des collatérales partant à différentes hauteurs permettent encore des échanges, certainement très insuffisants, mais capables de retarder plus ou moins longtemps les progrès de la dégénérescence.

Ainsi s'expliqueraient *l'apparition plus tardive, l'évolution lente, la fine émulsion chez le jeune sujet, la désagrégation souvent moléculaire, l'usure de la myéline chez l'adulte, la longue intégrité du cylindre-axe, la systématisation et la progression centripète, qui semblent être les caractéristiques de la dégénérescence rétrograde.*

CHAPITRE DIXIÈME

DU ROLE DE LA DÉGÉNÉRESCENCE RÉTROGRADE DANS LA PATHOLOGIE NERVEUSE

Nous espérons avoir établi dans ce qui précède, sur des preuves suffisantes, l'existence et les caractères d'une dégénérescence spéciale, se propageant aussi bien dans les centres nerveux que dans les nerfs périphériques, du point lésé *vers* les cellules d'origine et pouvant même, parfois, s'étendre au neurone le plus prochain.

Les travaux les plus récents en avaient déjà démontré la possibilité dans les nerfs périphériques, mais on la regardait comme exceptionnelle, irrégulière, et l'on supposait qu'elle ne pouvait se développer que chez de très jeunes sujets. Comme nous avions entrepris déjà, en partant de deux faits personnels, le travail qui précède, Sottas, Gombault et Philippe sont venus, par leurs observations, prouver de leur côté que cette altération du bout central apparaissait parfois même chez l'adulte.

Nous nous sommes efforcé de réunir le plus grand nombre possible d'observations et d'expériences dans lesquelles cette dégénérescence rétrograde était entrée en jeu et qui avaient été publiées sous les titres les plus divers.

En nous basant sur ces faits dont le nombre commence à devenir respectable, mais qui se multiplieront rapidement maintenant que l'attention est attirée sur ce sujet, nous avons essayé de dégager suffisamment les caractères de cette dégénérescence pour permettre non seulement de la distinguer de la dégénérescence Wallérienne, mais même de la découvrir lorsqu'elle est encore peu prononcée.

Nous croyons avoir ainsi montré combien cette altération est *fréquente* et nous serions même tenté de la regarder comme constante lorsque la régénération est empêchée pour une raison quelconque. Si elle a si longtemps, dans les centres du moins, passé inaperçue, il faut l'attribuer aux aspects très variables qu'elle peut revêtir selon son mode d'évolution et selon la phase dans laquelle on la surprend.

Quel rapport existe-t-il, en effet, au premier abord, entre la dégénérescence intense constatée par Krause et Friedländer, Forel, Darkschewitsch, Redlich dans le bout central des nerfs, l'altération spéciale décrite par Gombault et Philippe et l'atrophie simple relevée si fréquemment chez les amputés et, depuis Gudden, dans les centres nerveux ?

On ne pouvait l'établir que par un travail d'ensemble, portant sur les nerfs périphériques et sur les centres, travail qui n'avait jamais été fait jusqu'ici, à notre connaissance du moins. Nous ignorions encore, en débutant, à quels résultats nous serions conduit et nous avons été fort surpris de voir prendre à nos conclusions une généralité à laquelle nous ne songions nullement en commençant nos recherches.

C'est grâce à l'accumulation de ces documents que nous avons pu nous faire une idée d'ensemble de cette modification du bout central en rapprochant les lésions variées relevées par les auteurs antérieurs, depuis l'atrophie simple jusqu'à la désagrégation et à l'élimination des éléments des tubes nerveux ; c'est en comparant ces documents que nous espérons être arrivé à identifier ces lésions d'apparence si dissemblable et à montrer qu'il ne s'agissait là que d'un seul et même processus très général ne différant que par une intensité ou une rapidité d'évolution paraissant relever de causes que nous avons pu déterminer jusqu'à un certain point dans les chapitres précédents.

La connaissance de cette dégénérescence rétrograde, quelle que soit la forme qu'elle affecte, est d'une grande importance en pathologie nerveuse, car elle fournit des renseignements précieux sur de nombreux phénomènes dont le développement et la pathogénie prêtent encore à discussion.

Nous ne pouvons songer ici à passer en revue toutes les causes qui peuvent lui donner naissance, ni toutes les altérations à distance qu'elle peut occasionner. Nous nous bornerons à énumérer brièvement les déductions qui nous paraissent les plus importantes.

Dans les *nerfs périphériques*, nous avons dit plus haut que l'on pourrait rattacher à la dégénérescence rétrograde certaines *atrophies musculaires* se développant à la suite de lésions des membres, traumatiques ou autres. Darkschewitsch et Tichonow ont déjà rapporté à l'altération du bout central l'incurabilité de certaines paralysies faciales périphériques. On connaît depuis longtemps les modifications du système nerveux central survenant à la suite de sections ou de contusions nerveuses. Si, lorsqu'une infection se développe ou lorsqu'une cause d'irritation persiste, on peut invoquer l'existence d'une véritable *névrite* ascendante, cette hypothèse ne saurait être avancée quand on se trouve en présence d'une section franche et d'une réunion par première intention. Les avis, jusqu'ici, étaient vivement partagés, car, les uns trouvant des lésions intenses du bout central, les autres ne constatant qu'une atrophie insignifiante des tubes nerveux, il devenait difficile de concilier ces résultats si divers. Nous croyons y être arrivé en indiquant les formes de passage et en montrant qu'il s'agissait toujours d'une altération de même nature surprise dans une phase variable de son évolution.

Lorsqu'elle se propage jusque dans les centres, la dégénérescence rétrograde y détermine des altérations dont le siège et l'évolution semblent varier suivant la nature des nerfs lésés, la nature du traumatisme et peut-être, surtout, la prédisposition du sujet. Tantôt, en effet, il se développe une lésion limitée à la substance grise, aux cornes antérieures, tantôt, lorsque les racines motrices et sensitives sont également affectées, nous assistons à la production d'un véritable foyer de *myélite transverse* ; enfin, dans quelques cas, les lésions centrales peuvent s'étendre, remonter plus ou moins haut dans la moelle, se *systématiser* même, et nous avons signalé des cas de dégénérescence ascendante des cordons postérieurs à la suite de contusion ou de section du sciatique. Nous ne reviendrons pas ici sur la question du *tabès*, que nous avons traitée dans un autre chapitre de ce travail.

Nous rappellerons cependant que, d'après ce que nous avons vu plus haut, la sclérose systématisée des cordons postérieurs pourrait se développer secondairement : 1° à des lésions de la *moelle*, des racines postérieures ou des ganglions spinaux (dégénérescence Wallérienne des cordons postérieurs); 2° à des lésions des nerfs *périphériques* (Leyden), à la suite d'une dégénérescence rétrograde de ces troncs nerveux; 3° et même à des lésions *cérébrales* par dégénérescence rétrograde des cordons postérieurs, ce qui vient appuyer en partie l'opinion de Jendrassik. — Il importerait donc de reprendre, à l'aide de ces données nouvelles, l'étude de la grande classe des affections *tabétiformes* pour chercher dans ces étiologies variables la clef d'un certain nombre de questions actuellement à l'ordre du jour.

Dans les *centres nerveux*, le fait d'une *dégénérescence rétrograde* possible, aussi bien dans les faisceaux moteurs que sensitifs, est d'une importance plus grande encore, s'il est possible, en montrant que ces faisceaux peuvent, secondairement à un foyer, dégénérer *dans les deux sens* et même que cette dégénérescence se propage, dans certains cas, au-delà du noyau d'origine.

Ce sont deux observations d'altération des cordons postérieurs consécutive à des foyers cérébraux, qui ont attiré notre attention sur la dégénérescence rétrograde, et nous avons pu en retrouver, dans la littérature, d'autres exemples absolument comparables qu'appuient, du reste encore, les expériences sur les animaux. Il faudra donc, en présence d'une sclérose des faisceaux sensitifs médullaires, en rechercher la cause non seulement dans les racines ou dans la substance grise, mais encore plus haut, dans le bulbe, les noyaux gris centraux et même jusque dans l'écorce, car les relais cellulaires, formes par les ganglions bulbaires, ne sont pas suffisants pour arrêter, à coup sûr, les progrès de la dégénérescence qui peut les franchir pour s'étendre au neurone spinal.

Cette propagation établit en outre que *cette dégénérescence se développe non seulement lorsqu'il y a interruption dans la continuité des tubes nerveux, mais également à la suite d'une altération, parfois très légère, de leurs ramifications terminales.*

Ces notions vont à l'encontre de bien des théories admises,

mais nous nous bornons à constater des faits, tant cliniques qu'expérimentaux, qui, ainsi que l'on a pu en juger, sont assez démonstratifs lorsque, au lieu d'être disséminés, ils se groupent pour s'appuyer les uns sur les autres.

Sans vouloir entrer ici dans l'étude des diverses affections systématisées des centres nerveux, nous dirons cependant quelques mots, en terminant, des *myélites combinées* qui, peut-être, relèvent souvent assez directement du sujet qui nous occupe.

Voici d'abord une observation de Vierordt assez intéressante, que nous donnerons avec quelques détails.

O. Vierordt : **Zur combinirten Degeneration de · Vorderhörner und Seitenstränge des Rückenmarckes.** *Arch. f. Psych. XIV, 1883.* ·

Le malade est un médecin de 48 ans, n'ayant jamais eu la syphilis. En 1875, sciatique droite. En 1878, affaiblissement du *bras droit*, douleurs rhumatismales puis atrophie de l'éminence Thénar et des interosseux droits. Cette *atrophie musculaire* envahit progressivement les quatre membres.

En *1880*, elle est très intense dans le *bras droit* où les petits muscles sont pris davantage que ceux de la racine du membre. *Jambe droite* également très atrophiée. *Membres gauches* moins fortement intéressés. Réflexe patellaire vigoureux. Tremblement fibrillaire des muscles du bras droit. Aucuns troubles cérébraux ni bulbaires jusqu'à la fin, ni aucune altération de la sensibilité objective ou subjective. Aggravation progressive de l'atrophie musculaire qui aboutit à une *paraplégie flasque sans rigidité ni contracture*. Mort par le poumon en 1881.

Autopsie pratiquée 10 heures après la mort.

Moelle. Dans les cordons latéraux beaucoup de corps granuleux au niveau des régions cervicale et lombaire, peu dans la région dorsale supérieure, point dans la région dorsale inférieure, pas plus que dans les cordons postérieurs.

La *substance grise* est très transparente dans le renflement cervical et toute la moelle lombaire. On y constate une atrophie extrême de tous les groupes cellulaires, au point de ne rencontrer qu'une ou deux cellules par coupe. Les fibrilles nerveuses sont en grande partie disparues. Les cellules araignées sont, au contraire, nombreuses. Dans la *moelle lombaire*, la disparition des cellules est presque absolue ; elle est moins complète dans les régions *cervicale inférieure* et dorsale *supérieure*. Les cornes postérieures et les colonnes de Clarke sont intactes sur toute la hauteur de la moelle.

Les *cordons postérieurs* sont partout absolument normaux.

Les *cordons latéraux* présentent dans toute la moelle une *dégé-*

nérescence intense des faisceaux pyramidaux croisés, avec intégrité absolue des faisceaux cérébelleux directs et des faisceaux fondamentaux. Tandis que la zone de démarcation entre ces deux faisceaux et le faisceau pyramidal est très nette, l'altération intéresse en avant la portion antérieure des cordons latéraux.

Les cordons antérieurs sont parfaitement intacts.

Dans les parties malades il y a moins une grande diminution du nombre des tubes nerveux qu'une grande *atrophie* de ces éléments. Du reste on trouve des fibres normales même dans les points les plus malades.

La substance interstitielle est augmentée, vu l'absence des éléments nerveux. Comme nous l'avons dit, c'est le faisceau pyramidal qui est le plus fortement touché, mais on y rencontre cependant un nombre respectable de tubes nerveux et un grand nombre de fibres *amincies* présentant encore un cylindre-axe parfaitement colorable. Il résulte de l'augmentation du tissu interstitiel, que ce faisceau se colore plus fortement que normalement, mais d'une façon moins intense que dans les cas de sclérose.

Les vaisseaux sont épaissis. Nulle part d'infiltration cellulaire.

Au niveau de la décussation des pyramides tout est redevenu normal.

Dans les nerfs périphériques un grand nombre de tubes nerveux ont disparu.

Dans les muscles, atrophie des fibrilles musculaires; striation parfois indistincte, ailleurs conservée.

En résumé, il s'agit ici d'un cas d'atrophie musculaire avec réaction de dégénérescence, sans troubles sensitifs.

L'autopsie montre une *dégénérescence intense des cornes antérieures et une dégénérescence intense également, mais incomplète et certainement plus récente, des faisceaux pyramidaux croisés*. Il est probable que les tubes nerveux parfaitement intacts observés dans ce faisceau ne lui appartenaient pas mais relevaient du faisceau cérébelleux direct.

Dans la substance grise, l'altération présente une intensité beaucoup plus grande au niveau des renflements cervical et lombaire, et est uniquement localisée aux cornes *motrices*, respectant absolument la portion sensitive.

Il est à remarquer que dans cette observation le cordon antérieur est demeuré parfaitement indemne, contrairement à ce que l'on signale dans les autres cas de polio-myélite antérieure et qu'il n'existe ici aucune affection bulbaire ou cérébrale pouvant expliquer cette dégénérescence pyramidale.

On se trouve donc en présence d'une altération des cornes antérieures qui est la première en date et qui a été suivie d'une dégénérescence des faisceaux pyramidaux croisés remontant évidemment à une époque moins éloignée. Ce dernier fait ne permet pas de ranger cette observation dans les amyotrophies. On pourrait la rapprocher de la *sclérose latérale amyotrophique de Charcot;* mais dans cette affection il se produit des contractures provenant probablement de ce que le faisceau pyramidal est atteint avant l'atrophie des cellules des cornes antérieures. Dans notre observation, au contraire, cette atrophie se serait développée la première, en sorte que la sclérose pyramidale n'aurait plus, dans la suite, pu donner lieu à des phénomènes spasmodiques.

Ainsi que le fait observer Vierordt, il ne s'agit pas ici d'une dégénérescence descendante du faisceau pyramidal que ne viendrait expliquer aucun foyer bulbaire ou cérébral; du reste les voies motrices sont indemnes à partir du mésencéphale. Il répugne, d'autre part, à tout ce que nous savons sur la pathologie nerveuse, d'admettre l'existence d'une sclérose primitive, idiopathique d'un faisceau blanc, indépendante de toute lésion de la substance grise, et la systématisation parfaite constatée dans la moelle n'autorise nullement à invoquer une artérite ou un trouble circulatoire quelconque. Vierordt spécifie nettement que les lésions des cornes antérieures semblent plus âgées que celles des faisceaux pyramidaux.

En nous appuyant sur l'ensemble de ce que nous avons vu dans le cours de ce travail, nous croyons qu'il faut interpréter cette observation comme un fait de *poliomyélite des cornes antérieures ayant déterminé secondairement d'une part la dégénérescence des nerfs moteurs ainsi que des muscles, d'autre part la dégénérescence ascendante rétrograde des faisceaux pyramidaux.*

Quoique cette complication soit exceptionnelle dans les affections des cornes antérieures, rien ne nous autorise à la regarder comme impossible, et peut-être la rareté de sa constatation tient-elle à ce que l'on n'a jamais, jusqu'ici, cherché dans la dégénérescence rétrograde l'explication de certains cas de scléroses pyramidales que ne justifiait aucune lésion dans les régions supérieures.

On peut nous objecter également que, dans ce cas, les tubes nerveux du faisceau moteur ne sont pas interrompus, que seules les arborisations terminales ramifiées autour des cellules des cornes antérieures ont pu être intéressées, mais nous avons vu un phénomène analogue se produire sinon dans le domaine moteur, du moins dans le domaine sensitif. Des cellules des noyaux de Goll et de Burdach partent des tubes nerveux qui remontent dans le bulbe. Autour de ces cellules viennent se ramifier les arborisations terminales des cylindres-axes qui constituent les cordons postérieurs de la moelle. Or, à la suite de la dégénérescence rétrograde des faisceaux sensitifs de l'isthme de l'encéphale se propageant jusqu'à leurs cellules d'origine dans ces noyaux bulbaires, nous avons signalé de nombreux exemples où les cordons postérieurs entraient à leur tour en dégénérescence. Puisque, d'autre part, le faisceau pyramidal est susceptible de dégénérescence rétrograde, nous croyons ces deux faits absolument comparables et nous nous appuyons sur les expériences relatées plus haut, pour admettre que, dans l'observation de Vierordt, il s'agit, très probablement, d'une dégénérescence rétrograde du faisceau pyramidal consécutive à une poliomyélite des cornes antérieures.

Nous pouvons, enfin, invoquer en faveur de ce que nous avançons, un dernier argument que nous puisons dans la nature même des lésions constatées dans le faisceau pyramidal. « Dans les parties malades, dit Vierordt, il y avait moins une grande diminution du nombre des tubes nerveux qu'une *atrophie* considérable de ces éléments.... et l'on rencontre un grand nombre de fibres amincies, mais avec conservation du cylindre-axe, d'où résulte une augmentation des tissus interstitiels. » Or, cherchant, dans ce qui précède, à établir les caractères de la dégénérescence rétrograde, nous avons vu qu'elle se distingue précisément de la dégénérescence Wallérienne, par l'atrophie des éléments et la longue conservation des cylindres-axes.

L'observation de Vierordt se sépare des *scléroses latérales amyotrophiques* par l'absence de contracture, attribuable, suivant l'auteur, à ce que l'altération des cornes antérieures a précédé celle du faisceau pyramidal. Dans la *maladie de Charcot*, Koschewnikow, Marie, et, à leur suite, d'autres auteurs, ont constaté la présence fréquente de lésions encéphaliques, en sorte qu'il ne s'agit, le plus souvent, que d'une dégénérescence descendante du faisceau pyramidal, combinée avec une poliomyélite développée, peut-être, sous la même influence que les altérations cérébrales. Mais lorsque la sclérose du faisceau moteur s'atténue en remontant et ne dépasse pas le bulbe, ainsi qu'on le trouve signalé dans plusieurs observations, lorsque la systématisation de ce faisceau ne permet pas d'invoquer une altération des cellules des cordons, lorsqu'enfin surtout, on se trouve en présence (ce qui est indiqué dans une observation de Charcot), d'une atrophie avec conservation du cylindre-axe, plutôt que d'une dégénérescence proprement dite des éléments nerveux, il semble que l'on pourrait, comme plus haut, la regarder bien plutôt comme une dégénérescence rétrograde consécutive à l'altération des cellules des cornes antérieures que comme une sclérose systématisée, primitive, idiopathique d'un cordon de la moelle.

D'autres myélites combinées présentent des altérations encore plus complexes. Nous ne pouvons songer à les passer toutes en revue et à traiter complètement ce sujet qui mériterait à lui seul une longue étude, aussi nous bornerons-nous à n'en signaler qu'une variété connue sous le nom de *myélite combinée systématisée* ou *maladie de Westphal*. Cette affection est caractérisée par une sclérose systématisée des faisceaux pyramidaux croisés, cérébelleux directs et des cordons postérieurs. Cette sclérose s'étend généralement du haut en bas de l'axe médullaire sans que la lésion pyramidale dépasse ordinairement le bulbe. Les altérations sont symétriques et assez égales de chaque côté quoique, parfois, un faisceau soit un peu plus touché que son congénère. Enfin, on constate souvent, dans une portion quelconque de la moelle, un point un peu plus atteint que les autres où la myélite semble présenter une étendue ou une intensité sensiblement plus considérable que dans les autres points.

Parmi ces myélites, *un grand nombre nous a paru relever des dégénérescences Wallériennes et rétrogrades* de ces différents faisceaux, consécutives à un foyer dont le siège varie suivant les observations.

SIOLI : **Un cas de lésions combinées de la moelle avec altérations de la substance grise.** *Arch. J. Psych.*, XI.

Homme de 40 ans. Pas d'éthylisme ni de syphilis. En 1874 il fait une chute, sur le siège, d'une hauteur de trois étages. Il est relevé sans connaissance et présente pendant quelques jours une paralysie vésicale. Lorsqu'il revient à lui, 24 heures plus tard, on constate l'existence d'une paralysie motrice et sensitive des quatres membres.

La paralysie des bras disparait au bout de quelques jours; celle des jambes dure plus longtemps. Au bout de 6 mois, il peut reprendre son métier de maçon mais reste prompt à la fatigue et peu solide sur ses jambes.

En 1879 il est pris de fourmillements dans les orteils et d'engourdissement des pieds avec faiblesse croissante des membres inférieurs. Il entre à la Charité de Berlin, où l'on constate que sa mémoire et son intelligence sont intactes, sauf une idée fixe que l'on veut l'empoisonner. Pupille droite plus petite que la gauche. Pas de paralysie faciale. Un peu de tremblement de la langue. Sensibilité conservée, légère hyperesthésie des jambes. Paraplégie presque complète, sauf de légers mouvements possibles des orteils. Pas d'ataxie. Atrophie des muscles des membres inférieurs, surtout des mollets. Abolition des réflexes.

Affaiblissement des membres supérieurs sans paralysie vraie.

Les symptômes paralytiques sont plus prononcés à droite qu'à gauche.

Mort par pneumonie en novembre 1879.

AUTOPSIE. — Pachyméningite pseudo-membraneuse *sans adhérences*. Dégénérescence grise des cordons latéraux de la moelle.

Sur les *coupes* on constate les lésions suivantes :

Dégénérescence des *noyaux du cordon de Goll* dont les cellules présentent de la dégénérescence graisseuse, ont perdu leur noyau et souvent leurs prolongements. Les noyaux de Burdach sont normaux.

Cordons postérieurs. Dans la région *cervicale*, dégénérescence considérable des cordons de Goll remplis de cellules granuleuses. Cette altération envahit légèrement la partie adjacente des faisceaux de Burdach.

Dans la région *dorsale* supérieure cette dégénérescence, plus étendue, comprend également la plus grande partie des faisceaux de Burdach mais respecte toujours les bandelettes externes. En descendant, on voit que la portion postérieure des faisceaux de Goll redevient normale et la dégénérescence se limite à la zone qui sépare les faisceaux de Goll et de Burdach. Dans la région *lombaire* moyenne on ne trouve plus qu'une tache dégénérée dans la partie moyenne des faisceaux de Goll.

Les *faisceaux cérébelleux directs* présentent une dégénérescence intense depuis la région lombaire inférieure jusque dans les corps restiformes.

Les *faisceaux pyramidaux croisés*, intacts dans la région cervicale supérieure, sont légèrement atteints à partir de la 4^d cervicale et fortement dégénérés depuis la région dorsale supérieure jusqu'à la région lombaire.

Les *faisceaux pyramidaux directs* sont dégénérés depuis la 2e cervicale jusqu'au renflement lombaire avec maximum à l'union des régions dorsale et cervicale.

Dans la *substance grise*, absence du groupe antérieur des cellules depuis la 4e cervicale jusqu'à la partie inférieure de la moelle. Cette lésion est au maximum entre la 3e et la 9e dorsale. — Atrophie de la substance grise et des cellules de Clarke dans toute la moelle dorsale.

En résumé, la plus grande extension de la myélite se trouve située à la région dorsale supérieure.

L'auteur élimine dans sa discussion l'hypothèse d'une simple myélite combinée en se basant sur le maximum évident au niveau de la région dorsale. Mais il n'admet pas davantage la possibilité de dégénérescences secondaires consécutives à ce foyer de myélite, ne pouvant concevoir une dégénérescence descendante des cordons postérieurs et une dégénérescence ascendante des faisceaux pyramidaux.

Nous croyons au contraire que cette dernière supposition est exacte et qu'il s'agit ici d'un foyer plus ou moins étendu de *myélite traumatique* siégeant dans la région dorsale supérieure, ayant affecté particulièrement la substance grise, dont la pnase aiguë a guéri, mais qui, dans la suite, a déterminé une *dégénérescence secondaire ascendante et descendante des fasiceaux pyramidaux, cérébelleux, et des cordons postérieurs.*

Pour ce qui est du *faisceau pyramidal,* malgré les symptômes cérébraux que ce malade a présentés, son intégrité au-dessus de la quatrième cervicale montre que nous n'avons pas affaire ici à une dégénérescence d'origine corticale.

Au-dessous du foyer, il présente une dégénérescence descendante absolument classique, au-dessus nous constatons une dégénérescence plus légère, remontant en s'atténuant rapidement pour disparaître vers la quatrième cervicale.

Pour ce qui est du *faisceau cérébelleux,* il dégénère normalement de bas en haut, mais après les nombreux faits que nous avons relevés chemin faisant, on ne saurait plus regarder comme extraordinaire sa lésion au-dessous du foyer traumatique.

La topographie des lésions des *cordons postérieurs* est très spéciale. Partout la zone externe des faisceaux de Burdach est absolument indemne. On ne saurait donc penser à une origine radiculaire même au niveau du foyer de myélite. Le point de départ de cette altération doit être la substance grise et particulièrement celle de la région dorsale supérieure car, au-dessus et au-dessous sa sclérose diminue progressivement. Au-dessus elle se limite aux faisceaux de Goll, au-dessous elle dessine très nettement la virgule de Schultze dans la région dorsale et le centre ovale de Flechsig dans la région lombaire.

Peut-être n'avons-nous affaire ici qu'à une dégénérescence de ces fibres commissurales sous l'influence d'un traumatisme assez étendu de la moelle. Mais cette restriction étant faite pour les cordons postérieurs, il n'en reste pas moins que, pour ce qui se rapporte aux voies motrices, leur dégénérescence cervicale paraît devoir être rapportée uniquement au foyer dorsal supérieur.

Il est aisé de constater que *plusieurs observations de scléroses combinées systématisées* présentent cette même distribution de lésions et peuvent également être considérées comme secondaires à un *foyer de myélite primitif*, et nous pouvons en particulier rappeler celles de Schmaus et que nous avons rapportées plus haut (voy. p. 134).

D'autres observations de *myélites combinées systématisées* semblent au contraire relever de *dégénérescences secondaires d'origine corticale*.

Hirsch : **Casuistische Beiträge zur Diagnostic von Gehirn und Rückenmarkserkrankungen mit spastischer Hemiparesie der Extremitäten.** *Arch. f. Psych., XXV, 1893.*

Femme de 58 ans. Céphalalgie depuis 1888, puis affaiblissement d'abord de la jambe droite, ensuite du bras droit, enfin des membres gauches. A l'entrée, parésie des extrémités durant depuis deux ans avec rémissions ; exagération des réflexes considérable. Phénomène du pied et du bras. Pas de réaction de dégénérescence, pas de tremblement volontaire. La face est d'abord respectée, puis survient une paralysie du facial gauche précédée d'une contracture du facial et des membres droits.

En 1891, paralysie flasque des membres gauches, et mort par pneumonie.

Autopsie. — Vieux foyer de ramollissement dans la partie externe du corps strié *gauche* à 1 1/2 cent. de son extrémité antérieure. Un peu en arrière existe un autre foyer gros comme un pois, intéressant la partie moyenne de la capsule interne. Dans le noyau lenticulaire se montrent quelques petits foyers cicatrisés. Le revêtement du ventricule latéral droit est épaissi. Rien d'apparent dans le cerveau droit.

Pédoncules. Rien d'appréciable sauf une légère tache de dégénérescence dans le pied du pédoncule gauche.

Moelle allongée. La pyramide gauche est plus petite. A gauche zone de sclérose en avant de la substance gélatineuse. Plus bas, diminution considérable des faisceaux formant les faisceaux de Goll et de Burdach.

Renflement cervical. Dégénérescence des faisceaux pyramidaux croisé *gauche* et direct droit. Le faisceau pyramidal croisé droit est très légèrement touché.

Dans les cordons postérieurs, le *faisceau de Goll gauche* est dégénéré dans toute son étendue, le *droit* dans sa portion antérieure seulement. Les faisceaux de Burdach sont normaux.

Région dorsale supérieure. Faisceaux pyramidaux croisé gauche et direct droit sclérosés, ce dernier plus fortement que plus haut. Faisceau de Goll droit normal ; le gauche est dégénéré dans les deux tiers antérieurs seulement et empiète légèrement sur le faisceau de Burdach adjacent.

Région dorsale inférieure. Les cordons antérieurs sont redevenus normaux, ainsi que le faisceau de Burdach. Le faisceau de Goll gauche est seul malade avec le faisceau pyramidal croisé.

Région lombaire. Sclérose totale du faisceau pyramidal croisé gauche. Cordon postérieur droit normal ; le gauche est très atteint, la dégénérescence intéresse fortement le faisceau de Burdach et plus légèrement le faisceau de Goll.

Les cellules des cornes postérieures sont, dans plusieurs coupes, moins nombreuses que normalement.

Après avoir discuté cette observation, Hirsch se range à l'avis d'une maladie de Westphal accompagnant un foyer cérébral qui n'aurait pas donné lieu à des dégénérescences secondaires.

WESTPHAL : **Ueber einen Fall von sogenannter spastischer Spinalparalysie mit anatomischem Befunde, nebst einigen Bemerkungen über die primäre Erkrankung der Pyramidenseitenstrangbahnen.** *Arch. f. Psych. XV.*

Homme de 38 ans. Pas de prédisposition héréditaire. Syphilis en 1873. En 1876, apparition de parésie spasmodique dans les extrémités inférieures, d'abord à gauche, précédée de troubles urinaires. Secousses spontanées, réflexes exagérés. Diminution de la sensibilité thermique dans les membres inférieurs avec augmentation de la sensibilité à la douleur.— Long état stationnaire. — En 1880, fourmillements puis paralysie rapide du bras droit avec apparition de symptômes cérébraux. — Mort par parotidite suppurée 14 ans après le début de l'affection.

AUTOPSIE. — *Exostose du pariétal droit.* Ramollissement de la substance blanche de l'hémisphère droit, qui est fluctuant, demi-liquide, particulièrement dans les régions pariétale antérieure, frontale postérieure et occipitale supérieure. À la coupe, les radiations du corps calleux sont ramollies. Dans l'hémisphère gauche, petits foyers de ramollissement sous-cortical dans la région occipitale.

Le bulbe a été perdu.

Moelle. Dégénérescence bilatérale et presque symétrique des faisceaux pyramidaux croisés et cérébelleux directs. Nulle part on ne trouve de corps granuleux.

La dégénérescence des *faisceaux pyramidaux croisés* était assez intense à partir du renflement cervical. Plus haut on ne la constatait qu'avec peine. En descendant elle s'accentuait et présentait son maximum à l'union des régions dorsale et cervicale, pour se poursuivre en s'atténuant jusqu'à la région sacrée.

Les *faisceaux cérébelleux directs* sont dégénérés sur toute leur hauteur.

Les *cordons postérieurs* sont altérés depuis la région cervicale supérieure jusqu'à l'union du tiers moyen et du tiers supérieur de la région dorsale. On constatait, dans ces limites, une dégénérescence de la portion antérieure et de la portion postérieure des deux *faisceaux de Goll*, avec intégrité presque complète de leur portion moyenne et intégrité absolue des faisceaux de Burdach. Dans le renflement cervical, où cette altération est la plus étendue, des faisceaux de Goll sont complètement pris, mais d'une façon moins intense à leur partie moyenne.

Dans les cornes antérieures et postérieures, on ne constate pas de lésions de la substance grise, et les cellules motrices, en particulier, sont absolument normales. Par contre, il y a une disparition, presque complète, des cellules de la colonne de Clarke.

Dans ces deux observations nous constatons la présence d'une lésion cérébrale et de dégénérescences systématisées multiples de la moelle. Leurs auteurs se rangent à l'avis d'une maladie de Westphal venant compliquer l'affection cérébrale et se basent, pour établir ce diagnostic, sur la présence des altérations des cordons postérieurs ainsi que sur celles des faisceaux cérébelleux directs et des cellules de la colonne de Clarke dans l'observation de Westphal.

Mais si nous nous reportons aux expériences citées plus haut, nous voyons que le siège du foyer cérébral se rapproche absolument, dans le cas de Westphal, des lésions expérimentales de Marchi et Algéri, de Sandmeyer, qui avaient détruit le lobe occipital, tandis que dans celui de Hirsch, il est absolument comparable à une de nos observations personnelles et assimilable aux faits nombreux que nous avons cités plus haut (Meyer, Spitzka, Déjerine, Hösel, Bruce, Schaffer, Greiwe, etc.), dans lesquels on rencontrait une dégénérescence descendante des faisceaux sensitifs pédonculaires et bulbaires à la suite d'altérations des noyaux gris centraux et de la capsule interne.

La dégénérescence du faisceau de Turck et du faisceau pyramidal croisé du côté de la lésion cérébrale relevée par Hirsch, n'est qu'un fait d'anomalie d'entrecroisement trop connu pour que nous insistions. Il en est de même de la dégénérescence des deux faisceaux pyramidaux croisés dans l'obser-

vation de **Westphal**, qui a été obtenue expérimentalement par
Sherrington, **Langley**, **Sandmeyer**, etc., etc., après lésion
d'un seul hémisphère.

Quant aux lésions des cordons postérieurs, elles sont plus
délicates à interpréter ; mais, au moins dans l'observation de
Westphal, la sclérose limitée aux cordons de **Goll**, n'intéressant nulle part le faisceau de **Burdach** et ne descendant
que jusqu'à la région dorsale, permet d'éliminer absolument
toute origine radiculaire. La disparition des cellules de la
colonne de **Clarke** pourrait faire songer à une origine
médullaire qui expliquerait également la dégénérescence du
faisceau cérébelleux direct, mais cette disparition ne suffit
pas pour déterminer une dégénérescence ascendante du faisceau de **Flechsig** et peut, elle-même, être due à une lésion
descendante, ainsi que le prouvent les expériences de **Lœwenthal** que nous avons citées plus haut.

Il nous paraît donc bien que cette observation de **Westphal**
se rapporte non pas à une sclérose systématisée, mais à des
dégénérescences secondaires descendantes consécutives à la lésion
cérébrale et intéressant également les cordons postérieurs et
le faisceau de **Flechsig** ; identique, par conséquent, aux
observations de **Greiwe**, aux nôtres, et superposable aux
expériences de **Marchi**, d'**Algéri** et **Sandmeyer**, etc. etc.

Quant à l'observation de **Hirsch** nous ne saurions être
aussi complètement affirmatif vu l'envahissement du faisceau de **Burdach**, dans la région lombaire gauche, quoique **Langley** et **Grünbaum** aient obtenu expérimentalement cette dégénérescence du faisceau de **Burdach** après
lésion corticale. Nous ferons observer, cependant, que le faisceau de **Burdach** droit est absolument sain sur toute la
hauteur de la moelle et que la dégénérescence du faisceau
de **Goll** droit, localisée uniquement à la région cervicale,
ne s'explique pas par une lésion radiculaire lombaire gauche,
pas plus que la dégénérescence de tout le faisceau de **Goll**
gauche au niveau du renflement cervical, tandis qu'au-
dessus et en dessous sa portion moyenne est respectée.
Nous avons au contraire signalé, à la suite de destructions
cérébrales expérimentales, ce maximum des lésions au niveau

de la région cervicale supérieure. L'intégrité des faisceaux cérébelleux et la dégénérescence du seul faisceau pyramidal gauche, ne cadrent pas avec l'idée d'une sclérose combinée où les lésions sont généralement bilatérales et symétriques, et plaident plutôt pour l'origine corticale. L'altération du cordon postérieur qui, en se portant de haut en bas et de dedans en dehors, ne fait que suivre en sens inverse la loi de Kahler et Pick, siège surtout, précisément du même côté que le faisceau pyramidal atteint dont la lésion paraît bien devoir être rapportée au foyer cérébral. Enfin la symptomatologie a été celle d'une affection cérébrale avec dégénérescences secondaires descendantes, sans aucun phénomène répondant à un tabès unilatéral.

Nous croyons donc pouvoir conclure que, dans ces deux observations, si l'origine cervicale des dégénérescences de la moelle n'est pas absolument démontrée, elle est en tous cas possible et même beaucoup plus probable que leur origine médullaire lorsqu'on les compare aux faits cliniques et expérimentaux rapportés plus haut, dont quelques-uns, ainsi que nous l'avons vu, avaient été publiés également sous le titre de maladie de Westphal.

. Les *scléroses systématisées combinées* devraient donc être subdivisées au moins en trois variétés bien distinctes : Il est possible que la *maladie de Westphal primitive* existe, mais une partie des documents publiés sous ce titre relève plus vraisemblablement d'un *foyer de méylite* plus ou moins étendu, ayant déterminé au-dessus et au-dessous de lui des dégénérescences fasciculées dans les deux sens et surtout une *dégénérescence rétrograde du faisceau pyramidal*, tandis que d'autres ne sont que des *dégénérescences descendantes médullaires multiples secondaires à une lésion cérébrale*. Cette dernière catégorie est, du reste, beaucoup plus nombreuse qu'on ne pourrait le supposer au premier abord, car, ainsi que l'a démontré Forel, non seulement les altérations en foyer, mais même les altérations diffuses et étendues de l'encéphale peuvent occasionner des dégénérescences secondaires sur toute la hauteur de la moelle.

CONCLUSIONS

Si nous cherchons maintenant à résumer ce que nous avons passé en revue dans les chapitres précédents, nous croyons pouvoir terminer notre travail par les conclusions suivantes :

1º. — La *Loi de Waller* n'a pas une rigueur aussi absolue qu'on l'a répété jusqu'ici.

2º — Lorsque l'on sectionne un tube nerveux, son *bout périphérique* dégénère le plus souvent complètement. Cette dégénérescence est caractérisée d'abord par un gonflement moniliforme du cylindre-axe, et bientôt par une prolifération de la gaîne de Mauthner qui segmente la myéline en gros blocs, puis en boules de plus en plus fines ; le cylindre-axe disparaît à son tour ; enfin, tous les éléments du nerf, désagrégés, sont éliminés ou deviennent tout au moins invisibles, et il ne reste plus que la gaîne de Schwann confondue avec le tissu conjonctif voisin. C'est la *dégénérescence Wallérienne.*

3º. — Le *bout central,* loin de demeurer sain, subit des modifications jusqu'ici très discutées, très dissemblables en apparence suivant les cas, mais identiques au fond, ainsi que nous nous sommes efforcés de l'établir. Ce sont ces modifications que nous avons cherché à mettre en lumière sous le terme général de *dégénérescence rétrograde.*

4º — Cette dégénérescence rétrograde peut, du reste, apparaître non seulement après *section* des tubes nerveux dans leur continuité, mais également à la suite de traumatisme ou de lésions destructives portant uniquement sur les arborisations terminales de ces tubes nerveux, peut-être même sur les cellules nucléaires autour desquelles ils viennent se ramifier.

5°. — Cette dégénérescence rétrograde ne se produira, évidemment, que si la régénération est empêchée. Il est encore impossible de dire si, dans ces circonstances, elle se développe constamment, mais il est probable qu'elle est en tous cas beaucoup plus fréquente qu'on ne serait tenté de le supposer d'après les théories actuellement en cours.

6°. — La dégénérescence rétrograde s'observe également dans les *nerfs périphériques sensitifs et moteurs.*

7°. — Elle se développe de même dans les différents faisceaux des *centres nerveux.*

8°. — Dans les *cordons postérieurs* elle est souvent moins compacte que la dégénérescence ascendante, ce qui peut s'expliquer par l'organisation générale des voies sensitives dans le système nerveux central.

9°. — Cette dégénérescence n'envahit pas simultanément tout le bout central mais suit une marche ascendante en *se propageant progressivement du point lésé vers le centre trophique,* vers le noyau d'origine qu'elle atteint généralement, mais pas nécessairement.

10. — *Elle peut dépasser ce noyau* et se propager au « neurone » précédent, en suivant en sens contraire les voies physiologiques du courant nerveux. Nous apportons deux observations cliniques de dégénérescence descendante des cordons postérieurs d'origine cérébrale dont, jusqu'ici, on n'avait encore signalé l'existence qu'expérimentalement chez les animaux. Mais nous avons retrouvé dans la littérature plusieurs autres faits se rapportant à ce phénomène, quoique interprétés de façons très diverses par leurs auteurs.

11°. — Cette dégénérescence semble se faire un peu plus tardivement que la dégénérescence Wallérienne, car elle demanderait de 10 à 40 jours pour devenir *appréciable.*

12°. — Son *évolution* est très variable, mais paraît d'autant plus rapide que le sujet est plus jeune et que la section a porté plus près de l'origine du tube nerveux, ce qui tient probablement à ce que, dans ce cas, le noyau gris est plus promptement et plus fortement atteint.

13°. — Au bout de quelques mois, le processus régressif est, selon toute vraisemblance, complètement terminé, aussi ne pourra-t-on plus retrouver alors de granulations myéliniques apportant la preuve de la dégénérescence. C'est pour cela que les recherches sur les nerfs des amputés sont presque toujours demeurées sans résultats bien démonstratifs.

14°. — *Histologiquement* la dégénérescence rétrograde est caractérisée par la *myéline atteinte la première* (tandis que dans la dégénérescence Wallérienne c'est le cylindre-axe qui se modifie d'abord) et la très longue conservation du cylindre-axe qui, souvent, persiste presque indéfiniment.

Suivant la rapidité et l'intensité de l'évolution, son aspect varie légèrement. Tantôt la myéline se *désagrège* en boules *fines*, tantôt, et c'est le phénomène le plus fréquent, elle semble s'user, elle subit une *résorption presque moléculaire* qui se manifeste par une *atrophie* progressive de cette gaîne. La méthode de Marchi permet cependant, le plus souvent, de retrouver dans ce cas des granulations noires dans les lymphatiques, autour des vaisseaux, donnant la preuve d'une dégénérescence en voie d'évolution.

15°. — Les *noyaux gris* ne sont pas toujours intéressés d'une façon *histologiquement appréciable*, même lorsque la dégénérescence se propage d'un neurone au neurone suivant. Les lésions que l'on y constate sont d'abord une atrophie simple des cellules nerveuses avec altération de la substance chromatique, puis une dégénérescence aboutissant à une destruction complète de ces éléments.

16°. — La *Pathogénie* de cette dégénérescence rétrograde est encore très obscure, puisqu'elle dépend essentiellement de la nature, très complexe et très discutée, du rôle trophique rempli par les cellules nerveuses. Le tube nerveux, demeurant en rapport avec son centre, mais étant privé de ses ramifications terminales qui permettaient les échanges avec les organes voisins, on pourrait, peut-être, invoquer l'absence de circulation nerveuse dans le cylindre-axe, entraînant l'absence de ce que l'on peut comparer à des courants induits, et, par suite, l'absence des échanges nécessaires à la nutrition de l'enveloppe du nerf.

17°. — La connaissance de la dégénérescence rétrograde apporte une notion précieuse pour étudier le mode de développement d'un certain nombre de dégénérescences nerveuses regardées jusqu'ici comme primitives, en montrant que leur cause déterminante peut siéger non seulement du côté du noyau d'origine, mais encore vers la périphérie des tubes nerveux et même au niveau des noyaux gris dans lesquels ceux-ci vont se ramifier. Nous avons, en particulier, cherché à faire ressortir la possibilité de dégénérescences *propagées* d'un neurone au neurone suivant ou précédent, à travers un centre trophique interposé, et nous avons longuement insisté sur l'existence d'une dégénérescence des cordons postérieurs secondaire à un foyer encéphalique.

18. — Ces faits permettent d'expliquer l'origine et la pathogénie de quelques *atrophies musculaires* rangées encore dans la catégorie des atrophies réflexes.

19°. — On pourrait, avec vraisemblance, leur attribuer l'incurabilité de certaines *paralysies faciales périphériques*.

20°. — Les affections nerveuses centrales, consécutives à des lésions nerveuses périphériques, en relèvent certainement. Les altérations de la moelle chez les *amputés*, les altérations spinales succédant aux *traumatismes* des nerfs périphériques en sont des conséquences très naturelles. Peut-être un certain nombre de cas de *tabès*, ou tout au moins d'affections *tabétiformes*, proviennent-ils également d'une dégénérescence cellulipète, à point de départ cérébral ou périphérique, dont l'évolution particulière dépendrait soit de la nature des nerfs lésés, soit de la nature de l'agent traumatique, soit peut-être seulement de la prédisposition individuelle.

21°. — La connaissance de la dégénérescence rétrograde éclaire aussi dans les centres nerveux, le mode de développement de plusieurs variétés de *myélites combinées*.

22°. — Une partie des faits publiés sous le titre de *Sclérose latérale amyotrophique* concerne peut-être une sclérose ascendante du faisceau pyramidal consécutive à une affection des cellules des cornes antérieures.

23°. — Plusieurs observations de *maladie de Westphal* doivent être considérées comme des faits de myélites transverses ou de poliomyélites ayant déterminé une dégénérescence secondaire des faisceaux médullaires dans les deux sens, et en particulier une dégénérescence rétrograde des faisceaux pyramidaux.

Enfin un grand nombre d'observations de myélites systématisées combinées ne sont que des dégénérescences descendantes multiples, des voies motrices et sensitives, consécutives à des lésions cérébrales diffuses ou en foyer.

INDEX BIBLIOGRAPHIQUE

I

Dégénérescence Wallérienne et Topographie médullaire

1. **Arloing et Tripier.** — Comptes-Rendus de l'Acad., 1868, 1869 et 1874. *Arch. de physiol.*, 1869, 1870, 1876.

2. **Auerbach.** — Beitrag zur Kenntniss der ascendirenden Degen. des Rückenmarkes, — *Arch. f. Anat. und Physiol.* cxxiv, 1891 (Anatomie).

3. **Barbacci (Ottone).** — Die secundären systematischen aufsteigenden Degenerationen des Rückenmarkes. — *Centralbl. für allg., Pathol.*, 1er Mai 1891.

4. **Bechterew.** — Ueber einen besonderen Bestandtheil der Seitenstränge des Rückenmarkes. — *Neurolog. Centrbl.*, 1885.

5. **Bechterew.** — Ueber die hinteren Nervenwürzeln; ihre Endigung in der grauen Substanz des Rückenmarkes und ihre centrale Vortsetzung im letzteren. — *Arch. f. Anat. und Physiol.*, 1887.

6. **Bechterew.** — Le cerveau de l'homme dans ses rapports et ses connexions intimes. — *Paris*, 1887.

7. **Beneke.** — Ueber die histologischen Vorgänge in durchshnittenen Nerven. — *Virchow's Arch.*, i.v. 1872.

8. **Berdèz.** — Recherches expérimentales sur le trajet des fibres centripètes de la moelle. — *Revue méd. de la Suisse romande*, xii, Mai 1892. — *Revue de Hayem*, iii, xii, xxiv, xxxvii.

9. **Bernard (Cl.).** — Leçons sur la physiol. du syst. nerveux. 1858.

10. **Bidder.** — Erfolge von Nervendurchschneidung. — *Arch. für. Anat.* 1865.

11. **Bielschowsky (M.)** — Obere Schleife und Hirnrinde. — *Neurolog. Centralblatt*, 1895.

12. **Biswanger.** — Tageblatt der Naturforscherversammlung, 1852.

13. **Bouchard.** — Compression de la moelle. — *Soc. anat.*, 1864.

14. **Bouchard.** — Des dégénérations secondaires de la moelle épinière. — *Arch. de méd.* 1866.

15. **Brissaud.** — Sur la contracture permanente des hémiplégiques. — *Thèse de Faris*, 1880.

16. **Brown-Séquard.** — Section des nerfs, Dégén. et Régén. — *Ac. des Sciences et Soc. de Biol.*, 1859 et *Soc. de Biol.*, 1871.

17. **Bruns.** — Uber einen Fall totaler traumatischen Zerstörung des Rückenmarkes. — *Arch. f. psych.*, xxv, 1893.

18. **Büngner.** — Beiträge zur pathol. Anat. und zur allg. Pathol., x, 1891.

19. **Catani.** — Dégén. et néoformation des fibres nerveuses médullaires et périphériques.— *Arch. per le sc. med.*, xi, 2. 3.

20. **Ceni.** — Sulle fine alterazioni istologiche del midollo spinale nelle degenerazioni secondarie. — *Riforma medica, Napoli*, 1894.

21. **Charcot.** — Leçons in *Progrès médical*, 1879.— Leçons sur les maladies du système nerveux.

22. **Charcot et Turner.** — Atrophie cérébrale avec atrophie et dégénération dans une moitié du corps. — *Soc. de Biol.*, 1872.

23. **Codeluppi.** — Dégénérescences ascendantes et descendantes à la suite de compression de la moelle cervicale.—*Rev. sper. di fren.*, 1887.

24. **Colasanti.** — Ueber die Degeneration durchschnittener Nerven. — *Arch. für Physiol.*, 1878.

25. **Cornil.**— Lésions des nerfs dans les hémiplégies anciennes.—*Comples-Rendus de la Soc. de Biol.*, 1863.

26. **Cossy et Déjerine.** — Recherches sur la dégénér. des nerfs séparés de leur centre trophique. — *Arch. de Physiol.*, 1875.

27. **Cruveilhier.** — Anat. pathol., xxxii, p. 15.

28. **Dana.** — Nature et cause des scléroses de la moelle (classific. des scléroses).— *New-York med. Journal*, 9 janv. 1892.

29. **Edinger.** — Ueber die Fortsetzung der hinteren Rückenmarkswürtzeln. — *Anat. Anzeiger*, 1889.

30. **Eichhorst.** — Ueber Nervenregeneration. — *Virchow's Arch.*, lix.

31. **Erb.** — Zur Pathol. und pathol. Anat. peripherer Paralysen. — *Deustch. Arch. f. Klin. Med.*, v, 1868.

32. **Ferrier et Turner.** — A record of experiments illustrative of the symptomatology and degenerations following lesions of the cerebellum and its pedoncles and related structures in monkey. — *Philosoph. transact. of the Royal Soc. of London. Bd, clxxxv.*

33. **Forel.** — Einige hirnanatomische Betrachtungen und Ergebnisse. — *Arch. f. psych.* xviii, 1886.

34. **Flechsig.** — Sur l'origine du cordon de Goll. — *Neurolog. Centrbl.*, 1890.

35. **Francotte.** — De la dégén. ascendante secondaire des faisceaux de Gowers. — *Bull. de l'Ac. roy. de Méd. de Belgique*, iv, 1889.

36. **Frommann.** — Untersüchungen über die normale und patholog. Anatomie des Rückenmarkes. — *Iéna*, 1864.

37. **Gierlich.** — Des dégén. secondaires dans les paralysies cérébrales. — *Arch. f. Psych. und Nervenkrankh*, xxiii, 1892.

38. Glück. — Experimentelles zur Frage der Nervennaht und Nervende-generation. — *Virchow's Arch.* LXXII, 1878.

39. Glück. — Neuroplastik auf dem Wege der Transplantation — *Arch. f. klin. Chir,* XXV, 1880.

40. Goldscheider. — Ueber die Lehre von den trophischen Centra. — *Berlin, klin. Wochensch.*, 30 *avril* 1894 et *Sem. méd.,* Mai 1895.

41. Gombault et Philippe. — Lésions systématisées dans les cordons blancs de la moelle. — *Arch. de Méd. expérim.* 1891 et *Sem. méd.,* 17 Avril 1895.

42. Gowers. — Diagnostic of diseases of spinal cord. 1879. — Manual of diseases of nervous system. — Bemerkungen über antero-laterale auf-steigende Degeneration im Rückenmarke. — *Neurolog. Centrbl.* 1886.

43. Hayem. — Altér. de la moelle après arrachement du sciatique — *Arch. de physiol. et Soc. de Biol.* 1873.

44. Hertz. — Ueber Degeneration und Regeneration durchschnittener Nerven. — *Virchow's Arch.,* XLVI, 1869.

45. Hirsch. — Casuistischen Beiträge zur Diagnostik von Gehirn und Rückenmarkserkrankungen mit spastischer Hemiparesie der Extre-mitäten. — *Arch. f. Psych.,* XXV, 1893.

46. Hoche. — Contribution à l'étude de l'anatomie des racines rachi-diennes.— *Allg. Zeitung f. Psych.* 1893.

47. Homèn. — Dégén. second. de la moelle et du bulbe. — *Arch. f. path. Anat.* LXXXVIII, 1882.

48. Hösel.—Beitrag zur Anatomie der Schleife. —*Neurol. Centrbl.* 1894, N° 15.

49. Kahler et Pick. — Beitrag zur pathol. Anat. des Centralnervensys-tems. — *Arch. f. Psych.* X, 1880.

50. Kiewlicz. — Un cas de myélite transverse, syringomyélie, scléroses multiples. Dégénérescences. — *Arch. f. Psych.,* XX, 1.

51. Kölliker. — *Zeitsch. f. wissensch. Zoolog.* LI, 1890.

52. Krause. — Des dégénérescences ascendantes et descendantes des nerfs. — *Berlin, klin., Wochensch.* 25 *août* 1887.

53. Kusmin. — Recherches histol. sur les dégén. secondaires de la moelle. — *Wien. med. Jahrb.* 1883.

54. Langley. — Revue critique sur les cordons de la moelle et leur dégé-nérescence secondaire. — *Brain.,* Avril 1886

55. Létiévant. — Traité des sections nerveuses. — *Paris.* 1873.

56. Leyden. — Die graue Degeneration der hinteren Rückenmarksstränge. — *Berlin,* 1863.

57. Lœwenthal. — Dégén. secondaire accidentelle dans le bulbe. — *Revue médicale de la Suisse romande,* 1885.

58. Lœwenthal — Dégén. secondaire de la moelle consécutive aux lésions expérimentales. — *Recueil zoologique Suisse,* II, 1885.

59. Lœwenthal. — Lésions corticales expérimentales Région pyramidale de la capsule interne chez le chien et la constitution du cordon antéro-latéral de la moelle. — *Revue médicale de la Suisse romande. Septembre* 1886.

60. Mahaim. — Ein Fall von secundärer Dégénération des Thalamus opticus. — *Arch. f. Psych.* xxv, 1893.

61. Mahaim. — A propos du ruban de Reil. — *Neurolog. Centrlb., Novembre* 1893 (réponse à une objection de Hösel).

62. Marchi — Origine et parcours des pédoncules cérébelleux. — *Arch. Ital. de Biol.,* 1892.

63. Marie. — Traité des maladies de la moelle. — 1892.

64. Marie. — Etude comparée des lésions médullaires dans le tabès et dans la paralysie générale. — *Gaz. des Hôp., Janv.* 1894.

65. Marie. — De l'origine exogène ou endogène des lésions des cordons postérieurs, étudiées comparativement dans le tabès et la pellagre.— *Sem. méd. Janv.* 1894.

66. Marinesco. — Sur les branches descendantes des racines post. — *Soc. de Biol., Juin* 1894.

67. Mayer. — Ueber Degeneration und Regenerationsvorgänge in normalen peripherischen Nerven. — *Wiener akad. Anzeiger,* 1878.

68. C. Mayer. — Zur pathologischen Anatomie der Rückenmarkshinterstränge. — *Neurolog. Centrlb.* 1895.

69. A. Meigs. — Des lésions de dégén. second. de la moelle après traumatisme de la moelle cervicale. — *Americ. Journ. of the med. sc., Août* 1890, p. 128.

70. Milne-Edwards. — Leçons sur la physiologie, 1878.

71. Mingazzini. — Du rôle du cordon antéro-latéral ascendant. — *Rev. sper. di fren* xviii, 3. 4.

72. Moeli. — De la dégén. secondaire aux lésions cérébrales. — *Berlin. klin. Wochensch. Septembre* 1883.

73. Moeli. — Ueber secundäre Degeneration. — *Arch. f. Psych.,* xiv.

74. W. Mott. — Dégén. ascendantes par lésions médullaires chez le singe. — *Brain,* 1892.

75. W. Müller. — Beiträge zur pathol. Anatomie und Physiologie des menschlichen Rückenmarkes. — *Leipzig,* 1871.

76. Muratoff. — Dégén. expérimentale du corps calleux et des circ. cérébrales. — *Neurolog. Centrlb.* 1892.

77. Muratoff. — Dégén. secondaire après lésions expérimentales de l'écorce. — *Arch. f. Anat. und Physiol.* 1893. — *Neurolog. Centrlb.* 1894.

78. Oddi et Rossi. — Sur la dégén. consécutive à la section des racines post. — *Arch. ital. de Biol.* 1890.

79. Oddi et Rossi. — Sul decorso delle vie afferenti del midollo spinale. — *Lo sperimentale* 1891.

80. Pal. — Compression à la moelle cervicale. Dégénérescence ascendante du faisceau de Gowers. — *Congrès de Vienne,* 27 *février* 1892. — *Neurol. Centrlb.* 1892.

81. Pal. — De deux faisceaux nerveux spéciaux de la substance grise de la moelle. — *Wiener med. Jahrb.* 1887.

82. Patrik. — De la dégénérescence ascendante à la suite d'écrasement de la moelle. — *Arch. f. Psych.* xxv. 1893.

83. **Pierret.** — Sclérose des cordons postérieurs. — *Arch. de physiol.* 1872.
— Sclérose primitive du cordon de Goll. — *Arch. de physiol.* 1873.
— Anatomie pathologique et développement des faisceaux postérieurs de la moelle. — *Arch. de physiol.* 1873.

84. **Pitres.** — Distrib. topographique des dégén. secondaires consécutives aux lésions destructives des hémisphères cérébraux chez l'homme et chez les animaux. — *Ac. des Sciences,* 15 *juillet* 1884 et *Arch. de physiol.* 1884.

85. **Petrone.** — Des dégénérescences secondaires de la moelle. — *Gaz. d'ospil.* 1887.

86. **Ramon y Cajal.** — Anatomisch. Anzeiger. *V.* 1890.

87. **Ranvier.** — De la dégén. des nerfs après leur section. — *Comptes-rendus,* 1871.

88. **Ranvier.** — De la dégén. des nerfs sectionnés. — *Comptes-rendus,* 1873.

89. **Ranvier.** — Recherches sur l'histologie et la physiologie des nerfs. — *Arch. de physiolog.* 1872.

90. **Rémak.** — Ueber Viedererzeugung von Nervenfasern. — *Virchow's Arch.* xxiii, 1862.

91. **Rémak.** — Ueber Viedererzeugung von Nervenfasern und über Nervennaht. — *Berlin. klin. Wochensch.* 1880.

92. **Reinhold.** — Scléroses multiples. Dégén. en foyers et fasciculées de la moelle, probablement syphilitique. — *Centrbl. f. allg. Pathol.* 15 *août* 1891.

93. **Rossolymo.** — Ueber den weiteren Verlauf der Hinterwürzelfasern im Rückenmarke. — *Neurolog. Centrbl.* 1876.

94. **Rossolymo.** — Experimentelle Untersuchungen zur Frage über die sensiblen und motorischen Leitungsbahnen im Rückenmarke. — *Neurolog. Centrlb.* 1887.

95. **Risien Russell.** — Degenerations consequent on experimental lesions of the cerebellum. — *Proceedings of the Royal Soc. Bd.* lvi.

96. **Sandmeyer.** — Dégénérescences secondaires après extirpation des centres nerveux du chien. — *Congr. de Wiesbaden. Avril* 1891, *et Zeitschrift für Biologie,* xxviii, 1891

97. **Schaffer.** — Contribut. à l'histologie de la Dégénération secondaire et à l'anatomie de la moelle. — *Arch. f. mikroscop. Anat.,* xliii, 1894.

98. **Schiefferdecker.** — Ueber Regeneration und Degeneration des Rückenmarkes — *Virchow's Arch.* lxvii, 1876.

99. **Schiff.** — Section des nerfs. Dégénérescence et Régénérescence. — *Gaz. méd. de Paris* 1859. — *Zeitschrift f. Wissensch. Zoologie,* vii, 1865. — *Archiv. f. Wissensch. Heilkunde,* 1, 1884. — *Semaine médicale,* 1887.

100. **Sherrington.** — On nerv. tracts degenerating secondarily to lesions of the cortex cerebri. — *Journ. of. physiol.* 1889.

101. **Sherrington** — Note on experimental degeneration of the pyramidal tract. — *Lancet,* 1894.

102. **Sherrington et Hadden.** — Bilateral degen. of the spinal cord after hemorrhagie in the cerebral hemisphere. — *Brain,* 1888.

103. Schultze. — Contrib. à l'étude des dégén. second. de la moelle. Obs. III. — *Berlin. klin. Woch.* XIV, 1882.

104. Schultze. — De la dégénérescence secondaire de la moelle chez l'homme avec remarques sur l'anatomie du tabès. — *Arch. f. Psych.* XIV, 1883.

105 Singer et Münzer. — Beitrag zur Anat. des Centralnervensystems. — *Wien*, 1890.

106. Sottas. — Etat de la moelle dans deux cas de compression des racines post. — *Soc. de Biolog.*, 4 mars 1893.

107. Stiénon. — Archives de l'Université de Bruxelles, 1880.

108. Stroebe. — Degeneration und Reparation bei der Heilung von Verletzungen des Rückenmarkes. — *Beitr z. path. Anat. und allg. Path.*, XV, 2. 1894.

109. Strumpel. — Arch f., Psych., x, 1880.

110. Takacs. — Ueber den Verlauf der hinteren Würselfasern im Rücken-marke. — *Neurolog. Centrbl.*, 1887.

111. Tizzoni. — Sulle patholog. del tessuto nervoso. — *Archiv. per le scienze mediche*, III, 1878.

112. Tschernikow. — Topographie de la substance blanche et de la substance grise de la moelle. — *Neurolog. Centrbl.*, 1893.

113. Turck. — Ueber secundäre Erkrankung einzelner Rückenmarks-stränge und ihre Vortsetzung zum Gehirn. — *Ac. des Sciences de Vienne*, 1851, 1853, 1855, 1856.

114. Turner. — De l'atrophie particlle ou unilatérale du cervelet, de la moelle allongée et de la moelle épinière consécutive à la destruction avec atrophie d'un des hémisphères du cerveau.— *Thèse de Paris*, 1856.

115. Tooth. — Gultsonian lectures of secundary degen of spinal cord., — *London*, 1889.

116. Vassal. — Différences anatomo-patholog. entre les dégénérescences primitives et secondaires des centres nerveux. — *Rev. sper.* XVII, — *Neurolog. Centrbl.*, 1892.

117. Vulpian. — Sur la dégénération secondaire produite expérimentale-ment dans certains faisceaux de la moelle épinière.— *Arch. de Physiol.*, 1870.

118. Vulpian. — Recherches relatives à l'influence des lésions traumatiques des nerfs sur les propriétés physiologiques et la structure des muscles. — *Arch. de physiol.*, 1871, 1872.

119. Vulpian. — Influence de l'abolition des fonctions des nerfs. — *Arch. de Physiol.*, 1868, 1869.

120. Vulpian et Philippeaux. — Section des nerfs. Dégénérescence et régénérescence. — *Académie des Sciences et Soc. de Biologie*, 1859.

121. Waller. — Nouvelle méthode anatomique pour l'investigation du système nerveux. — *Comptes-Rendus de l'Ac. des Sciences*, 1852.

122. Waller. — Expériences sur les sections des nerfs — *Gaz. méd.*, 1856.

123. Walter (G.). — Ueber die fettige Degeneration der Nerven nach ihrer Durchschneidung. — *Arch. f. path. Anat.*, xx.

124. Weir-Mitchel. — Des lésions des nerfs et de leurs conséquences. *Traduction de Dastre.* — *Paris*, 1874.

125. Wepfer. — Théophili Boneti Sepulcretum. Lib. I., Sect. 15, Observ. iv. 1700.

126. Westphal. — Sur la dégénérescence secondaire expérimentale dans certains faisceaux de la moelle. — *Virchow's Arch.*, xlviii.

127. Westphal. — Dégénér. fasciculée des cordons post. avec sclérose en plaques. — *Arch. f. Psych. und Nervenkr.* ix, 1878.

128. Westphal. — Ueber ein eigenthümliches Verhalten secundärer Degeneration des Rückenmarkes. — *Arch. f. Psych.*, ii, 1870 et x, 1880.

129. Wollberg. — Kristische und experimentelle Untersüchungen über die Nervennaht und Nervendegeneration. — *Deutsch. Zeitsch. f. Chir.*, 1883.

Consulter, en outre, les articles des *Dictionnaires* et ceux des traités classiques de Axenfeld, Charcot, Grasset, Vulpian, etc, etc.

II

Dégénérescence rétrograde dans les racines rachidiennes et les nerfs

130. Ball. — Atrophie musculaire consécutive aux affections articulaires. — *Soc. clinique de Paris*, 1877.

131. Ball. — Une observation de tabès post-traumatique. — *Gaz. des Hôp.*, 1868.

132. Barlow. — Paralysis from chronic softening of the spinal cord, apparently induced bei peripherical injury. — *Med. Times and Gaz.*, Oct. 1853.

133. Battarel. — Atrophie de la pariétale ascendante droite chez un ancien amputé de la cuisse gauche. — *Alger médical*, 1878.

134. Bérard. — Lésions des nerfs après amputation. — *Soc. anatom.*, 1829.

135. Bereni. — Etiologie du tabès. — *Thèse de Bordeaux*, 1894.

136. Bikclès. — Dégénér. ascendante du facial. — *Club médical de Vienne*, 29 novembre 1893.

137. Bignami et Guarnieri. — Altérations de la moelle chez les amputés. — *Bollet. del ac. med. di Roma*, 1888.

138. Bonnet. — Névrites périphériques. — *Thèse de Lyon*, 1893.

139. H. de Boyer. — Amputation du bras gauche. Atrophie de la partie supérieure des deux circonvolutions marginales. — *Soc. anatom.*, Avril 1877.

140. Bompard. — Myélite subaiguë consécutive à une névrite du sciatique.
— *Gaz. des Hôp.* 1885.

141. Bregmann. — Dégén. ascendante des nerfs moteurs céphaliques. —
Jahrb. fur Psych. XI. — *Neurolog Centrbl.*, 1893.

142. Brissaud. — Sur la prétendue dégénérescence nerveuse dans certaines névrites périphériques. — *Soc. de Biol.*, 26 juillet 1890.

143. Buffalini et Rossi. — Atrofie del midollo spinale in seguito al
taglio delle radici spinale, 1876.

144. Charcot. — Affection spinale consécutive à un traumatisme du
sciatique. — Leçons sur les mal. du système nerveux, 1875 et 1883.

145. Charcot. — Leçons du mardi, 1887-1888.

146. Cossy et Déjerine. — Sur la dégén. des nerfs. — *Archiv. de Physiologie*, 1875.

147. Darde. — Des atrophies musculaires consécutives aux maladies des
articulations. — *Thèse de Paris*, 1877.

148. Darkschewitsch — Lésions dans le bout central d'un nerf moteur
sectionné. — *Neurolog. Centrbl.*, 1892.

149. Darkschwitsch et Tichonow. — Anatom. pathol. de la paral.
faciale. — *Neurolog. Centrbl.*, Mai 1893.

150. Darkschewitsch et Tichonow. — Ueber secundäre Erkrankungen
des Centralnervensystems. — *Soc. de méd. de Moscou*, Sept. 1892. —
Neurolog. Centrbl., 1893.

151. Debove. — Atrophie musculaire secondaire aux arthropathies. —
Progrès méd. 1880.

152. Deroche. — Amyotrophie réflexes d'origine articulaire. — *Thèse* 1890.

153. Déjerine. — Sur l'origine corticale et le trajet intracérébral des
fibres de l'étage inférieur ou pied du pédoncule cérébral. — *Soc. de
Biol.*, 30 déc. 1893.

154. Déjerine. — Pathogénie des névrites. — *Arch. de physiol.* 1890.

155. Déjerine et Mayor. — Recherches sur les altérations de la moelle
et des nerfs du moignon chez les amputés d'ancienne date. — *Soc.
de biolog.* et *Gaz. méd. de Paris*, 1878.

156. Desnos. — Atrophie musculaire consécutive aux maladies des
articulations. — *Soc. clin. de Paris*, 1877.

157. Desnos. — Troubles médullaires (ataxie locomotrice) consécutifs à
une gelure des membres inférieurs. — *Rev. de méd.* 1879.

158. Dickinson. — On the changes in the nervous systeme wich
follow the amputations of limbs. — *Jour. of. anat. and. physiol.* 1868.

159. Dickson. — Modific. de la moelle chez les amputés. — *Transactions
of pathol. Soc. London.* 1873.

160. Drechfeld. — On the changes of the spinal cord after amputation
of limbs. — *Journ. of. anat. and. physiol.* 1879.

161. Drummond (David). — Phén. ataxiques développés d'un seul
côté après une lésion cérébrale. — *Brit. med. journ.* 1881, *p.* 156.

162. Dudley (W.). — Modific. de la moelle chez les amputés. — *Brain*, 1886.

163. Duplay et Cazin. — Recherches expérimentales sur la nature et la pathogénie des atrophies musculaires consécutives aux lésions des articulations. — *Arch. gén de méd.* 1891.

164. Edinger. — Modific. de la moelle chez les amputés. — *Virchow's Arch.* 1882.

165. Erlitzky. — Altérat. de la moelle chez les amputés. — *Saint-Pétersbourg. méd. Wochensch.* 1880.

166. Etienne. — Essai sur les troubles médullaires que peuvent entraîner les lésions traumatiques. — *Th. de Paris,* 1878.

167. Feinberg. — Myélopathies post-névritiques. — *Zeitschr. für klin. Méd.* XXV, 1894.

168. Ferry. — Recherches statistiques sur l'étiologie du tabès. — *Th. de Paris,* 1879.

169. A. Forel. — Einige hirnanatomische Betrachtungen und Ergebnisse. — *Arch. f. Psych.* XVIII, 1887.

170. Gad. — Versuche über Anatomie und Physiologie der Spinalganglien. — *Arch. f. Anat. und Physiol.* 1887.

171. Gad et Joseph. — Rapport des fibres nerveuses et des cellules nerveuses dans les ganglions spinaux. — *Arch. de Dubois-Raymond* (physiologie), 1889.

172. Genzmer. — Veränderungen im Rückenmarke eines Amputiren. — *Virchow's Arch.,* LXVI, 1876.

173. Gombault et Wallich. — Traumatisme. Dégén. systématisée des cordons de Goll et des racines post. Névrite périphérique ascendante. Pas de traumat. médullaire. — *Arch. gén. de méd.,* 1889.

174. Gosselin. — De l'irréductibilité et des déformations consécutives dans les fractures des os longs. — *Gaz. Heb.,* 1859 et *Cliniques de la Charité,* tom. I.

175. Grigoriew. — Zur Kenntnis der Veränderungen des Rückenmarkes beim Menschen nach Extremitätenamputationen. — *Zeitsch. f. Heilk,* XV, 1894.

176. Gudden. — Dégénérescence secondaire des voies visuelles. — *Graefe's Arch. f. Ophtalm.,* XXV, 1879.

177. Guyon et Féré. — Note sur l'atrophie musculaire consécutive à quelques traumatismes de la hanche. — *Progrès médical,* 1881.

178. Hayem. — Altér. de la moelle après arrachement du sciatique. — *Arch. de physiol.,* 1873.

179. Hayem. — Altérations de la moelle consécutives aux lésions des nerfs. — *Soc. de Biolog. et Acad. des Sciences,* 1874.

180. Hayem. — Altér. de la moelle consécutives aux lésions du sciatique. — *Soc. de Biol.,* 1875.

181. Hayem. — Lésions des nerfs des membres consécutives à l'amputation. — *Soc. anatom.,* 1875-1876.

182. Hayem et Gilbert. — Modific. du système nerveux chez un amputé. — *Arch. de Physiolog.,* 1884.

183. Hitzig (E.). — Ueber traumatische Tabés und die Pathogenese der Tabes im Allgemeinen.— *Berlin*, 1894. — *Neurol. Centrbl.*, 1895.

184. Hitzig. — Sur l'anatomie pathologique du tabès. — *Soc. de psych. et de neurolog. de Berlin*, 8 janv. 1894.

185. Homèn. — Dégénéresc. secondaire de la moelle et du bulbe.— *Archiv. f. anatom. Pathol.*, LXXXVIII, 1872.

186. Homèn. — Modifications histologiques des nerfs périphériques, des ganglions spinaux et de la moelle chez les amputés. — *Congrès de Washington, sept. 1887. — Neurolog. Centrbl.* 1887, 1888, 1890. — *Beiträge zur path. Anat. und allg. Pathol.*, VIII, 1890.

187. Max Joseph.— Zur Physiologie der Spinalganglien.— *Arch. f. Anat. und Physiol.*, 1887.

188. Joffroy et Achard. — Atrophie musculaire chez les hémiplégiques. — *Arch. de méd. expérim.*, 1891.

189. Joffroy et Achard. — Sclérose latérale amyotrophique. Névrites périphériques. — *Arch. de méd. expérim.*, 1890.

190. Kahler et Pick. — Modific. de la moelle chez les amputés. — *Arch. f. Psych.*, 1890.

191. Klemm. — Ueber Neuritis migrans. — *Thèse de Strasbourg*, 1874.

192. Klippel. — Double altération du muscle triceps crural causée par une arthrite du genou. — *Bull. Soc. anatom.*, 18 nov. 1887.

193. Klippel. — De l'arrêt du développement à la suite des lésions des membres dans l'enfance (Atrophie musculaire numérique). — *Rev. de Méd.*, XIII, 1893.

194. Klippel. — Atrophie musculaire, suite d'arthrite du genou. Examen histologique de la moelle et des nerfs.—*Bull. Soc. Anat., Janvier* 1888.

195. Krause.— Dégénér. ascendante et descendante des nerfs.— *Arch. f. Anat. und Phys.* 1887 (*Physiologie, p.* 370). – *Berliner klin. Wochensch.*, 1887.

196. Krause et Friedländer. — Ueber Veränderungen der Nerven und des Rückenmarkes nach Amputation.—*Fortschritt der Medicin.*, 1886.

197. Larrey. — Leçons de clinique chirurgicale. 1836.

198. Lécorché et Talamon. — Etudes médicales, 1881.

199. Lefort. — Soc. de Chir., 1872 et 1876.

200. Lejeune. — De l'atroph. muscul. dans les fractures des os longs. — *Thèse de Paris*, 1859.

201. Leloir. — Contrib. à l'étude des atrophies musculaires d'origine spinale produites par des lésions périphériques. — *Progrès médical*, 1881.

202. Leyden. — Klinik der Rückenmarkskrankheiten. — *Berlin*, 1876.

203. Leyden. — Nouvelles recherches sur l'anatomie pathologique du tabès.— *Soc. de Psych. et de Neurolog. de Berlin*, 13 Nov. 1893.

204. Leyden. — Nouvelles recherches sur l'anatomie pathologique et la physiologie du tabès. — *Zeitsch. f. klin. Med.*, XXV, 1894.

205. Lockart Clarke. — Altérations de la moelle chez les amputés. — *Méd. chir. Society.* — *The Lancet*, 10 Mars 1866.

206. **Luys**. — Modific. survenues dans l'écorce cérébrale par suite de la disparition de certaines catégories d'incitations physiologiques. — *Soc. de Biol. et Gaz. des Hôp.*, 1876.

207. **Marchi**. — Sulle degenerazione consecutiv. all extirpazione delle cerveletto. — *Rev. sper. di fren.* 1888. — *Neurol. Centrbl.* 1888.

208. **Marchi**. — Origine et parcours des pédoncules cérébelleux. — *Arch. ital. de biol.*, 1892.

209. **Marie**. — Leçons sur les maladies de la moelle, 1892.

210. **Marie**. — Incongruence entre les lésions des fibres radiculaires et les lésions du tronc des racines. — *Soc. méd. des Hôp.*, 20 juillet 1894.

211. **Marinesco**. — Contrib. à la patholog. des arthropathies neuro-spinales. — *Revue de Neurolog.*, 1894.

212. **Marinesco**. — Modifications des nerfs et de la moelle chez les amputés. — *Berlin. klin. Wochensch.* 26 Sept. 1892.

213. **Marinesco**. — Sur les altérations des nerfs et de la moelle après amputation et névrectomie. — *Neurol. Centrbl.*, 1892.

214. **Mayer (Karl)**. — Dégénérescences motrices ascendantes. — *Jahrb. f. Psych.*, 1893. — *Neurolog. Centrbl.*, 1893, p. 486.

215. **Mayer (Karl)**. — *Jahrb. f. Psych.*, XII, 1894.

216. **Mayser**. — Altérations de la moelle chez les amputés. — *Arch. f. Psych. und Nervenkr*, VII.

217. **Michaelis**. — Zur Geschichte der Tabes dorsalis. — *Deutsch. medic. Wochen*, 1893.

218. **Moschaew**. — Altér. ascendante des racines après ligature des nerfs. — *Neurolog. Centrbl.*, 1893, p. 756.

219. **Mossé**. — Amputation de la jambe. Atrophie d'un hémisphère. — *Soc. anat.*, Février 1878.

220. **Moussous**. — *Thèse de Paris*, 1885.

221. **Münzer**. — Contribution à l'étude du Tabès. — *Prager med. Wochensch.* 1894.

222. **Myrtle**. — Cas de paral. ascendante. Alcoolisme chronique. — *Brit. méd., Journ.*, Août 1882, p. 312.

223. **Niedieck**. — De la névrite ascendante et de ses conséquences. — *Arch. f. expériment. Patholog.*, 1877.

224. **Nissl**. — Des altér. sur le lapin des cellules du noyau du facial après arrachement du nerf. — XXII° *Congrès des aliénistes de l'Allemagne du S.-O.*, 9 nov. 1891. — *Arch. de Neurolog.*, 1891.

225. **Obersteiner**. — Nature et pathogénie du Tabès. — *Soc. de médecine de Vienne*, 25 fév. 1894.

226. **Obersteiner et Redlich**. — Nature de la dégénération des cordons postérieurs dans le Tabès. — *Rev. de Neurolog.*, 15 août 1894.

227. **Ollivier**. — Des atrophies musculaires. — *Thèse d'agrégation*, 1869.

228. **Oppenheim**. — Anatomie pathologique du Tabès. — *Berlin. klin. Wochensch. Juillet* 1894.

229. **Pajet**. — Leçons de clinique chirurgicale, 1877.

230. Parisot. — Pathogénie des atrophies musculaires. — *Thèse d'agrégation*, 1886.

231. Petit. — De l'ataxie locomotrice dans ses rapports avec le traumatisme. — *Revue de médecine*, 1879, p. 209.

232. Pellizzi. — Modific. de la moelle chez les amputés. — *Rev. sper di fren.*, xviii, p. 60.

233. Porson. — Etude sur les troubles trophiques consécutifs aux lésions traumatiques des nerfs. — *Thèse de Paris*, 1873.

234. Quincke. — Atrophie musculaire d'origine cérébrale. — *Deutsche Zeitschr. f. Nervenheilk.*, 1893.

235. Raymond (F.). — Pathog. des atroph. musculaires consécutives aux arthrites traumatiques. — *Revue de médecine*, 1890.

236. Raymond (F.). — Leçons sur le système nerveux, 1889.

237. Redlich (E.). — Zur Kenntniss der Rückenmarcksveränderungen nach Amputation. — *Centrbl. f. Nervenheilk.*, 1893.

238. Reynolds. — Lésions du système nerveux consécutives aux amputations des membres. — *Brain, Janv.* 1887.

239. Sabatier — De l'atrophie musculaire dans les fractures des os longs. — *Thèse de Paris*, 1878.

240. Sandmeyer. — Secundäre Degeneration nach Extirpation motorischer Centra. — *Zeitschrift f. Biologie*, xxviii, 1891.

241. Shimamura. — Ueber einen Fall von myelitis ex neuritide ascendante. — *Zeitschrift f. klin. Med.* xxiv, 1882.

242. Schultze. — Dégénér. secondaires de la moelle. — *Berlin. klin. Wochensch.*, 1882.

243. Souques et Marinesco. — Dégénérescences des racines postérieures. — *Soc. de Biol. et Bull. médical*, 11 juillet 1894.

244. Spillmann et Parisot. — Traumatisme périphérique et Tabès. — *Rev. de méd.*, 1888.

245. Straus. — Rapports du Traumatisme et du Tabès. — *Arch. de Physiolog.*, 1886.

246. Strôbe. — Veränderungen der Spinalganglien bei Tabes dorsalis. — Discussion. — *Congr. de Vienne*, 27 Sept. 1894.

247. Talamon. — Des lésions du système nerveux central d'origine périphérique. — *Revue de Médecine*, 1879.

248. Valtat. — De l'atroph. muscul. consécut. aux mal. des articulations. — *Thèse de Paris*, 1877.

249. Vandervelde et Hemptinne. — Modifications de la moelle chez les amputés. — *Journ. de médec. de Bruxelles*, 1893.

250. Vanlair — Altérations nerveuses centripètes consécutives à la névrotomie et aux amputations des membres. — *Bull. Ac. roy. de méd. de Belgique*, 1891.

251. Véjas. — Ein Beitrag zur Anat. und Physiol. der Spinalganglien. — *München*, 1884.

252. Vierordt. — Dégénér. des cordons de Goll chez un buveur. — *Arch. f. Psych.*, xvii, 1886.

253. **Vulpian.** — Influence de l'abolition des fonctions des nerfs sur les régions de la moelle épinière qui leur donne origine. Examen de la moelle d'anciens amputés.— *Arch. de Physiol.*, 1868.

254. **Vulpian.** — Modifications qui se produisent dans la moelle sous l'influence de la section des nerfs d'un membre.— *Arch. de Physiol.*, 1869.

255. **Vulpian.** — Sur la modification anatomique de la moelle à la suite de l'amputation d'un membre ou de la section des nerfs de ce membre.— *Bull. Acad. des Sciences*, 1872.

256. **Vulpian.** — Leçons sur les vasomoteurs, 1875.

257. **Vulpian.** — Maladies du système nerveux. — *Paris*, 1878, 1879.

258. **Waller.** — Nouvelle méthode anatomique pour l'investigation du système nerveux. — *Comptes-rendus Acad. des Sciences*, 1852.

259. **Westphal.** — Complexus symptomatique spécial en rapport avec une altération des cordons post. — *Arch. f. Psych.*, XVI, 1884.

III

Dégénérescence rétrograde dans les centres nerveux

260. **Barbacci.** — Contribuo anatomico e sperimentale allo studio delle degenerazione secondari nel midollo spinali col metodo de Marchi e Algeri. — *Lo Sperimentale*, 1891.

261. **Bechterew.**— Secundäre Degeneration des Hirnschenkels.—*Neurolog. Centrbl.*, 1885.

262. **Bechterew.** — Ein neuer Fall von Degeneration der aüsseren Portion des Hirnschenkelfusses. — *Neurolog. Centrbl.*, 1886.

263. **Bechterew.** — Zur Frage über die secundären Degenerationen des Hirnschenkels. — *Arch. f. Psych. und Nervenkr.*, 1888.

264. **Bianchi et d'Abundo.** · Dégénérescence expérim. de la moelle et du cerveau. — *Neurolog. Centrbl.*, 1886. N° 17.

265. **Brazzola.**—Pathogénie du Tabès.—*Bull. de la Soc. méd. de Bologne*, 1891.

266. **Brissaud.**— De l'atrophie musculaire chez les hémiplégiques.— *Revue mensuelle*, 1879.

267. **Brissaud.** — Sur la contracture permanente des hémiplégiques. — *Thèse de Paris*, 1880.

268. **Bruce (A.).** — A case of the descending degeneration of the lemniscus. — *Brain*, 1893.

269. **Bruns (L.).** — Ueber einen Fall totaler traumatischen Zerstörung des Rückenmarkes. — *Arch. f. Psych.*, xxv, 1893.

270. **Carrieu.** — Amyotrophies spinales secondaires. — *Thèse de Montpellier*, 1876.

271. **Charcot.** — Affection spinale consécutive à une contusion du sciatique. — *Leçons sur les mal. du système nerveux*, 1883.

272. **Codeluppi.** — Dégénérescence ascendante et descendante à la suite de compression médullaire. — *Rev. sperim di fren* 1887. — *Neurolog. Centrbl.* 1887.

273. **Dana.** — Localisation corticale des sensations cutanées. — *Soc. de Neurolog. de New-York*, 2 oct. 1894 et *Journ. of nervous and mental diseases* Déc. 1894.

274. **Daxemberger. H.** — Ueber einen Fall von chronischer Compression des Halsmarkes. — *Deutsch Zeitschrift für Nervenheilk*, 1893.

275. **Déjerine.** — Un cas d'hémianesthésie relevant d'une atrophie du ruban de Reil. — *Arch. de physiologie*, 1890.

276. **Déjerine (M. et Mme).** — Rapports du ruban de Reil avec la corticalité cérébrale. — *Soc. de Biol.*, 6 avril 1895.

277. **Dinker.** — Hinterstangsclerose und Degeneration der grauen Vordersäulen. — *Deutsch. Zeitsch. f. Nervenheilk*, iv, 1893.

278. **Durante (G.).** — De la dégénérescence rétrograde. — *Bull. de la Soc. anatomique*, 14 déc. 1894.

279. **Durante (G.).** — Contribution à l'étude des dégénérescences rétrogrades. Dégénérescence des cordons de Goll consécutivement à une lésion de la capsule interne. — *Soc. de Biol.*, 22 déc. 1894.

280. **Durante (G.).** — De la dégénérescence rétrograde dans les nerfs périphériques et les centres nerveux. — *Bulletin médical*, mai 1895.

281. **Durante (G.) et Klippel.** — Des dégénérescences rétrogrades. — *Revue de médecine*, 1895.

282. **Forel.** — Einige hirnanotomische Betrachtungen und Ergebnisse. — *Arch. f. Psych.*, xxviii, 1887.

283. **Ganzer.** — Trajet des voies visuelles. — *Arch. f. Psych.*, viii et xiii, 1887.

284. **Gebhard.** — Secundäre Degeneration nach tuberkulöser Zerstörung des Pons. — *Thèse de Halle*, 1887. — *Neurolog. Central.*, 1888.

285. **Goldscheider.** — Ueber die Lehre von den Trophischen Centren. — *Berlin. klin. Wochensch.* Avril 1894.

286. **Gombault et Wallich.** — Traumatisme. Dégén. systématique du cordon de Goll et des racines post. Névrite périphérique plus accentuée aux extrémités. — *Arch. gén. de méd.*, 1889.

287. **Gombault et Philippe.** — Contrib. à l'étude de lésions systématisées des cordons blancs de la moelle. — *Arch. de méd. expérim.* 1894. — *Sem. méd.*, 17 Avril 1895.

288. **Greiwe.** — Ein solitärer Tuberkel im rechten Grosshirnchenkel, beziehungsweise in der Haube, mit Degeneration der Schleife. — *Neurolog. Centrbl.* 1894.

289. **Gudden.** — *Graefe's. Arch.* xxi, 1875.

290. **Gudden.** — Trajet des voies visuelles. — *Arch. f. Psych.*, xi.

291. Hayem. — Dégénér. de la moelle après arrachement du sciatique. — *Arch. de physiol.*, 1873.

252. Herzen et Lœwenthal. — Extirpation bilatérale du girus sigmoïde chez un jeune chien. — *Recueil zoologique Suisse.* 1888.

293. Hirsch. — Cazuistischer Beitrag zur Diagnostik von Gehirn und Rückenmarkserkrankungen mit spastischer Hemiparesie der Extremitäten. — *Arch. f. Psych. und Nervenkrank*, xxv, 1893.

294. Homèn. — Modification histologique des nerfs périphériques, des ganglions spinaux et de la moelle épinière chez les amputés. — *Congrès de Washington, Sept.* 1887. — *Neurolog. Centrbl.* 1887 et 1888.

295. Homèn. — Dégénérescence secondaire de la moelle et du bulbe. — *Arch. f. Anat. und path. Anat.* LXXXVIII, 1882.

296. Hösel. — Die central Windung im Centralorgan der Hinterstränge und der Trijeminus. — *Arch. f. Psych.*, xxiv, 1892.

297. Hösel. — Ein veiterer Vertrag zur Lehre von Verlauf der Rindenschleife. — *Arch. für. Psych.*, xxv 1893.

298. Hösel — Dégénér. descendante du ruban de Reil. — *Arch. f. Psych.*, xxv, 1893. — *Neurolog. Centrabl. Septembre* 1893.

299. Hösel. — A propos du ruban de Reil. — *Neurolog. Centrbl. Sept.* 1893.

300. Hösel. — Beitrag zur anatomie der Scheleife. — *Neurolog. Centrbl.* 1894.

301. Hösel et Flechsig. — Les circonvolutions ascendantes comme centre des cordons postérieurs. — *Neurolog. Centrbl.* 1890.

302. Jacob (C.). — Ueber einen Fall von Hemiplegie und Hemianesthesie bei einseitiger Zerstörung des Thalamus opticus, etc., etc. — *Deutsch. Zeitsch. f. Nervenheilk.*, 1894.

303. Jendrassik. — Localisation du Tabès. — *Deutsch. Arch. f. klin. méd.*, XLIII, 1889.

304. Joffroy et Achard. — Atrophie musculaire chez les hémiplégiques. — *Arch. de méd. expériment.*, 1891.

305. Kahler et Pick. — Beiträge für. Path. und. path. Anatom. des Centralnerwensystems. — *Arch. f. Psychiatrie*, x, 1880.

306. Krause et Friedländer. — Ueber Veränderungen der nerven und des Rückenmarkes nach Amputation. — *Fortschritt der Medicin*, 1886.

307. Langley et Grünbaum. — Dégénérescences secondaires à des lésions cérébrales. — *Journ. of. physiol.*, 1890.

308. Langley et Sherrington. — Des dégénérescences tertiaires. — *Neurolog. Centrbl.*, 1885.

309. Lœwenthal. — Dégénérescences secondaires expérimentales de la moelle. — *Recueil zoologique Suisse*, II, 1885.

310. Lœwenthal. — Hémisection du bulbe sur un jeune chat. — *Revue méd. de la Suisse romande, Janvier* 1886.

311. Lœwenthal. — Lésions corticales expérimentales. — *Revue méd. de la Suisse romande, Septembre* 1886.

312. Mahaim. — Ein Fall von secondärer Erkankung des Talamus opticus. — *Arch. f. Psych.*, xxiv, 1893.

313. **Mahaim.** — A propos du ruban de Reil. — *Neurolog. Centrbl.*, *Nov.* 1893.

314. **Marchi.** — Sulla degenerazioni consecutive all'estirpazione totale et partiale delle cerveletto. — *Rev. sper di fren*, 1886. — *Neurolog. Centrbl.*, 1886.

315. **Marchi.** — Sur l'origine et le cours des pédoncules, des ganglions spinaux et de la moelle épinière chez les amputés. — *Congrès de Washington, septembre* 1887. — *Neurolog. Centrbl.*, 1887-1888.

316. **Marchi.** — Sulla degenerazioni consecutive all'estirpazione delle cerveletto. — *Rev. sperim. di fren*, 1888. — *Neurolog. Centrbl.*, 1888.

317. **Marchi.** — Sur l'origine et le parcours des pédoncules cérébelleux et sur leurs rapports avec les autres centres nerveux. — *Arch. ital. de Biol.*, 1892.

318. **Marchi et Algeri.** — Sulla degenerazioni discendente consecutive a lesion della corteccia cerebrale. — *Rev. sper di fren*, 1886 et 1887. — *Neurolog. Centrbl.*, 1886 et 1887.

319. **Marinesco.** — Modific. des nerfs et de la moelle chez les amputés. — *Berlin. klin. Wochen.* 26 Septembre 1892.

320. **Marinesco.** — Sur les branches descendantes des racines post. — *Soc. de Biolog.*, 9 Juin 1894.

321. **Mayer (C.).** — Sur les lésions médullaires dans les cas de tumeur cérébrale. — *Jahrb. f. Psych.*, XII, 1894.

322. **Meyer (P.).** — Ueber einen Fall von Ponshemorrhagie mit Degen. der Schleife. — *Arch. f. Psych.*, XIII, 1882.

323. **Meyer.** — Beitrag zur Lehre der Degeneration der Schleife. — *Arch. f. Psych. und Nervenheilk*, XIII, 1882.

324. **Michaud.** — Méningite et Myélite dans le mal de Pott. — *Thèse de Paris*, 1871.

325. **Mœli.** — Atrophie secondaire des voies sensitives du cerveau. — *Berliner Gesellsch. für Psych. und Nervenkr.* Mai 1893.

326. **Monakow (Von).** — Ueber einige durch Extirpation circumscripter Hirnrindenregionen bedingte Entwickelungshemmungen des Kaninchengehirn. — *Arch. f. Psych.*, XII, 1882, p. 141.

327. **Monakow (Von).** — Weitere Mittheilungen uber durch Extirpation,..... etc., etc. — *Arch. f. Psych.*, XII, 1882, p. 535.

328. **Monakow (Von).** — Id. *Arch. f Psych.*, XIV, XV, XVI.

329. **Monakow (Von).** — Experimentelle Beiträge zur Kenntniss der Schleifenbahn. — *Correspondentblatt. f. Schweizer Aerzte*, 1884, et *Neurolog. Centrbl.*, 1885.

330. **Mott (W.)** — Dégénérescence ascendante par lésions de la moelle chez le singe. — *Brain*, 1892, N° 58.

331. **Müller.** — Contribution à l'étude de l'anatomie de la moelle humaine. — *Leipzig*, 1871.

332. **Oddi et Rossi.** — Sur la dégénérescence consécutive à la section des racines post. — *Soc. ital. de Biol.*, 1890.

333. **Oddi et Rossi.** — Sul decorso delle vie afferenti del midollo spinale. — *Lo Sperimentale*, 1891.

334. **Pierret.** — Sur les altérations de la substance grise de la moelle dans le Tabès. — *Arch. de Physiol.*, VIII, p. 599.

335. **Quincke.** — Atrophies musculaires d'origine cérébrale. — *Deutsch. Zeitsch. f. Nervenheilk.* 1893.

336. **Raymond (F.).** — Contribution à l'étude de la syphilis du système nerveux. — *Arch. de Neurologie*, XVII, Janv. et Févr. 1894. *Observ.* III.

337. **Rossolymo.** — Ein Fall totaler Degeneration eines Hirnschenkelfusses. — *Neurolog. Centrbl.*, 1886, p. 147 et 172.

338. **Rossolymo.** — Zur Pysiologie der Schleife. — *Arch. f. Psych. und. Nervenkr*, XXI, 1888.

339. **Sandmeyer.** — Secundäre Degenerationen nach Extirpation motorischer Centra. — *Zeitschr. für Biologie*, XXVIII, 1891.

340. **Sandmeyer.** — Dégénérescences secondaires après extirpation des centres nerveux. — *Congrès de Wiesbaden*, Avril 1891.

341. **Savill.** — On a case of anesthesia and trophic changes consequent on a lesion limited to the gyrus fornicatus. — *Brain*, 1891.

342. **Schaffer.** — Beitrag zur Lehre der secundären und multiplen Degenerationen. — *Virchow's Arch.* CXXII, *Centrbl. f. allg. Pathol.*, 1891.

343. **Schaffer.** — Beitrag zur Histol der secund. Degen. Zugleich ein Beitrag zur Rückenmarksanatomie. — *Archiv. f. mikr. Anat.*, XLIII, 1894, et *Neurolog. Centrbl.*, 1894.

344. **Schmaus.** — Beiträge zur patholog. Anat. der Rückenmarkserschütterungen. — *Virchow's Arch.*, CXXII, 1890, *Observ.* II.

345. **Schrader.** — Ein Grosshirnschenkelherd mit secundärer Degener. der Pyramiden und Haube. — *Thèse de Halle*, 1884 et *Neurolog. Centrbl.*, 1885.

346. **Schultze.** — Dégénérescence secondaire de la moelle. — *Berlin. klin., Wochenschrift*, 1882.

347. **Sioli.** — Lésions combinées de la moelle avec altération de la substance grise. — *Arch. f. Psych.*, XI, 1880.

348. **Sottas** — Etat de la moelle dans deux cas de compression des racines post. — *Soc. de Biologie*, 4 mars 1893.

349. **Sottas.** — Dégénérescence rétrograde du faisceau pyramidal. — *Soc. de Biolog.*, 25 novembre 1893.

350. **Spitzka.** — Anatomy of the lemnicus. — *Medical-Record*, 1884. — *Neurolog. Centrbl.*, 1885.

351. **Starr et Burney.** — Traumatic hemorrhage, compression of the cortex, aphasia partial, right hemiplegia and hemianesthesia. — *Brain*, 1891.

352. **Strümpell.** — *Centrbl. f. die medic. Wissenschaft.* 1876.

353. **Strümpell.** — Observations de myélites systématisées. — *Arch. f. Psch. und Nervenk*, XI, 1881.

354. **Strümpell.** — Beiträge zur Patholog. des Rückenmarkes. — *Arch. f. Psych.*, X, 1880.

355. Tschernikow. — Topographie de la substance grise et de la substance blanche de la moelle. — *Neurolog. Centrbl.*, 1893.

356. Vendervelde et Hemptinne. — Modification de la moelle chez les amputés. — *Journal de médecine de Bruxelles*, 1893.

357. Vassale (G.)— Sulla differenza anatomo-patologica fra degenerazione primaria e secondaria dei centri nervosi. — *Rev. sper di fren.* XVII. — *Neurolog. Centrabl.*, 1892.

358. Vialet.— Les centres cérébraux de la vision. — *Thèse de Paris*, 1893.

359. Vierordt. — Dégénérescence combinée des cornes antérieures et des cordons latéraux. — *Arch. f. Psych.*, XIV. — *Arch. de Neurol.* 1884.

360. Vierordt. -- Dégénérescence des cordons de Goll chez un buveur. — *Arch. f. Psych.*, XVII, 1886.

361. Wallenberg.— Veränderungen der nervösen Centralorgane in einem Falle von cerebraler Kinderlähmung.— *Arch. f. Psych. und Nervenkr.* XIX, 1888.

362. Werding. — Concrement in der rechten substantia nigra Sœmmeringii mit auf und absteigender Degeneration der Schleife und theilweiser Degeneration des Hirnschenkelfusses. — *Med. Jahrb. neue Folge*, 1888.

363. Werding. — Ein Fall von disseminirter Sclerose des Rückenmarkes verbunden mit secundären Degenerationen. — *Med. Jahrbücher.* 1888.

364. Westphal. — Ueber ein eigenthümliches verhalten secundärer Degeneration des Rückemarkes. — *Arch. f. Psych.*, II, 1870.

365. Westphal. — Ueber eine Combination von secundärer, durch Compression bedingte Degeneration des Rückenmarkes mit multiplen Degenerationsherden. — *Arch. f. Psych.*, X, 1878.

366. Westphal. — Ueber die Bezichungen der Lues zur Tabes dorsalis. — *Arch. f. Psych. und, Nervenkr*, XI., 1879.

367. Westphal. — Ueber einen Fall von sogenanter spastischer Spinalparalysie mit anatomischen Befunde. — *Arch. f. Psych. und. Nervenkr.*, XV, 1883.

368. Westphal. —Complexus symptomatique spécial en rapport avec une altération des cordons postérieurs. — *Arch. f. Psych.*, XVI, 1885.

369. Williamson. -- The direct pyramidal Tracts of the spinal cord. — *British, med. Journal*, 1893. — *Revue de neurologie*, 1893.

370. Winkler. — Dégénérescence secondaire du faisceau externe du pédoncule.—*Neurolog. Centrbl.* 1887.

371. Witkowski. — Beiträge zur Pathologie des Gehirns. — *Arch. f. Psych.* XVII.

TABLE DES MATIÈRES

Lille. — Typ. & Lith. Le Bigot frères, Rue Nationale, 68.

www.ingramcontent.com/pod-product-compliance
Ingram Content Group UK Ltd.
Pitfield, Milton Keynes, MK11 3LW, UK
UKHW020135130726
13696UKWH00001B/365